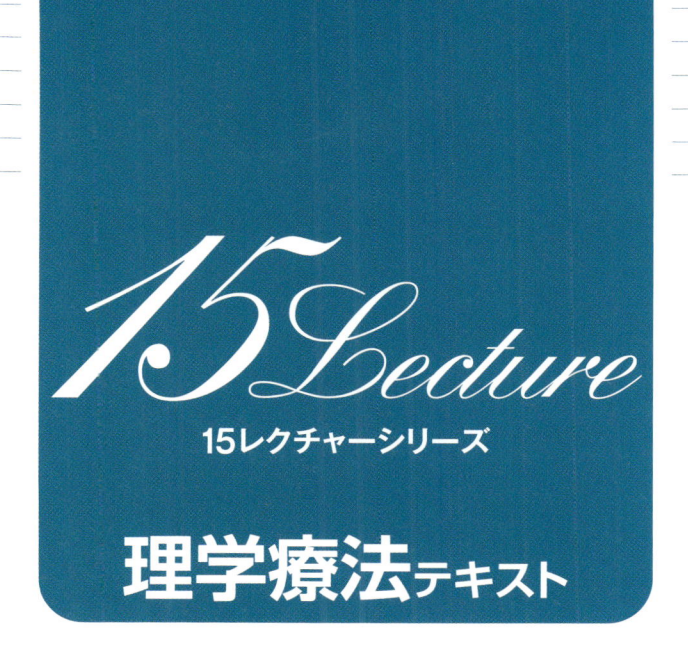

15レクチャーシリーズ

理学療法テキスト

高齢者理学療法学

総編集

石川 朗

責任編集

小野 玲

中山書店

総編集 ———————————	石 川　　朗	神戸大学生命・医学系保健学域
編集委員 (五十音順) ———	木 村 雅 彦	杏林大学保健学部リハビリテーション学科理学療法学専攻
	小 林 麻 衣	晴陵リハビリテーション学院理学療法学科
	仙 石 泰 仁	札幌医科大学保健医療学部作業療法学科
	玉 木　　彰	兵庫医科大学リハビリテーション学部理学療法学科
責任編集 ———————————	小 野　　玲	国立研究開発法人医薬基盤・健康・栄養研究所
執筆 (五十音順) ———————	石 井　　瞬	道ノ尾みやた整形外科
	井 手 一 茂	千葉大学予防医学センター健康まちづくり共同研究部門
	井 上 達 朗	新潟医療福祉大学リハビリテーション学部理学療法学科
	上 村 一 貴	大阪公立大学大学院リハビリテーション学研究科
	大 内 みふか	北海道大学大学院医学研究院腎泌尿器外科学教室
	岡　　智 大	大阪保健医療大学保健医療学部リハビリテーション学科理学療法学専攻
	小 川 真 人	大阪保健医療大学保健医療学部リハビリテーション学科理学療法学専攻
	沖　　侑大郎	神戸大学生命・医学系保健学域
	小 野　　玲	国立研究開発法人医薬基盤・健康・栄養研究所
	金 居 督 之	金沢大学融合研究域融合科学系
	久 保 宏 紀	甲南女子大学看護リハビリテーション学部理学療法学科
	田 中 克 宜	佛教大学保健医療技術学部理学療法学科
	中 村 純 也	国立研究開発法人国立長寿医療研究センター歯科口腔外科部
	南 里 妃名子	国立研究開発法人医薬基盤・健康・栄養研究所
	牧 浦 大 祐	神戸大学医学部附属病院リハビリテーション部
	三 谷 有 司	大阪医専リハビリテーション分野理学療法学科
	森 野 佐芳梨	大阪公立大学医学部リハビリテーション学科理学療法学専攻
	山 極 春 子	国立病院機構信州上田医療センター薬剤部
	山 田 陽 介	東北大学大学院医学系研究科

刊行のことば

　本15レクチャーシリーズは，医療専門職を目指す学生と，その学生に教授する教員に向けて企画された教科書である．

　理学療法士，作業療法士，言語聴覚士，看護師などの医療専門職となるための教育システムには，養成期間として4年制と3年制課程，養成形態として大学，短期大学，専門学校が存在しており，混合型となっている．どのような教育システムにおいても，卒業時に一定水準の知識と技術を修得していることは不可欠であるが，それを実現するための環境や条件は必ずしも十分に整備されているとはいえない．

　これらの現状をふまえて15レクチャーシリーズでは，医療専門職を目指す学生が授業で使用する本を，医学書ではなく教科書として明確に位置づけた．

　学生諸君に対しては，各教科の基礎的な知識が，後に教授される応用的な知識へどのように関わっているのか理解しやすいよう，また臨床実習や医療専門職に就いた暁には，それらの知識と技術を活用し，さらに発展させていくことができるよう内容・構成を吟味した．一方，教員に対しては，オムニバスによる講義でも重複と漏れがないよう，さらに専門外の講義を担当する場合においても，一定水準以上の内容を教授できるように工夫を重ねた．

　具体的に本書の特徴として，以下の点をあげる．

- 各教科の冒頭に，「学習主題」「学習目標」「学習項目」を明記したシラバスを掲載する．
- 1科目を90分15コマと想定し，90分の授業で効率的に質の高い学習ができるよう1コマの情報量を吟味する．
- 各レクチャーの冒頭に，「到達目標」「講義を理解するためのチェック項目とポイント」「講義終了後の確認事項」を記載する．
- 各教科の最後には定期試験にも応用できる，模擬試験問題を掲載する．試験問題は国家試験に対応でき，さらに応用力も確認できる内容としている．

　15レクチャーシリーズが，医療専門職を目指す学生とその学生たちに教授する教員に活用され，わが国における理学療法の一層の発展にわずかながらでも寄与することができたら，このうえない喜びである．

2010年9月

総編集　石川　朗

序　文

　日本における 65 歳以上の高齢者人口は 2040 年ころまで増え続けますが，少子化の影響で 65 歳未満の人口が減り続けていくため，高齢化率は今後さらに増加します．また，医療費は，65 歳以上の占める割合が 6 割を超えています．そのため，高齢者に対する疾病予防や治療，健康寿命の延伸は喫緊の課題です．日本は，最も平均寿命の高い国です．世界全体で高齢化が進んでいるため，世界中が日本の高齢化対策に注目をしています．人は誰でも歳を取るため，高齢者を治療対象としてだけでなく，「自分が将来歳を取ったら，どうしてもらえばうれしいだろう」といったことを想像して，理学療法を提供することが大切ではないでしょうか．

　加齢に伴い人は，細胞，臓器，身体・精神機能，社会的役割など，個人や社会環境が大きく変化してきます．良い方向への変化であればよいのですが，個人のなかでは体調の悪化や，できないことが増えてきます．一方で，加齢に伴う変化は等しく起こるわけではなく，個人差があり，かつ（疾病の発生を除き）急激に起こるわけではなく緩やかに起こります．そのため，変化（さまざまな機能の低下）に早く気づき，対策を立てることで自立して生活をする期間を長くできることが，多くの研究からわかってきています．このことは，病院を受診する前に地域において加齢により起こる"低下"に気づく機会，"低下"に対して介入を行うことの必要性を示しています．また，病気になって治療のために入院をしている高齢者においては，入院による環境の変化，身体活動量の低下に伴って，加齢によって起こる変化が加速度的に進行する可能性があります．さらに，治療を終えて自宅に戻っても，生活場面での対策を立てなければ，どんどん加齢により起こる"低下"が出てきます．理学療法士は地域での活動，病院での活動を通じて，高齢者のさまざまな生活場面に関わることができます．そのため，病気の知識だけでなく，加齢に伴う変化や高齢者を取り巻く社会環境についても，理解する必要があります．

　日本の高齢化対策において理学療法士は，疾病の治療だけでなく，地域での活動を通じた疾病予防，重症化予防を通じた健康寿命の延伸に大きな役割を担っています．本書が，今後の理学療法士の活躍の幅を広げる一助になることを願っています．

2025 年 3 月

責任編集　小野　玲

15レクチャーシリーズ
理学療法テキスト／高齢者理学療法学
目次

高齢者理学療法学
総論

小野 玲 1

高齢者の特徴（1）
フレイル，ロコモティブシンドローム

上村一貴 13

3 LECTURE

高齢者の特徴（2）
サルコペニア
山田陽介　25

4 LECTURE

高齢者の特徴（3）
栄養・口腔機能
井上達朗　37

高齢者の特徴（6）
精神・心理機能
LECTURE 7

運動器疾患（1）
急性期～回復期

運動器疾患（2）
慢性期

中枢神経疾患（1）
急性期〜回復期

中枢神経疾患（2）
慢性期

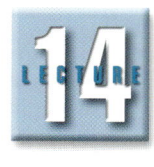

悪性腫瘍（1）
急性期〜回復期
牧浦大祐　159

悪性腫瘍（2）
慢性期
石井　瞬　169

TEST

試験

高齢者理学療法学

シラバス

| 一般目標 | 超高齢社会が進む日本では，高齢者の医療・福祉（介護予防）に対するニーズはますます高まり，疾病や再発予防だけでなく介護予防などにも幅広く介入できる理学療法士の役割は非常に大きい．高齢者の特徴（身体機能，認知機能，口腔機能，排泄機能，服薬状況など）を理解したうえで，各病態・疾患および病期別に理学療法の評価・介入方法について症例を踏まえつつ具体的に学習する |

回数	学習主題	学習目標	学習項目
1	高齢者理学療法学 ―総論	超高齢社会の現状と課題を理解する 心身の老化の機構について理解する 高齢者の政策について理解する	超高齢社会の現状，高齢者の定義，超高齢社会の課題，老年症候群，代表的な機能の老化，高齢者リハビリテーションの考え方，健康的な老いと身体活動，社会保障制度
2	高齢者の特徴（1） ―フレイル，ロコモティブシンドローム	フレイル，ロコモティブシンドロームの定義を理解する 各種フレイルの評価方法を理解する フレイル，ロコモティブシンドロームの（一次）予防について理解する	フレイルの定義と歴史的経緯，健康アウトカム，関連要因，評価方法，ロコモティブシンドロームの定義，予防方法（一次予防），ポリファーマシー
3	高齢者の特徴（2） ―サルコペニア	サルコペニアの定義と評価方法を理解する サルコペニアの（一次）予防について理解する	サルコペニアの定義と歴史的経緯，健康アウトカム，関連要因，評価方法，予防方法（一次予防），高齢者の低栄養
4	高齢者の特徴（3） ―栄養・口腔機能	加齢に伴う低栄養について理解する 高齢期の摂食嚥下機能を理解する 低栄養・摂食嚥下機能の評価・測定方法を理解する 低栄養・摂食嚥下機能低下に対する（一次）予防について理解する	加齢に伴う低栄養・摂食嚥下機能の特徴，健康アウトカム，関連要因，評価方法，予防方法（一次予防），オーラルフレイル，口腔機能低下症
5	高齢者の特徴（4） ―排尿機能	加齢に伴う排尿機能の変化について理解する 排尿障害の評価・測定方法を理解する 排尿障害に対する（一次）予防について理解する	排尿障害の特徴，加齢による変化，健康アウトカム，関連要因，評価方法，予防方法（一次予防），薬剤と下部尿路機能障害
6	高齢者の特徴（5） ―認知機能	加齢に伴う認知機能の変化について理解する 認知機能低下の評価・測定方法を理解する 認知機能低下に対する（一次）予防について理解する	加齢による認知機能の特徴，健康アウトカム，関連要因，評価方法，予防方法（一次予防），薬剤による認知機能障害
7	高齢者の特徴（6） ―精神・心理機能	加齢に伴う精神・心理機能の変化と社会との関係について理解する 精神・心理機能の低下，社会とのかかわりの評価・測定方法を理解する 精神・心理機能の低下に対する（一次）予防について理解する	加齢による精神・心理機能の特徴，加齢と社会とのかかわりの変化，健康アウトカム，関連要因，評価方法，予防方法（一次予防），知的障害者の高齢化とその対策
8	運動器疾患（1） ―急性期～回復期	加齢に伴う運動器の変化について理解する 代表的な運動器疾患を理解する 高齢期における急性期～回復期理学療法の意義と役割について理解する	加齢による運動器の変化，代表的な運動器疾患（大腿骨頸部骨折，変形性膝・股関節症，脊椎圧迫骨折）の特徴と評価方法，急性期～回復期の理学療法，リスク管理，疼痛管理
9	運動器疾患（2） ―慢性期	慢性期における運動器疾患の病態・症状を理解する 代表的な運動器疾患を理解する 高齢期における慢性期理学療法の意義と役割について理解する 施設・在宅でのリハビリテーションについて理解する	慢性期における運動器疾患の病態・症状，代表的な運動器疾患（大腿骨頸部骨折，変形性膝・股関節症，脊椎圧迫骨折，腰椎椎間板ヘルニア，脊柱管狭窄症）の特徴と評価方法，慢性期の理学療法，再発予防，リスク管理，症例紹介
10	内部障害疾患（1） ―急性期～回復期	加齢に伴う内部障害の変化について理解する 代表的な内部障害疾患を理解する 高齢期における急性期～回復期理学療法の意義と役割について理解する	加齢による内部障害（呼吸，循環，内分泌代謝）の変化，代表的な内部障害疾患（COPD，間質性肺炎，心筋梗塞）の特徴と評価方法，急性期～回復期の理学療法，リスク管理，服薬管理

回数	学習主題	学習目標	学習項目
11	内部障害疾患（2） ―慢性期	慢性期における内部障害疾患の疫学を理解する 代表的な内部障害疾患を理解する 高齢期における慢性期理学療法の意義と役割について理解する 施設・在宅でのリハビリテーションについて理解する	慢性期における内部障害疾患の疫学，代表的な内部障害疾患（誤嚥性肺炎，慢性心不全）の特徴と評価方法，慢性期の理学療法，再発予防，リスク管理，症例紹介
12	中枢神経疾患（1） ―急性期〜回復期	加齢に伴う中枢神経の変化について理解する 代表的な中枢神経疾患を理解する 高齢期における急性期〜回復期理学療法の意義と役割について理解する	加齢による中枢神経の変化，代表的な中枢神経疾患（脳卒中，脳腫瘍）の特徴と評価方法，急性期〜回復期の理学療法，住環境整備，リスク管理，入院と身体活動
13	中枢神経疾患（2） ―慢性期	慢性期における中枢神経疾患の病態・症状について理解する 代表的な中枢神経疾患を理解する 高齢期における慢性期理学療法の意義と役割について理解する 施設・在宅でのリハビリテーションについて理解する	慢性期における中枢神経疾患の病態・症状，代表的な中枢神経疾患（脳卒中，パーキンソン病，慢性硬膜下血腫）の特徴と評価方法，慢性期の理学療法，再発予防，住環境整備，リスク管理，症例紹介
14	悪性腫瘍（1） ―急性期〜回復期	加齢と悪性腫瘍との関係，疫学について理解する 代表的な悪性腫瘍を理解する 高齢期における急性期〜回復期理学療法の意義と役割について理解する	悪性腫瘍の疫学，高齢期の悪性腫瘍の特徴，代表的な悪性腫瘍（肺がん，胃がん，大腸がん）の特徴と治療方法，急性期〜回復期の理学療法，リスク管理，プレハビリテーション
15	悪性腫瘍（2） ―慢性期	加齢と悪性腫瘍との関係について理解する 代表的な悪性腫瘍を理解する 高齢期における慢性期理学療法の意義と役割について理解する 施設・在宅でのリハビリテーションについて理解する	慢性期における悪性腫瘍の病態・症状，代表的な悪性腫瘍（肺がん，消化器がん系〈胃，大腸〉等），慢性期の理学療法，終末期における理学療法，リスク管理，症例紹介

高齢者理学療法学
総論

到達目標

- 日本の超高齢社会の現状を理解する.
- 健康寿命について理解する.
- 老年症候群について理解する.
- 身体活動と運動の重要性について理解する.

この講義を理解するために

　日本は，世界で最も高齢化率が高い国です．加齢によりさまざまな機能が低下しますが，年齢によって一律に低下するわけではなく，個人のそれまでの生活習慣が大きく影響するため，個人差が大きいのが特徴です.

　高齢者を理解するうえで，その個人差が何であるかを知る（評価する）ことは重要です．死に至る理由である死亡原因，要支援・要介護発生の主原因となる疾患を予防することは健康寿命延伸の観点から理にかなっています．生命予後に影響を与える疾患は，生活習慣に起因した一部のがん，心疾患，脳血管疾患であり，要支援・要介護発生に影響を与える主疾患は，脳血管疾患は共通であるものの，認知症，骨折・転倒，関節疾患があり，それらにも注視した対策を行う必要があります．また，老年症候群は高齢者の健康状態を反映し，その累積は個人差を知るうえで参考となります.

　身体活動や運動習慣を適切に維持することで，健康的な老いを迎え健康寿命延伸を実現できる可能性が高まります．日本における身体活動・運動に関する推奨値を理解し，それらを日常生活に取り入れるサポートをすることが理学療法士に求められています.

　この講義を学ぶにあたり，以下の項目を学習しておきましょう.

　　□ 加齢と生理機能について学習しておく.
　　□ 加齢と脳機能について学習しておく.
　　□ 加齢と運動機能について学習しておく.

講義を終えて確認すること

　　□ 日本における超高齢社会の課題について理解できた.
　　□ 高齢者における健康寿命の重要性を理解できた.
　　□ 老年症候群の意義について理解できた.
　　□ 高齢者における身体活動と運動の重要性について理解できた.

1. 超高齢社会の現状

先進国では人口の高齢化が進んでおり，その割合（高齢化率）に応じて，7% を超えると「高齢化社会」，14% を超えると「高齢社会」，21% を超えると「超高齢社会」とよばれる．日本は世界で最も高齢化率が高い国であり，総人口 1 億 2,495 万人のうち 65 歳以上人口は 3,624 万人となり，高齢化率は 29.0% である（令和 4 年〈2022 年〉10 月 1 日現在）[1]．65 歳以上人口を男女別にみると，男性は 1,573 万人，女性は 2,051 万人で，男性対女性の比は約 3：4[1] と女性のほうが多い．一般的に 65〜74 歳を前期高齢者，75 歳以上を後期高齢者として制度上区分されている．

今後，65 歳以上の人口は増加傾向が続き，令和 25 年（2043 年）にピークを迎え，その後は減少に転じると推計されている（**図 1**）[1]．一方，日本の総人口はすでに減少しており，65 歳以上の者が増加することにより高齢化率は上昇を続け，令和 19 年（2037 年）に 33.3% となり，国民の 3 人に 1 人が 65 歳以上になると推計されている．令和 25 年に 65 歳以上の人口はピークを迎えるが，（総人口が減少していくため）高齢化率は上昇を続け，令和 52 年（2070 年）には 38.7% に達し，高齢者人口のうち 75 歳以上人口の割合は，25.1% と，約 4 人に 1 人が 75 歳以上になると推計されている[1]．

高齢化の流れは，日本に限ったことではなく，世界的にも急速に進んでいる[2]．令和 2 年（2020 年）の世界の総人口は 78 億 4,095 万人であり，令和 42（2060 年）年には 100 億 6,773 万人になると見込まれている．高齢化率は，令和 2 年には 9.4% となっており，令和 42 年には 18.7% にまで上昇すると推計されている（**図 2**）[2]．これは先進地域だけではなく，開発途上地域においてもその傾向はみられる．アジア地域では今後，中国，シンガポール，韓国，タイの高齢化が顕著になる．特に，シンガポール，韓国では高齢化率が 7% から 14% に達するまでの所要年数が，日本の 24 年と比

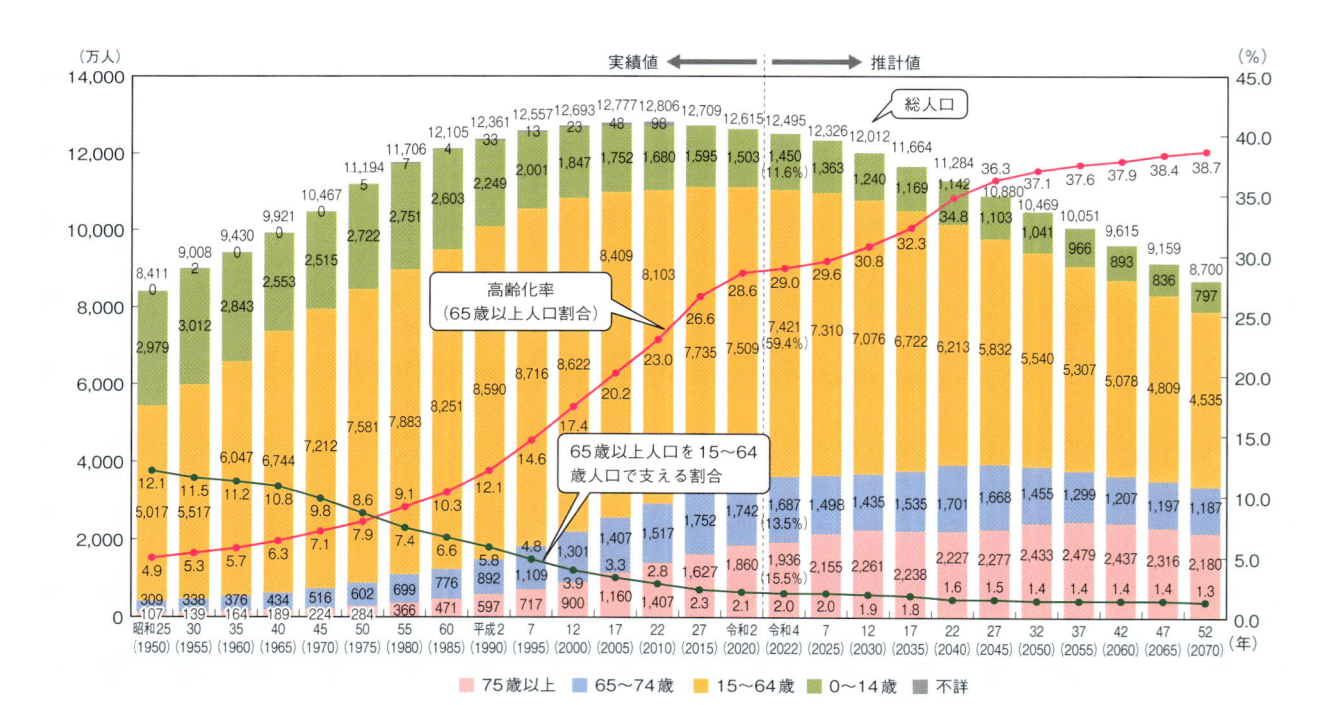

図 1　高齢化の推移と将来推計
（内閣府：令和 5 年版高齢社会白書[1]）

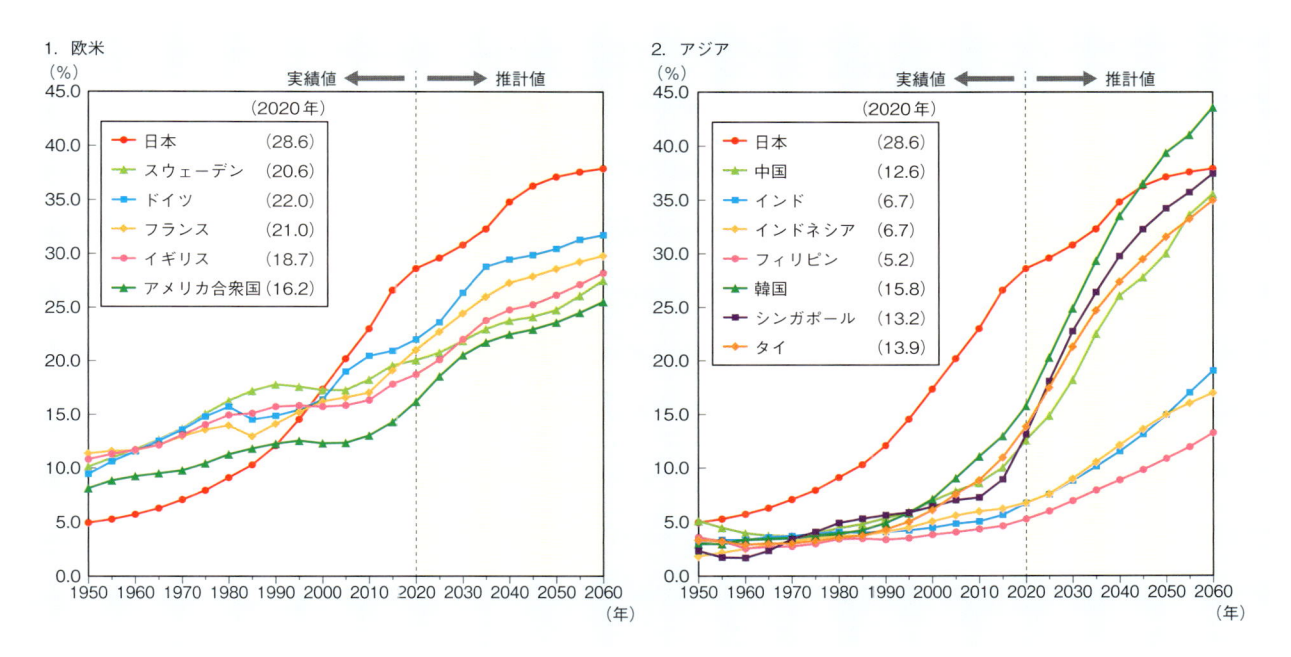

図2　世界の高齢化率の推移
(内閣府：令和5年版高齢社会白書[2])

べて15〜18年とより急速に進むと推計されている.

2. 超高齢社会における課題

1）平均寿命と健康寿命

　令和元年（2019年），日本の高齢者の平均寿命は男性で81.41歳，女性で87.45歳であり，以後，伸び続けている．65歳以上の高齢者の死因別の死亡率は，悪性新生物（がん）が10万人あたり934.2と最も高く，次いで心疾患（高血圧性を除く）が554.8，老衰が422.0，脳血管疾患が266.2となっている[3]．65〜74歳と75歳以上について，それぞれ要支援・要介護の認定を受けた人の割合は，65〜74歳では1.4%，3.0%であり，75歳以上では8.9%，23.4%となっており，75歳以上になると特に要介護の認定を受ける人の割合が大きく上昇する[3]．また，要支援・要介護の認定の主な要因は令和元年において認知症（18.1%），脳血管疾患（15.0%），骨折・転倒（13.0%）となっている（**図3**）[4]．性別でその傾向は異なり，男性で脳血管疾患（24.5%），認知症（14.4%），高齢による衰弱（11.3%）であり，女性で認知症（19.9%），骨折・転倒（16.5%），高齢による衰弱（14.3%）の順となっている（**図3**）[4]．

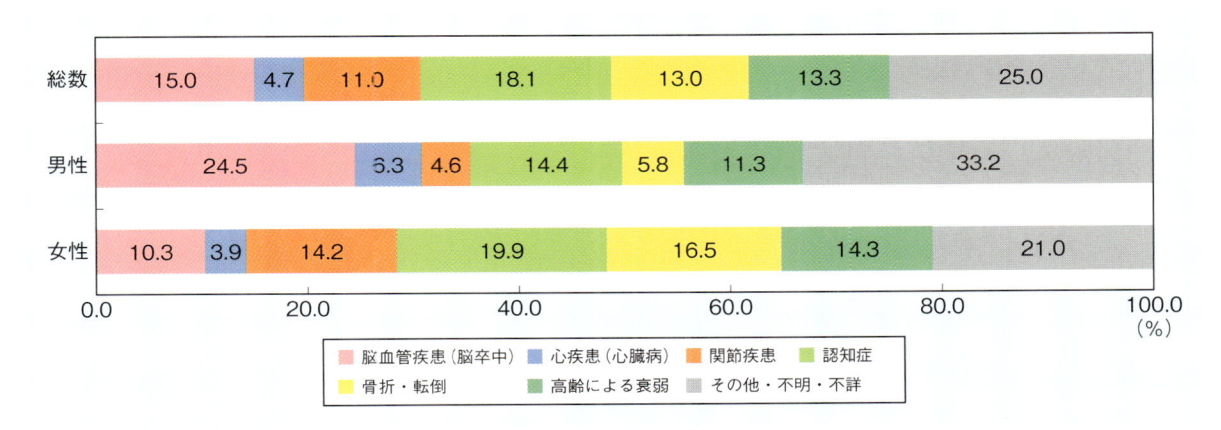

図3　65歳以上の要介護者等の性別に見た介護が必要となった主な原因
(内閣府：令和4年版高齢社会白書[4])

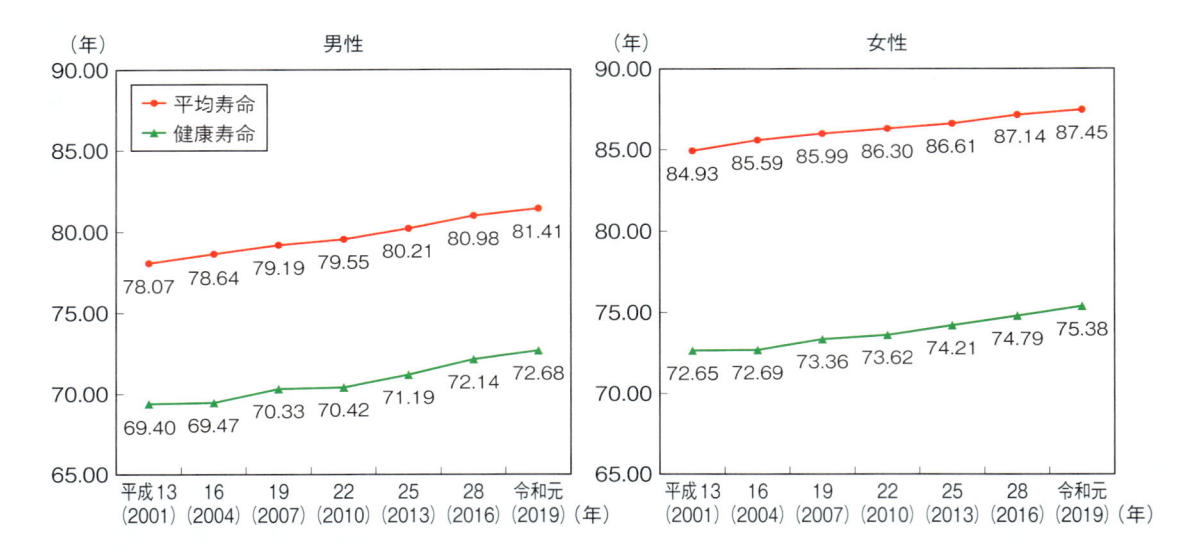

図4 健康寿命と平均寿命の推移
(内閣府：令和5年版高齢社会白書[3])

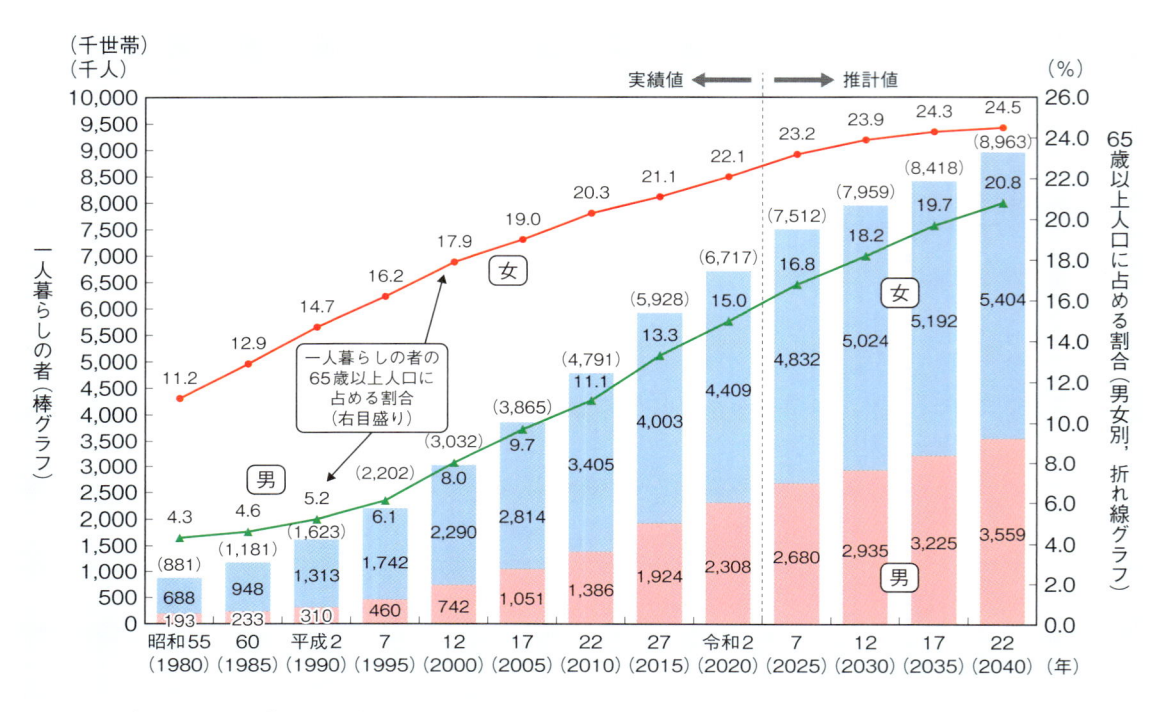

図5 65歳以上の一人暮らしの者の動向
(内閣府：令和5年版高齢社会白書[5])

このように，生命予後に影響を与える疾患と要支援・要介護に影響を与える疾患は異なるため，生活習慣に起因した一部のがん，心疾患，脳血管疾患への対策だけでなく，骨折・転倒，関節疾患にも注視した対策を行う必要がある．

高齢者においては，健康上の問題で日常生活に制限のない期間である健康寿命を延ばすことも重要な課題である．健康寿命の推移をみると令和元年において，男性で72.68年，女性で75.38年である（**図4**）[3]．平均寿命と健康寿命の差は男性で8.73年，女性で12.07年であり，平均的に男女とも亡くなるまでに10年前後の日常生活に制限がある期間が想定される．

2）高齢者を取り巻く家庭環境

日本における核家族化は進んでおり，昭和55年（1980年）では三世代世帯が半数

📖 **調べてみよう**
なぜ核家族の割合が増えているのか調べてみよう．

LECTURE
1

を占めていたが，令和3年（2021年）では夫婦のみの世帯または単独世帯がそれぞれ3割前後となっている[5]．65歳以上の一人暮らしは男女ともに増加傾向にあり，昭和55年（1980年）には65歳以上の男女それぞれの人口に占める割合は男性4.3％，女性11.2％であったが，令和2年（2020年）には男性15.0％，女性22.1％となっている（**図5**）[5]．高齢者夫婦または高齢者一人暮らしの増加は，加齢に伴い心身の老化が進む高齢者において，生活を維持する担い手が高齢者本人または夫婦になることを意味している．平均寿命と健康寿命に男女ともに10年前後の差があるため，日常生活に制限のある高齢者の生活を支える環境整備が課題となる．

3. 心身の老化[6]

老化は徐々に進んでいく自然な変化の過程であり，加齢に伴い個々の細胞やすべての臓器で変化が起こり，身体や運動機能といった外見や，感覚機能，自律機能といった内面が変化する．特に，中年期になるとそれらの多くが徐々に低下し始める．ただし，すべての人が特定の年齢に達した時点で，老化が進むわけでなく，個人差が大きいのも特徴である．

1）老年症候群[7]

老年症候群とは高齢者にありふれた非常に多岐にわたる心身の諸症状・兆候の総称であり，原因はさまざまであるが，治療と同時に介護・ケアが重要であるとされている[7]．老年症候群を構成する症候に明確な定義はないものの，**表1**[7]のように多くの症候が出現（発症）し重複して存在する．加齢に伴いこれらの症候は増加し，特に入院・入所高齢者において指数関数的に増加し，85歳では平均8個以上の症候をもつとされる（**図6**）[7]．高齢者においては，1つ1つの症候における病的意義が小さくても，複数の症状・兆候が連鎖的に関連することで悪循環を生じやすく，ささいな心身へのストレス負荷で急激に状態が悪化する脆弱性を秘めている．

老年症候群
（geriatric syndrome）

2）代表的な機能の老化

（1）脳機能

高齢になると神経細胞の突起やシナプスが減少し，脳は萎縮を起こす．また，脳組織での老人斑の蓄積が積み重なり，記憶，実行機能，注意力といった認知機能の低下

📖 **調べてみよう**
神経細胞の構造とはたらきについて調べてみよう．

表1　老年症候群における主要症候

● 意識障害	● 認知症
● せん妄	● 不眠
● うつ症状	● めまい
● 言語聴覚視力障害	● 骨関節変形
● 骨粗鬆症	● 骨折
● 尿失禁	● 夜間頻尿
● 誤嚥	● 便秘，下痢
● 脱水	● 発熱
● 低体温	● 浮腫
● 肥満	● 低栄養
● 褥瘡	● 喘息，喀痰
● 呼吸困難（呼吸器）	● 呼吸困難（循環器）
● 手足のしびれ	● 間欠性跛行
● 動脈硬化	● 不整脈
● 痛み	● 出血傾向，吐下血
● ADL低下	

（鳥羽研二：日本内科学会雑誌 2009；98〈3〉：589-94[7]をもとに作成）

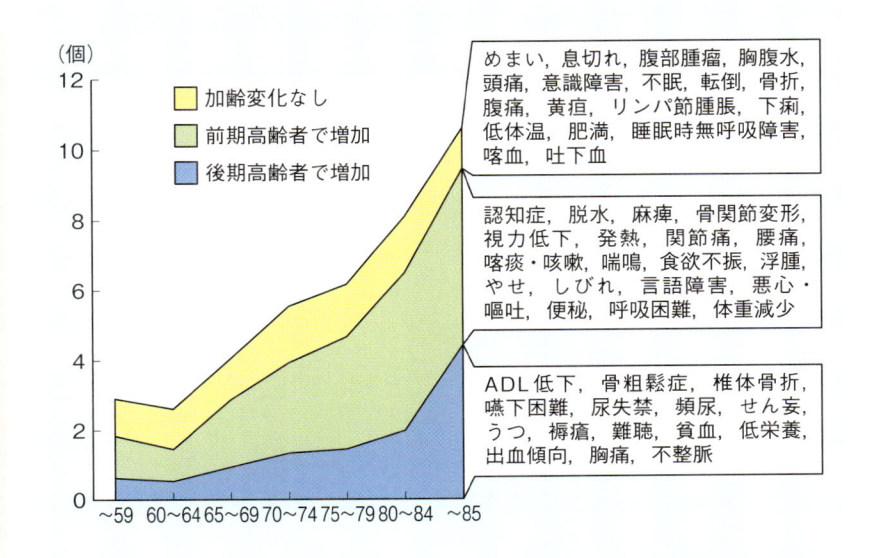

図6　加齢と老年症候群
（鳥羽研二：日本内科学会雑誌 2009；98〈3〉：589-94[7]）

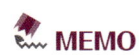

MEMO

老人性難聴（presbyacusis）
加齢以外に難聴の原因がないものの総称．耳の内耳に生理的な変化が起こることで発生する．耳を構成する，外耳・中耳・内耳の3部分のうち老人性難聴の原因になるのは，内耳の部分である．内耳にある，音を感じ取る細胞の数の減少，細胞の機能低下により，音を聞く神経に衰えが生じたりすることによって聞こえにくくなる．特徴としては，①高音部から聞き取りにくくなり，進行性に低下する，②両耳ほぼ同程度に進行する，③男性のほうが低下しやすい，があげられる．

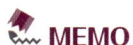

MEMO

**サーカディアンリズム
（circadian rhythm）**
生命現象における24±4時間の周期で，概日リズムともいわれる．加齢に伴い，その振幅が低下し，1日のうちでの体調や身体機能の上下幅が小さくなる．その結果，朝早くに目が覚め，夕方になると眠くなるという現象が起こる．

調べてみよう
エストロゲンやテストステロンのはたらきについて調べてみよう．

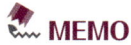

MEMO

副腎由来アンドロゲン
デヒドロエピアンドロステロン（dehydroepiandrosterone：DHEA）のことで，エストロゲン，アンドロゲンの前駆物質．

MEMO

更年期障害
閉経前の5年間と閉経後の5年間とを併せた10年間を「更年期」という．更年期にはさまざまな症状が現れ，なかでも他の病気に伴わないものを「更年期症状」といい，特に症状が重く日常生活に支障をきたす状態を「更年期障害」という．主な原因は女性ホルモン（エストロゲン）が大きくゆらぎながら低下していくことであり，そのうえに加齢などの身体的因子，成育歴や性格などの心理的因子，職場や家庭における人間関係などの社会的因子が複合的に関与することで発症すると考えられている．
女性だけでなく，男性もホルモンの低下に伴い，同様の症状があることが報告されている．

が起こる．健常な高齢者においても，物覚えが悪くなるといったことに代表されるエピソード記憶といわれる，体験した出来事についての記憶が低下する．

（2）視覚と聴覚

視覚と聴覚が衰えれば，外部からの情報量が減少するため，さまざまな状況に適応する能力が低下する．加齢に伴って視覚は視力，遠近調節力，暗順応が低下するため，健康な高齢者における目のはたらきの低下の原因となっている．また，白内障，緑内障，糖尿病性網膜症，加齢黄斑変性症などの眼疾患も増加する．聴覚も加齢に伴って低下する代表的な器官である．一般的に知られている老人性難聴の原因は環境要因や遺伝因子，細胞の損傷，神経変性など多岐にわたっている．高い音に対する聴覚閾値の上昇は40歳代で始まり，両側性に進行する．

（3）嗅覚と味覚

人は嗅覚によってにおいを感知する．においは，危険を察知するだけでなく，食べ物の風味や美味しさを形づくるために欠かせない情報であり，60歳代以降は低下することが知られている．加齢による嗅覚の低下の多くは，鼻腔の奥の嗅粘膜でにおい分子を感知する嗅細胞の新生能力が低下するためだと考えられている．

味覚は甘味，塩味，酸味，苦味，旨味の5味から構成されており，加齢の影響を顕著に受けるわけではないものの，70～80歳代以降に大幅に低下し，個人差が大きい．嗅覚と味覚の低下は食欲減退，栄養不良につながり，うつ症状や体力低下に影響を与える．

（4）運動機能

筋力，瞬発力，柔軟性などから構成されており，比較的早い時期にピークに達し，その後，加齢に伴い徐々に低下する．筋力は，部位によって加齢の影響は異なるが，平均的に30歳代をピークに1年に1%ずつ低下していく．一方，生活習慣によって個人差が大きいのも事実であり，日常生活において身体活動（生活活動）を維持するか，または積極的に行うことにより運動機能は維持できる．

（5）睡眠

加齢に伴い睡眠は変化し，その特徴は睡眠が浅くなり，中途覚醒や早期覚醒が起きたり，日中の眠気が増加したりする．高齢者の50%に症状がみられる．正常なサーカディアンリズムが加齢により障害されるためと考えられている．

（6）自律機能

自律神経はすべての内臓器官と分泌腺のはたらきを調節し，変化する体内外の環境の変化に適応するうえで必要不可欠である．循環調節の低下により，起立性低血圧が起こりやすくなり脳血流が低下し失神や転倒につながる．また，皮膚の寒冷刺激で起こる血圧の上昇反応は高齢者に多い冬季の心血管関連死の一因になっている．体温調節の低下により，高齢者は熱中症や低体温症にかかりやすい．これは，皮膚血流や汗腺を調節する皮膚交感神経の反応低下による．高齢者では排尿調整の低下により頻尿や尿失禁が起こりやすく，過活動性膀胱も多いため，夜間頻尿の原因となっている．

（7）内分泌

ホルモン分泌の加齢変化はさまざまであるが，加齢に伴い低下するものが多い．代表的なものが女性のエストロゲン（卵胞ホルモン）であり，閉経により急激な分泌停止が起こる．そのほかに，テストステロン，副腎由来アンドロゲンなどが加齢により低下することが知られている．女性のエストロゲン，男性のテストステロンの性腺ホルモンの低下は，うつ症状，不眠，肥満といった更年期障害を引き起こす一因となっている．

4. 高齢者リハビリテーションの考え方

📖 **調べてみよう**
健康増進と生活機能の低下予防の違いについて調べておこう.

LECTURE 1

　高齢者では死因に直結する悪性新生物（がん），心疾患，脳血管疾患の発症を予防することは重要であるが，発症すると疾病に対するリハビリテーションが必要となる．また，要支援・要介護の発生に起因する主要疾患には，骨折・転倒，関節疾患，高齢による衰弱が存在するため，状況に応じて対応する必要性もある．以上の観点から，高齢者のリハビリテーションは，脳卒中，心疾患のように急性に生活機能が低下するものに対するリハビリテーションと，痛みや筋力低下により ADL の一部ができなくなり，徐々に生活機能が低下するもの（廃用症候群）に対するリハビリテーションの大きく 2 つの枠組みがある[8]．

1）脳卒中モデル

　病院での入院を中心としたリハビリテーションであり，発症直後に急激に低下した生活機能に対し，急性期から身体機能維持を目的としたリハビリテーションを開始し，その後，自宅復帰を目指して ADL の獲得を目的とした集中したリハビリテーションを実施する（**図7**）[8]．自宅復帰後は，日常的に適切な自己訓練を行うと同時に，必要に応じて施設または訪問などで生活機能維持を目的とした断続的なリハビリテー

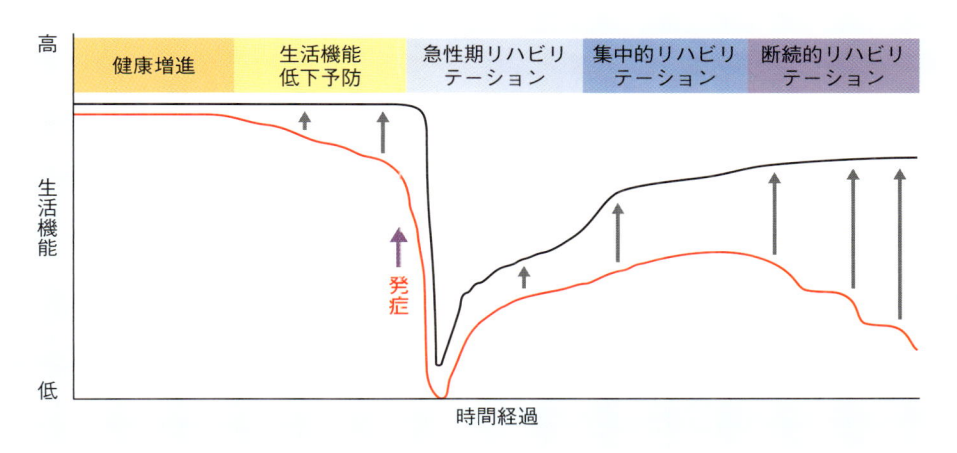

図 7　脳卒中モデルのイメージ
（厚生労働省老人保健課：全国高齢者保健福祉・介護保険担当課長会議資料．平成 16 年 2 月 19 日[8]をもとに作成）
赤線は発症に伴う生活機能の変化を示し，黒線は発症に伴い適宜対策をとった場合の生活機能の変化を示す．

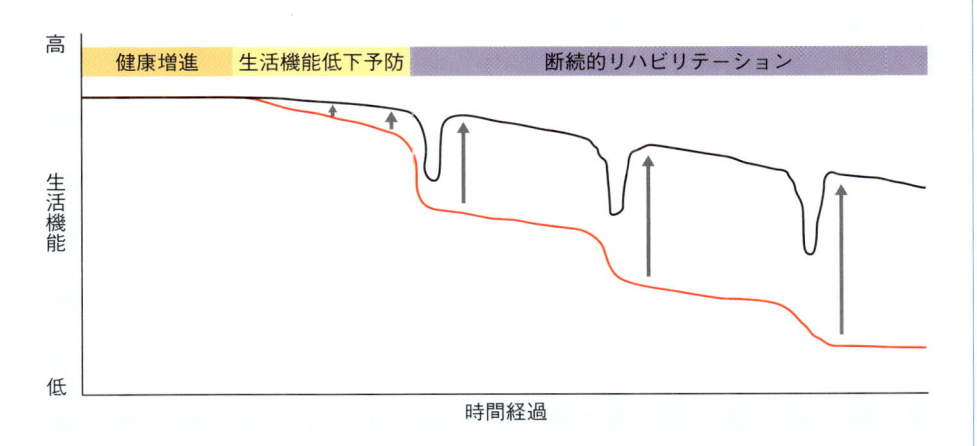

図 8　廃用症候群モデルのイメージ
（厚生労働省老人保健課：全国高齢者保健福祉・介護保険担当課長会議資料．平成 16 年 2 月 19 日[8]をもとに作成）
赤線は発症に伴う生活機能の変化を示し，黒線は発症に伴い適宜対策をとった場合の生活機能の変化を示す．

ションを実施する.

2) 廃用症候群モデル

病院での外来を中心としたリハビリテーション，または健康増進関連等施設において生活機能の低下が軽度である早い時期から断続的にリハビリテーションを実施する（**図8**）[8]．身体機能は時期に応じて，身体機能レベルが低下する場合もあるため，適切な治療を行うと同時に生活機能を維持するためにリハビリテーションを実施する.

5. 健康的な老いと身体活動

現在の疾病は，主に適切でない生活習慣（運動不足，低栄養または偏食，睡眠不足，ストレスなど）を起因として高血圧，糖尿病などを罹患し，一部の悪性腫瘍，心疾患，脳血管疾患の致死的な疾病発症に至っている．また，関節疾患，骨折・転倒においても器質的な変化もあるものの，関節周囲の筋機能の低下の影響が大きい．身体活動や運動習慣を適切に維持することで健康的な老いを迎え健康寿命延伸を実現できる可能性が高まる．日本における身体活動・運動分野のガイドラインは，平成元年（1989年）に「健康づくりのための運動所要量」が策定されたのが始まりである．平成5年（1993年）には「健康づくりのための運動指針」が，平成18年（2006年）には「健康づくりのための運動基準2006」および「健康づくりのための運動指針2006（エクササイズガイド2006）」が策定された．平成25年（2013年）には，「健康づくりのための身体活動基準2013」および「健康づくりのための身体活動指針（アクティブガイド）」が策定された．令和6年（2024年）には，健康日本21（第三次）を受け「健康づくりのための身体活動・運動ガイド2023」[9]が公表された.

「健康づくりのための身体活動・運動ガイド2023」は3つのRECOMMENDATIONシートと，8つのINFORMATIONシートから構成されている．RECOMMENDATIONシートでは「こども」，「成人」，「高齢者」のライフコース別に身体活動や運動の推奨事項をまとめている．今回の特徴は，座位行動（座りっぱなし）の概念を盛り込んだことである（**図9**）[9]．座位行動とは，座位や臥位の状態で行われる，エネルギー消費が1.5メッツ以下の全ての覚醒中の行動とされている．「健康づくりのための身体活動・運動ガイド2023」では「座位行動（座りっぱなし）の時間が長くなりすぎないように注意する（立位困難な人も，じっとしている時間が長くなりすぎないよう，少しでも身体を動かす）」と表現しており，身体機能が低下し立位が困難なひとについても，姿勢変化を起こすことを推奨している．座位行動と健康アウトカムの関係についてまとめた報告[10]では，座位行動の時間が長くなると緩やかに健康アウトカムに悪影響を及ぼすものの，9〜10時間を境にその関係は加速度的に悪影響を及ぼしているとしている．長時間の座位行動が各種疾病発症に寄与していることが知られており，健康寿命延伸の観点からも，長時間の座位行動をとらないことが重要である．座位行動を減らすためには，座っている時間そのものを減らすような生活状況を作ることが重要となる．さらに，座位姿勢からこまめに立ち上がることで，座っている時間を中断（ブレイク）することで，長時間座っていることを減らすといった対策も可能である．ブレイクに明確な推奨値はないものの，30〜60分毎に姿勢を変える，立ち上がるといった動作の繰り返しが望ましい.

また，筋力トレーニングの効果についてもINFORMATIONシートでその効果を解説している．筋力トレーニングにより，筋力，身体機能，骨密度が改善し，高齢者では転倒や骨折のリスクが低減することが報告されている．高齢者においては，個人差を踏まえ，強度や量を調整し可能なものから取り組むことで，今よりも少しでも多く身体を動かすために，以下の事項を推奨している.

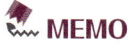

全体の方向性	個人差を踏まえ，強度や量を調整し，可能なものから取り組む 今よりも少しでも多く身体を動かす		

対象者※1	身体活動		座位行動
高齢者	<u>歩行又はそれと同等以上の</u> （3メッツ以上の強度の） <u>身体活動を1日40分以上</u> （1日約**6,000歩**以上） （＝週15メッツ・時以上）	**運動** 有酸素運動・筋力トレーニング・バランス運動・柔軟運動など多要素な運動を週3日以上 【筋力トレーニング※2を週2～3日】	**座りっぱなしの時間が長くなりすぎないように注意する** （立位困難な人も，じっとしている時間が長くなりすぎないように，少しでも身体を動かす）
成人	<u>歩行又はそれと同等以上の</u> （3メッツ以上の強度の） <u>身体活動を1日60分以上</u> （1日約**8,000歩**以上） （＝週23メッツ・時以上）	**運動** 息が弾み汗をかく程度以上の （3メッツ以上の強度の） 運動を週60分以上 （＝週4メッツ・時以上） 【筋力トレーニングを週2～3日】	
こども （※身体を動かす時間が少ないこどもが対象）	（参考） ・中強度以上（3メッツ以上）の身体活動（主に<u>有酸素性身体活動</u>）を<u>1日60分以上行う</u> ・高強度の有酸素性身体活動や筋肉・骨を強化する身体活動を3日以上行う ・身体を動かす時間の長短にかかわらず，座りっぱなしの時間を減らす．特に<u>余暇のスクリーンタイム※3</u>を減らす．		

※1 生活習慣，生活様式，環境要因などの影響により，身体の状況などの個人差が大きいことから，「高齢者」「成人」「こども」について特定の年齢で区切ることは適当でなく，個人の状況に応じて取り組みを行うことが重要であると考えられる．
※2 負荷をかけて筋力を向上させるための運動．筋トレマシンやダンベルなどを使用するウエイトトレーニングだけでなく，自重で行う腕立て伏せやスクワットなどの運動も含まれる．
※3 テレビやDVDを観ることや，テレビゲーム，スマートフォンの利用など，スクリーンの前で過ごす時間のこと．

図9　身体活動・運動の推奨事項一覧
（健康づくりのための身体活動基準・指針の改訂に関する検討会：健康づくりのための身体活動・運動ガイド2023．令和6年1月．p.7[9]）

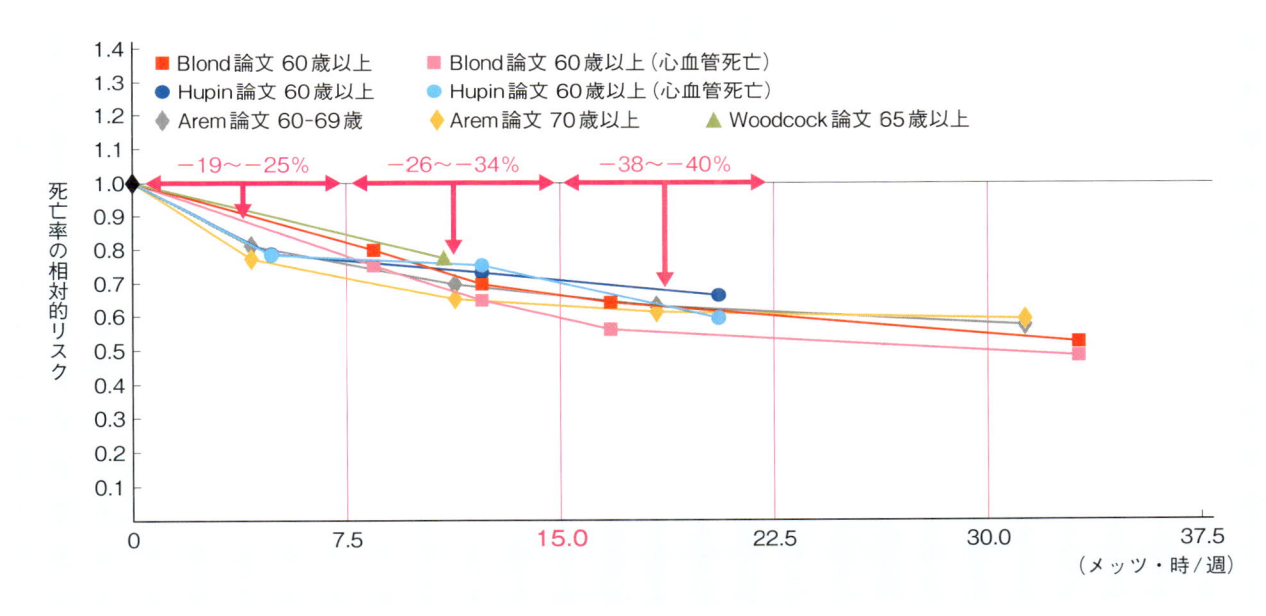

図10　高齢者における身体活動量と総死亡および心血管疾患死亡との関係
（Fukushima N, et al.：J Am Med Dir Assoc 2024：25〈3〉：417-30[11]）をもとに作成）
メタ解析の結合結果をプロットとして作成した．

- 3メッツ以上の強度の身体活動を週15メッツ・時以上行うことを推奨する．具体的には，歩行またはそれと同等以上の強度の身体活動を1日40分以上行うことを推奨する（1日約6,000歩以上に相当）．
- 筋力・バランス・柔軟性など多要素な運動を週3日以上行うことを推奨する．
- 筋力トレーニングを週2～3日行うことを推奨する（多要素な運動に含めてもよい）．
- 特に身体機能が低下している高齢者については，安全に配慮し，転倒などに注意す

る.

● 座位行動の時間が長くなりすぎないように注意する（立位困難な人も, じっとしている時間が長くなりすぎないよう, 少しでも身体を動かす）.

ただし, 推奨値（週15メッツ・時）を達成しないような少しの身体活動を行った場合でも, 身体活動をほとんど行わない場合と比較すると死亡率は低下する（**図10**）[11]. また, 推奨値を超える身体活動であっても, さらなる健康増進効果を得られる可能性があるため, 体力のある高齢者では成人と同量の週23メッツ・時を目標にすることも可能である.

高齢期の身体活動では, サーキットトレーニングのような有酸素運動, 筋力トレーニング, バランス運動などを組み合わせて実施する運動や, 体操やダンス, ラジオ体操, ヨガなどの多様な動き（多要素）を伴う運動が特に有効であるといわれている. さまざまな動作を繰り返すことで, 普段使い切れていない筋への刺激が転倒予防につながると考えられる.

🔔気をつけよう！
"やりすぎ"の身体活動はまだ明らかではないが, けがや体調に注意して無理をしないことが大切である.

■引用文献

1) 内閣府：1 高齢化の現状と将来像. 第1節 高齢化の状況（1）. 令和5年版高齢社会白書.
https://www8.cao.go.jp/kourei/whitepaper/w-2023/html/zenbun/s1_1_1.html
2) 内閣府：2 高齢化の国際的動向. 第1節 高齢化の状況（2）. 令和5年版高齢社会白書.
https://www8.cao.go.jp/kourei/whitepaper/w-2023/html/zenbun/s1_1_2.html
3) 内閣府：2 健康・福祉. 第2節 高齢期の暮らしの動向（2）. 令和5年版高齢社会白書.
https://www8.cao.go.jp/kourei/whitepaper/w-2023/html/zenbun/s1_2_2.html
4) 内閣府：2 健康・福祉. 第2節 高齢期の暮らしの動向（2）. 令和4年版高齢社会白書.
https://www8.cao.go.jp/kourei/whitepaper/w-2022/html/zenbun/s1_2_2.html
5) 内閣府：3 家族と世帯. 第1節 高齢化の状況（3）. 令和5年版高齢社会白書.
https://www8.cao.go.jp/kourei/whitepaper/w-2023/html/zenbun/s1_1_3.html
6) 鈴木隆雄ほか：高齢者の理解. 島田裕之総編：高齢者理学療法学. 医歯薬出版；2017. p.2-39.
7) 鳥羽研二：老年症候群と総合機能評価. 日本内科学会雑誌 2009；98（3）：589-94.
8) 厚生労働省老人保健課：(2)「高齢者リハビリテーションのあるべき方向」構成. 全国高齢者保健福祉・介護保険担当課長会議資料. 平成16年2月19日.
https://www.mhlw.go.jp/topics/kaigo/kaigi/040219/sankou28.html
9) 健康づくりのための身体活動基準・指針の改訂に関する検討会：健康づくりのための身体活動・運動ガイド 2023. 令和6年1月.
https://www.mhlw.go.jp/content/001194020.pdf
10) 安岡実佳子, 中潟 崇ほか：座位行動研究の Up to Date. 日本公衆衛生学雑誌 2024. J-STAGE 早期公開.
11) Fukushima N, Kikuchi H, et al.：Dose-Response Relationship of Physical Activity With All-Cause Mortality Among Older Adults：An Umbrella Review. J Am Med Dir Assoc 2024：25（3）：417-30.

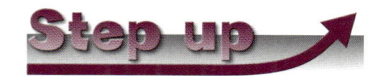

日本の社会保障制度

1）医療保険制度

　日本は，国民皆保険制度を通じて世界最高レベルの平均寿命と医療保険水準を実現している．その特徴は，①国民全員を公的医療保険で保障，②医療機関を自由に選べる（フリーアクセス），③安い医療費で高度な医療，④社会保険方式を基本としつつ，皆保険を維持するため，公費を投入している点にある．国民が加入する保険は大きく3つに分かれており，会社などに勤めている人が加入する「被用者保険」，学生，農家，フリーランス，非正規雇用者，会社を退職した人などが加入する「国民健康保険」，75歳以上を全員対象とする「後期高齢者医療制度」から成り立っている（図1）．高齢者といわれる65歳以上は，65歳以上74歳以下だと主に国民健康保険，75歳以上になると全員，後期高齢者医療制度に加入することになる．診療所や病院で治療を受けたとき，個人が負担する医療費は原則3割であるが，小学生未満と70〜74歳が2割，75歳以上が1割である（70歳以上でも「現役並み所得者」であれば3割）．

　国民健康保険は都道府県および市町村（特別区を含む）が，被用者保険は各保険組合が保険者となる．後期高齢者医療制度は平成20年（2008年）4月から開始され，75歳以上と一定の障害があると認定された65歳以上が対象となる．都道府県ごとに，すべての市町村が加入する後期高齢者医療広域連合が，後期高齢者医療事務を行い，市町村が保険料の徴収と窓口業務を行う．

2）健診（検診）制度

　日本では，国民の健康保持・増進のためにさまざまな法律のもとで，健診（検診）が行われている．妊娠〜小学校就学前は母子保健法，児童生徒等は学校保健安全法（平成21年〈2009年〉に「学校保健法」から改題），39歳までは医療保険各法，40歳以上は高齢者の医療の確保に関する法律（通称，高齢者医療確保法），労働者には労働安全衛生法により健康診査（健康診断）が行われる（図2）[1]．特に，2008年からは40〜74歳を対象にメタボリックシンドローム対策として特定健診が開始され，生活習慣病の発症リスクが高く，生活習慣の改善による効果が多く期待できると判定された人に対して行われる健康支援（特定保健指導）が行われている．2020年からは75歳以上を対象にフレイルの予防・重症化予防に着目したフレイル健診が開始され，15項目の質問で構成される「後期高齢者の質問票」が導入された．

3）介護保険制度

　高齢者の介護を社会全体で支え合う仕組みである介護保険を規定する介護保険法が1997年に成立し，2000年に施行された．介護保険の基本的な考え方は以下の3点である．

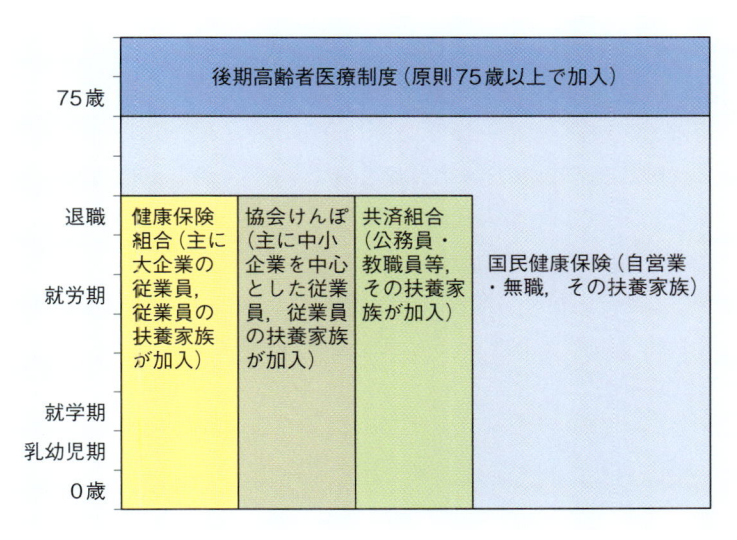

図1　公的医療保険の種類と対象者

		被保険者・被扶養者	うち労働者	その他
（乳幼児等）妊娠～出産後1年・小学校就学前		**母子保健法** 【対象者】1歳6か月児，3歳児 【実施主体】市町村〈義務〉 ※その他の乳幼児及び妊産婦に対しては，市町村が，必要に応じ，健康診査を実施又は健康診査を受けることを勧奨		
児童生徒等		**学校保健安全法** 【対象者】在学中の幼児，児童，生徒又は学生　※就学時健診については小学校入学前の児童 【実施主体】学校（幼稚園から大学までを含む）〈義務〉		

	被保険者・被扶養者	うち労働者	その他
～39歳	医療保険各法　（健康保険法，国民健康保険法等） 【対象者】被保険者・被扶養者 【実施主体】保険者〈努力義務〉	労働安全衛生法 【対象者】常時使用する労働者 　　※労働者にも受診義務あり 【実施主体】事業者〈義務〉 ※一定の有害な業務に従事する労働者には特殊健康診断を実施	健康増進法 【対象者】住民（生活保護受給者等を含む） 【実施主体】市町村〈努力義務〉 【種類】 ●歯周疾患検診 ●骨粗鬆症検診 ●肝炎ウイルス検診 ●がん検診 ●高齢者医療確保法に基づく特定検診の非対象者に対する健康診査・保健指導
40～74歳	高齢者医療確保法 【対象者】加入者 【実施主体】保険者〈義務〉　　**特定健診**	※労働安全衛生法に基づく事業者健診を受けるべき者については，事業者健診の受診を優先する．事業者健診の項目は，特定健診の項目を含んでおり，労働安全衛生法に基づく事業者健診の結果を，特定健診の結果として利用可能	
75歳～	高齢者医療確保法 【対象者】被保険者 【実施主体】後期高齢者医療広域連合〈努力義務〉		

		その他
がん検診 肝炎ウイルス検診 骨粗鬆症検診 歯周疾患検診	保険者や事業主が**任意で**実施・助成	**健康増進法** 【対象者】一定年齢以上の住民 【がん検診の種類】 胃がん検診，子宮頸がん検診，肺がん検診，乳がん検診，大腸がん検診

図2　日本の健診（検診）制度の概要
（厚生労働省：日本の健診〈検診〉制度の概要[1]をもとに作成）

①**自立支援**：単に介護を要する高齢者の身の回りの世話をするということを越えて，高齢者の自立を支援することを理念としている．

②**利用者本位**：利用者の選択により，多様な主体から保健医療サービス，福祉サービスを総合的に受けられる制度である．

③**社会保険方式**：給付と負担の関係が明確な社会保険方式を採用している．

　介護保険の保険者は市区町村と特別区（広域連合を設置している場合は広域連合）であり，被保険者は，65歳以上（第1号被保険者）と，40～64歳の医療保険加入者（第2号被保険者）に分けられる．第1号被保険者は，原因を問わずに要介護認定または要支援認定を受けたときに介護サービスを受けることができ，第2号被保険者は，加齢に伴う疾病（特定疾病）が原因で要介護（要支援）認定を受けたときに介護サービスを受けることができる（**巻末資料・図1**）[2]．

　介護サービスの利用は，最初に市区町村の窓口で「要介護（要支援）認定」の申請をする[2]．続いて，市区町村の職員などの認定調査員が自宅を訪問し，心身の状況について本人や家族から聞き取りなどの認定調査が行われ，主治医（かかりつけ医）に医学的見地から心身の状況について意見書を作成してもらう（主治医意見書）．認定調査の結果と主治医意見書をもとに，保健・福祉・医療の学識経験者による「介護認定審査会」で審査し，介護の必要度を判定し，非該当，要支援1・2または要介護1～5に判定される．判定に応じて，利用金額の最大が異なり，その範囲内で介護サービスを利用できる．

■**引用文献**

1）厚生労働省：日本の健診（検診）制度の概要．https://www.mhlw.go.jp/content/10601000/000511508.pdf
2）厚生労働省：介護保険制度について．https://www.mhlw.go.jp/file/06-Seisakujouhou-12300000-Roukenkyoku/2gou_leaflet.pdf

LECTURE 2

高齢者の特徴（1）
フレイル，ロコモティブシンドローム

到達目標

- フレイルおよびロコモティブシンドロームの概念を理解する．
- フレイルおよびロコモティブシンドロームの転帰や関連要因を理解する．
- フレイルおよびロコモティブシンドロームの代表的な評価方法を理解する．
- フレイルおよびロコモティブシンドローム予防のための運動・生活習慣を理解する．

この講義を理解するために

高齢化が地球規模で進む中で，フレイルの概念が臨床と公衆衛生の両方で重要視されるようになり，超高齢社会を突き進む日本もその例外ではありません．フレイルは，可逆性のある状態であり，介護予防のターゲットとして認識されていますが，その概念・とらえ方には歴史的変遷があります．現在でもさまざまなモデルや評価方法が存在し，それらが混同されている実情もあることから，リハビリテーション専門職には正しく理解・区別したうえでフレイルへの対策を実践することが求められます．また，フレイルとロコモティブシンドロームは関連の強い概念ですが，その違いを理解しておくことが重要です．

この講義を学ぶにあたり，以下の項目を調べておきましょう．

- ☐ 英単語 "frail"，"frailty" の意味を調べておく．
- ☐ フレイルの概念について調べておく．
- ☐ ロコモティブシンドロームの概念について調べておく．
- ☐ "通いの場" について調べておく．

講義を終えて確認すること

- ☐ フレイルの概念の歴史的変遷と2つの主要なモデルについて理解できた．
- ☐ ロコモティブシンドロームの概念と，フレイルとの違いについて説明できる．
- ☐ フレイルおよびロコモティブシンドロームの転帰や，それぞれの関連要因について理解できた．
- ☐ フレイルおよびロコモティブシンドロームの代表的な評価方法について理解できた．
- ☐ フレイルおよびロコモティブシンドローム予防のための運動・生活習慣の考え方や具体的な推奨内容について理解できた．

1. フレイルおよびロコモティブシンドロームとは

1) 定義

(1) フレイル

「フレイル」とは "frailty" の日本語訳として日本老年医学会が提唱した用語であり，高齢期に生理的予備能が低下することでストレスに対する脆弱性が亢進し，生活機能障害，要介護状態，死亡などの転帰に陥りやすい状態をさす（**図1**）[1]．筋力低下に代表される身体的フレイルだけでなく，抑うつなどの精神・心理的フレイルや閉じこもりなどの社会的フレイルが存在する．定義に関しては議論があるものの，フレイルの概念として，身体的問題に限らず多面的であること，加齢変化が極端に進んだ結果であること，健常にも回復可能な可逆性を有する状態であることなどは，おおむね共通している[2]．

(2) フレイルを評価するための操作的定義

表現型モデル[3] と障害蓄積モデル[4] の2つが代表的である（**表1**）．

表現型モデル
(phenotype model)

障害蓄積モデル
(accumulation deficit model)

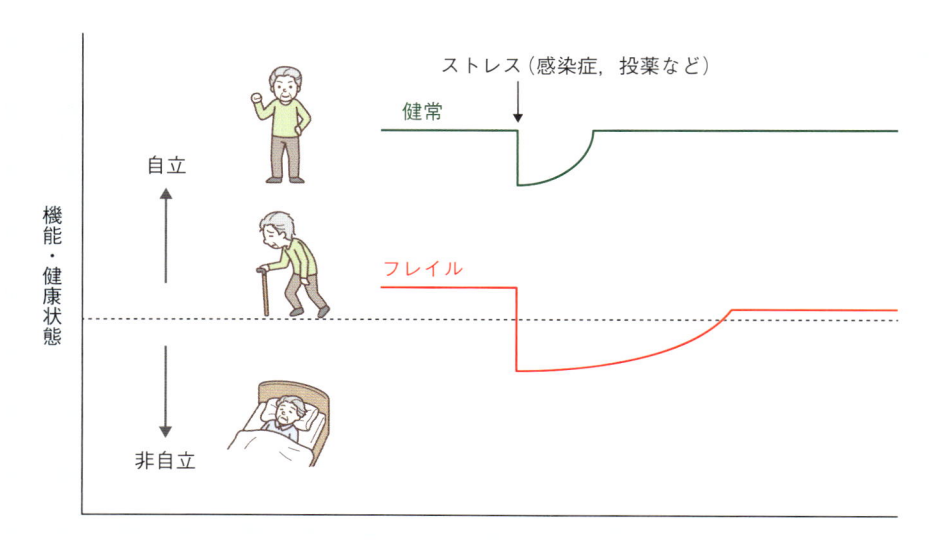

図1　フレイルを有する高齢者のストレスへの脆弱性
(Clegg A, et al.：Lancet 2013；381〈9868〉：752-62[1] をもとに作成)

表1　フレイルの表現型モデルと障害蓄積モデル

	表現型モデル	障害蓄積モデル
フレイルのとらえ方	●障害に至る前に表出される徴候	●障害・疾患が積み重なったもの
適用	●障害のない（要介護でない）高齢者	●障害の有無にかかわらず高齢者全般
評価方法	●Fried らの CHS 基準（5項目）⇒生物学的（身体的）指標が中心	●Frailty Index（30項目〜，範囲：0〜1）⇒障害・疾患・臨床評価を含み包括的
変数の型	●カテゴリ変数（健常，プレフレイル，フレイル）	●連続変数（カテゴリ化することもある）
イメージ	表出される徴候を→とらえる（歩行速度などで評価可能）　フレイルの本態	ADL障害／体重減少／うつ状態／糖尿病　集積をカウント

(Fried LP, et al.：J Gerontol A Biol Sci Med Sci 2001；56〈3〉：M146-56[3]，Mitnitski AB, et al.：Scientific World Journal 2001；1：323-36[4] をもとに作成)

　表現型モデルは，ミトコンドリア機能障害など加齢に伴う細胞レベルの劣化によって，代謝系や循環器系など複数の系にわたって生理機能が低下した結果，目に見える症状として筋力低下や体重減少などが生じると考えるもので，主に身体的側面からフレイルの有無を評価する．また，フレイルを健常と障害（要介護）の中間としてとらえている．このため，フレイルは介護予防の取り組みの主要なターゲットと認識され，健康寿命の延伸を大目標として掲げる日本の政策にも適合する．

　一方，障害蓄積モデルでは，フレイルは疾患や ADL 障害などの積み重ねにより生じるものと考える．ADL や精神・心理的側面を含む包括的な評価項目から，フレイルの集積度を Frailty Index として数値化するものである．フレイルと明らかな障害（要介護）を区別する表現型モデルと異なり，障害蓄積モデルでは，すでに障害状態にあるものを含めて評価の対象とする．

　2 つのモデルは評価目的が異なるため，相補的な関係にある．

(3) ロコモティブシンドローム（ロコモ，または運動器症候群）

　日本整形外科学会が提唱した概念であり，運動器の障害のために移動機能の低下をきたした状態をさす．運動機能や移動能力に特化しており，全身状態や精神・心理的・社会的問題も反映するフレイルより，限局的な概念となっている．

2) 歴史的経緯

　フレイルの概念は大きく変遷してきており，1980 年代以前はさまざまな疾患を抱え，心身の障害を有する状態，文字通り「虚弱」というとらえ方が主流であった．1990 年代以降，フレイルを可逆性のある pre-disability stage としてとらえ，介入による恩恵を受けることが可能な状態と定義する流れが生まれた．その後，2001 年に Fried らが提唱した定義[3]が表現型モデルとして広く使用されるようになり，2014 年に提唱された日本老年医学会のフレイルも基本的にこの流れに従っている．frailty の日本語訳として，「虚弱」「老衰」「衰弱」などは「不可逆的に老い衰えた状態」を連想させるため，しかるべき介入によって回復可能であること，多面的要素を含むことを表現するために「フレイル」という用語が新たに提案された．2020 年からは，後期高齢者を対象にフレイル健診が開始され，社会的な注目度も高まっている．

　一方，2006 年に「運動器不安定症」の定義，および診断基準が公表され改訂を経て「高齢化にともなって運動機能低下をきたす運動器疾患により，バランス能力および移動歩行能力の低下が生じ，閉じこもり，転倒リスクが高まった状態」[5]とされている．2007 年に提唱されたロコモは，運動器不安定症よりも広い概念で，要介護リスクの高い状態までを含み，一般の人々への啓発活動が行われている[6]．さらに 2022 年には日本医学会連合から，日本理学療法士協会を含む 80 の関連学会・団体による領域横断的な「フレイル・ロコモ克服のための医学会宣言」[7]が発表されており，健康寿命の延伸に向けたフレイル・ロコモ対策の機運はますます高まっている．

3) 健康アウトカム

　フレイルは，表現型モデルと障害蓄積モデルのいずれの評価においても，入院，障害，死亡のような健康アウトカムとの関連が報告されている．このため，重大な機能低下に至る前に，フレイルの進行を予防するための介入戦略が，臨床および公衆衛生政策において重要視される．フレイル状態から回復した高齢者では，フレイル状態のままであった者より転倒や死亡のリスクが低いことなどから，予防のみでなくフレイル状態の改善に向けた介入にも臨床的意義があると考えられる．前段階であるプレフレイルについても，地域在住高齢者の約半分が該当し，要介護・死亡や認知症のようなアウトカムに対してフレイルに匹敵する集団寄与危険割合を示すことが報告されている．近年，フレイル状態にある高齢者へのハイリスク戦略だけでなく，対象をフレ

LECTURE
2

ADL (activities of daily living；日常生活活動)

ロコモティブシンドローム
(locomotive syndrome)

運動器不安定症
(Musculoskeletal Ambulation Disability Symptom Complex)

MEMO
健常より予備能力が低下しているが，フレイルには至らない状態を，「プレフレイル」とよぶ．フレイル，プレフレイルのいずれにも該当しない健常な状態を「ロバスト (robust)」と表現する場合もある．

MEMO
集団寄与危険割合
集団全体のアウトカム発生のうち，その要因を取り除くことで予防できる割合．

ここがポイント！
個人への影響（アウトカムの発生しやすさ）は，プレフレイルよりフレイルで大きいが，地域在住高齢者における有病割合はフレイル（おおむね 1 割以下）よりプレフレイル（約 5 割）ではるかに大きい．このため，集団全体での影響の大きさ（集団寄与危険割合）はプレフレイルがフレイルに匹敵することがある．

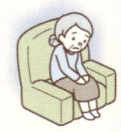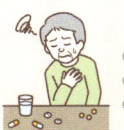

社会背景因子
- 加齢
- 女性
- 低い教育歴
- 低い社会経済状況
- 独居
- 孤独

疾病関連因子
- 多疾患併存
- 低栄養
- 認知機能低下
- ポリファーマシー
- うつ

生活習慣因子
- 低い身体活動
- 蛋白質の摂取不足
- 喫煙
- 飲酒

生物学的因子
- 炎症（サイトカイン・CRPの上昇）
- 内分泌因子（アンドロゲン・IGF-1欠乏）
- 微量栄養素（カロテノイド，ビタミンB₆・D・E欠乏）

図2 フレイルの発生または進行にかかわる危険因子
（Hoogendijk EO, et al.：Lancet 2019；394〈10206〉：1365-75[2]）をもとに作成）
CRP：C反応性蛋白（C-reactive protein），IGF-1：インスリン様成長因子1（insulin-like growth factor I）

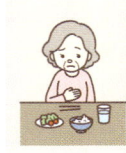

イルに限定しない地域づくりによるポピュレーション戦略が重視されている．

ロコモは，フレイルと同様に要介護リスクの高い状態であるが，より人生の早い時期から現れるとされる．ロコモの進行により，身体機能の低下やその自覚症状が顕著になった状態を身体的フレイルとするとらえ方もある．

4）関連要因

フレイルの発生および進行の危険因子は幅広く，加齢や低い社会経済状況（貧困など）を含む社会背景因子，生活習慣病やポリファーマシーを含む疾病関連因子，低い身体活動，蛋白質の摂取不足のような生活習慣因子，炎症などの生物学的因子が報告されている（**図2**）[2]．身体活動は特にかかわりが強く，筋力や心機能，内分泌系（糖代謝），炎症などのフレイルにかかわるその他の要因の改善または維持にも寄与することから，フレイルの発生・進行を予防するための中核的な手段と考えられる．個人レベルの要因とは別に，近隣環境などの地域レベルの要因が個人のフレイルに関係することも明らかになっている．例えば，住んでいる地域において住民の社会参加が活発であるほど，そこに住む個人は（本人の参加状況によらず）フレイルになりにくいとされる．これには，健康情報が普及しやすいなど周囲から得られる恩恵や住民間のサポートが関与していることが予想される．個人を取り巻く環境要因について評価・考慮することも，フレイル対策の重要な視点となっている[8]．

ロコモの背景には，運動器疾患や加齢による運動器の機能不全，痛み，可動域制限が存在し，移動能力の低下を惹起する．ロコモに関連する主要な運動器疾患として，①易骨折性や円背を伴う骨粗鬆症，②関節軟骨の変性・摩耗による変形性関節症，③脊髄・馬尾神経などの神経障害をきたす脊柱管狭窄症がある．

2. フレイルの評価方法

1）Fried らのCHS 基準 [3]

（1）具体的な方法

Fried らが表現型モデルに基づいて，身体的要因を中心に開発した評価方法であり，国内外で広く用いられている．Cardiovascular Health Study で最初に用いられたことから「CHS 基準」とよばれている．CHS 基準には，フレイルによって顕在化してくる徴候として，①体重減少，②筋力低下，③疲労感，④歩行速度低下，⑤身体活動低下がある．この5項目のうち，3項目以上該当でフレイル，1～2項目該当でプレフレイル，該当項目がないものを健常（ロバスト）と判定する．また，Fried らはこ

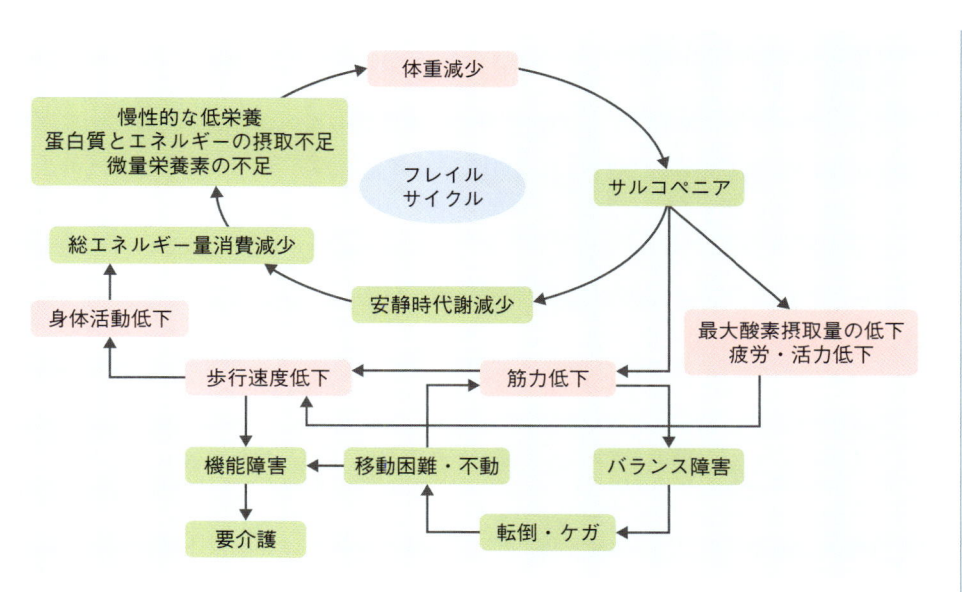

図3　フレイルサイクル
（Xue QL, et al. : J Gerontol A Biol Sci Med Sci 2008 : 63〈9〉: 984-90[9]より）

表2　2020年改定 日本版 CHS 基準（J-CHS 基準）

項目	評価基準
体重減少	6か月で，2kg以上の（意図しない）体重減少（基本チェックリスト #11）
筋力低下	握力：男性<28kg，女性<18kg
疲労感	（ここ2週間）わけもなく疲れたような感じがする（基本チェックリスト #25）
歩行速度	通常歩行速度<1.0m/秒
身体活動	①軽い運動・体操をしていますか？ ②定期的な運動・スポーツをしていますか？ 上記の2つのいずれも「週に1回もしていない」と回答

［判定基準］
3項目以上に該当：フレイル，1〜2項目に該当：プレフレイル，該当なし：ロバスト（健常）
（Satake S, et al. : Geriatr Gerontol Int 2020 : 20〈10〉: 992-3[10]より）

れらの要素の関連を「フレイルサイクル」として提示している．慢性的な低栄養状態によって生じる骨格筋量の減少（サルコペニア）が，疲労感や身体機能低下，身体活動低下を引き起こし，それがまた食事量や筋量の減少を助長する，という悪循環がフレイルの発生・進行に作用するとした（**図3**）[9]．

　各項目の該当を判断する基準については，2020年に国立長寿医療研究センターが「改定日本版 CHS 基準（J-CHS 基準）」を公表している（**表2**）[10]．体重減少，疲労感，身体活動低下については，問診（または自己記入式）で評価する．歩行速度と筋力（握力）については，歩行路を確保するためのスペース，握力計などの器具，測定に関する知識・スキルが必要となる．

（2）対象者の範囲

　表現型モデルを前提とするため，基本的には障害のない（要介護状態でない）高齢者が対象となる．なお地域在住高齢者では，CHS 基準に基づくフレイルは10%程度かそれ以下，プレフレイルは50%程度とされている．

（3）注意点（禁忌）

　握力の測定では，最大努力で筋力を発揮させるため，運動禁忌についての確認や，バイタルサインのチェックによるリスク管理を行うことが望ましい（例：収縮期血圧が180mmHg 以上，拡張期血圧が100mmHg 以上の場合は中止する）．

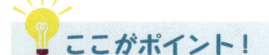

フレイルサイクル (frailty cycle)

LECTURE 2

> 💡 **ここがポイント！**
> CHS 基準は身体的なフレイルの評価方法であり，精神・心理的フレイルや社会的フレイルを評価したい場合には，異なる尺度を組み合わせる必要がある．

サルコペニア (sarcopenia)
▶ Lecture 3 参照.

> 💡 **ここがポイント！**
> 心疾患や高血圧を有する対象者の場合，息をこらえて測定するのを防ぐため，「フーっと息を吐きながら，握ってください」などのように教示する．

基本チェックリスト（質問紙）
▶ Lecture 7・図 5 参照.

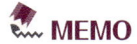

LECTURE 2

📖 調べてみよう
ロコモの評価方法として，日本整形外科学会によるロコモ度テストがあり，①立ち上がりテスト，②2 ステップテスト，③ロコモ 25 の 3 つが含まれる．日本整形外科学会によるロコモティブシンドローム予防啓発公式サイトで，具体的な実施・判定方法やガイドムービー[12] が公開されているので，確認しておこう．

🪶 MEMO
閉じこもり
外出頻度が少なく，生活の活動空間がほぼ家の中のみへと狭小化する状態．身体的要因のみでなく，心理的・社会的要因が関与している．

📖 調べてみよう
基本チェックリストの考え方や各質問項目の趣旨について，厚生労働省の Web サイト[11] で確認しておこう．
▶ Lecture 7 参照.

2）基本チェックリスト

（1）具体的な方法

要介護状態になる危険性の高い高齢者を発見するスクリーニングツールとして厚生労働省により作成された，自己記入式質問票である．2006 年の介護保険制度改正の際に，介護予防事業（二次予防）の対象者抽出を目的として導入された．近年，質問のみで簡便にフレイルを評価できるツールとして用いられている．日常生活関連動作（5 項目），運動器の機能（5 項目），低栄養状態（2 項目），口腔機能（3 項目），閉じこもり（2 項目），認知機能（3 項目），抑うつ状態（5 項目）の 7 領域 25 項目の質問から構成される[11]．総得点は，0〜25 の範囲となり，点数が高いほど，フレイルが進行していることを示す．身体的側面が中心の CHS 基準に対して，基本チェックリストは精神・心理的・社会的側面を評価対象として含んでおり，また口腔機能の項目が含まれることもその特徴である．複合的な領域を含み，該当項目の合計をスコアとして算出する基本チェックリストの評価原理は障害蓄積モデルのコンセプトに類似していると考えられ，Frailty Index を基準にした妥当性も検証されている．基本チェックリストの総得点は地域在住高齢者における要介護・死亡をアウトカムとした予測妥当性が報告されている．また，25 点満点中，4〜7 点をプレフレイル，8 点以上をフレイルと判定し，カテゴリ変数として利用する方法も提案されている．

フレイルの評価とは異なるが，領域別に要介護の危険度を判定する方法として，全般的な生活機能低下，運動器の機能低下，低栄養状態，口腔機能低下，閉じこもり，認知機能低下，抑うつ状態の 7 つの該当基準が，厚生労働省により示されている（**表 3**）[13]．

（2）対象者の範囲

要介護状態のハイリスク者を特定するために開発された尺度であるため，基本的には要介護状態ではない高齢者が対象となる．

（3）注意点（禁忌）

特に禁忌はない．自己記入式であり，回答者の主観に基づいて回答を得る．基本チェックリストでは，加点される選択肢を「1」，もう一方を「0」として示しているが，実際に評価に用いる際には，回答者の選択を誘導することがないよう，「1. はい・2. いいえ」などのように全項目に共通した表記とする．

各質問項目の趣旨および補足事項について，厚生労働省が Web 公開している[11]．例えば，項目 1 に関して，バスや電車のないところでは，それに準じた公共交通機関に置き換えること，1 人で自家用車を運転して外出している場合も「はい」に含まれること，などが記載されている．

表 3　基本チェックリストの各領域の該当基準

	領域	該当基準
1	全般的機能	項目 1〜20 のうち 10 項目以上に該当する者
2	運動器の機能低下	項目 6〜10 のうち 3 項目以上に該当する者
3	低栄養状態	項目 11，12 のうち 2 項目すべてに該当する者
4	口腔機能低下	項目 13〜15 のうち 2 項目以上に該当する者
5	閉じこもり	項目 16 に該当する者（17 にも該当する場合は特に注意）
6	認知機能低下	項目 18〜20 のうち 1 項目以上に該当する者
7	抑うつ状態	項目 21〜25 のうち 2 項目以上に該当する者

(Watanabe R, et al. : Geriatr Gerontol Int 2022 ; 22〈8〉: 667-74[13] をもとに作成)

3. 予防方法（一次予防）

1）運動・身体活動による予防

　運動や身体活動は，フレイル予防の中核的な手段である．運動の種類に関して，フレイル予防に何が最も有効であるかは現状では明らかでないが，レジスタンストレーニングを中心に，有酸素性運動やバランス運動を取り入れた複合的な内容が用いられることが多い．運動・身体活動の量，頻度，強度に関しては，WHO が公表している「WHO guidelines on physical activity and sedentary behaviour（2020）」[14]（以下，WHO ガイドライン）の中で示された，高齢者向けの推奨量が目安となる（**図 4**）[14]．このWHO ガイドラインの概要としては，①前提として週に一定時間以上の有酸素性の身体活動をすること，②週 2 日以上の筋力強化のための活動（レジスタンストレーニング）をすること，③週 3 日以上マルチコンポーネント（複合的）身体活動をすること，④座っている時間をできるだけ減らすことがある．マルチコンポーネント身体活動は，筋力・バランス・有酸素性能力など複数の体力要素を高めることができるものをさし，成人向けの推奨には含まれないが，転倒予防などを目的にすべての高齢者に推奨される．一方，これらの推奨は，個人の身体機能・体力や背景因子を踏まえて活動レベルを調整し，柔軟な運動処方や目標設定を行うことが求められる．また，健康上の理由で，推奨される身体活動を実施できない場合でも，身体機能・体力の許す範囲でできる限り活動量を増やすことが望ましい．

　フレイルの「予防」に対する身体活動の効果を検証した研究はまだ少ないが，WHOガイドライン作成のための資料として，系統的レビューが実施された[16]．4 件のランダム化比較試験を統合して分析を行った結果，レジスタンストレーニングや有酸素性運動など複合的な運動プログラムがフレイル予防に有効であると認められた（エビデンスの確実性：中等度）．ただし，研究間で結果が必ずしも一致しないこと，長期的な効果が不明であることなどから，さらなる検証が望まれる．

2）日常生活での予防

　加齢変化に伴って生じるフレイルの予防には，身体活動が継続的に行われているかどうかが関与する．このため，リハビリテーション専門職が直接かかわる時間の中

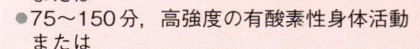
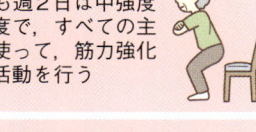
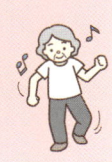
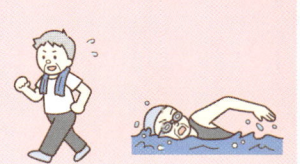
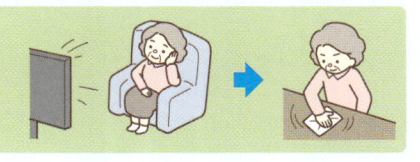

身体活動

少なくとも週あたり
● 150〜300 分，中強度の有酸素性身体活動または
● 75〜150 分，高強度の有酸素性身体活動または
● 中強度と高強度の組み合わせで同等の活動を行う

少なくとも週 2 日は中強度以上の強度で，すべての主要筋群を使って，筋力強化のための活動を行う

少なくとも週 3 日は中強度以上の強度で，機能的バランスや筋力強化のためのマルチコンポーネント（複合的）身体活動を行う（転倒・骨折予防や身体機能向上の目的）

座位行動

座りっぱなしの時間を減らす
どんな強度でもいいので（低強度を含む），身体活動に置き換える

図 4　WHO ガイドライン（2020 年）の概要
（WHO：WHO guidelines on physical activity and sedentary behaviour. 2020[14] をもとに作成）

で，運動プログラムを処方・実践することだけでなく，それよりはるかに長い日常生活の中で身体活動をいかに維持するかという視点が不可欠である．身体活動は，安静にしている状態よりも多くのエネルギーを消費するすべての動作であり，日常生活における労働，家事，通勤・通学などを含む「生活活動」と，体力の維持・向上を目的とし，計画的・継続的に実施される「運動」が含まれる．スポーツなどのいわゆる「運動」のみでなく，移動や家事を含めた「生活活動」を促進することは健康維持・増進に広く寄与する．これは国際的な共通認識であり，WHO ガイドラインでも "EVERY MOVE COUNTS"（ちょっとした身体活動にも意味がある）というメッセージで強調されている．個人の意欲や時間的な制約から運動としての身体活動が十分確保できない場合であっても，外出や趣味活動，家事動作などを通じて，身体活動を少しでも増やす・続けることが有益かつ実用的である．

　日本における政策レベルの介護予防・フレイル対策として，機能回復訓練などによる個人への介入のみでなく，高齢者が社会参加し，役割や生きがいをもって生活できる地域の実現を目指した，高齢者を取り巻く環境へのアプローチが重要視されている．その代表的な例が，近隣の公民館や集会所などで，地域住民が定期的に集い，体操や趣味活動などに主体的に取り組む，"通いの場"の創出である．通いの場の定義は確立されていないが，厚生労働省が介護予防事業の実施状況調査の対象として含める条件を**表 4**[17]に示す．厚生労働省[17]によると，月 1 回以上の活動実績がある"通いの場"は，2022 年（令和 4 年）度には全国で 14 万 5,641 か所であり，高齢者人口の 6.2%

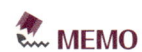

表 4　介護予防に資する住民主体の『通いの場』

①体操や趣味活動等を行い，介護予防に資すると市町村が判断する通いの場であること
②住民が主体的に取り組んでいること（運営主体は，住民に限らない）
③通いの場の運営について，市町村が財政的支援（地域支援事業の一般介護予防事業，地域支援事業の任意事業，市町村の独自事業等）を行っているものに限らない
※月 1 回以上の活動実績があること

（厚生労働省：令和 4 年度 介護予防・日常生活支援総合事業〈地域支援事業〉の実施状況〈令和 4 年度実施分〉に関する調査結果[17]）

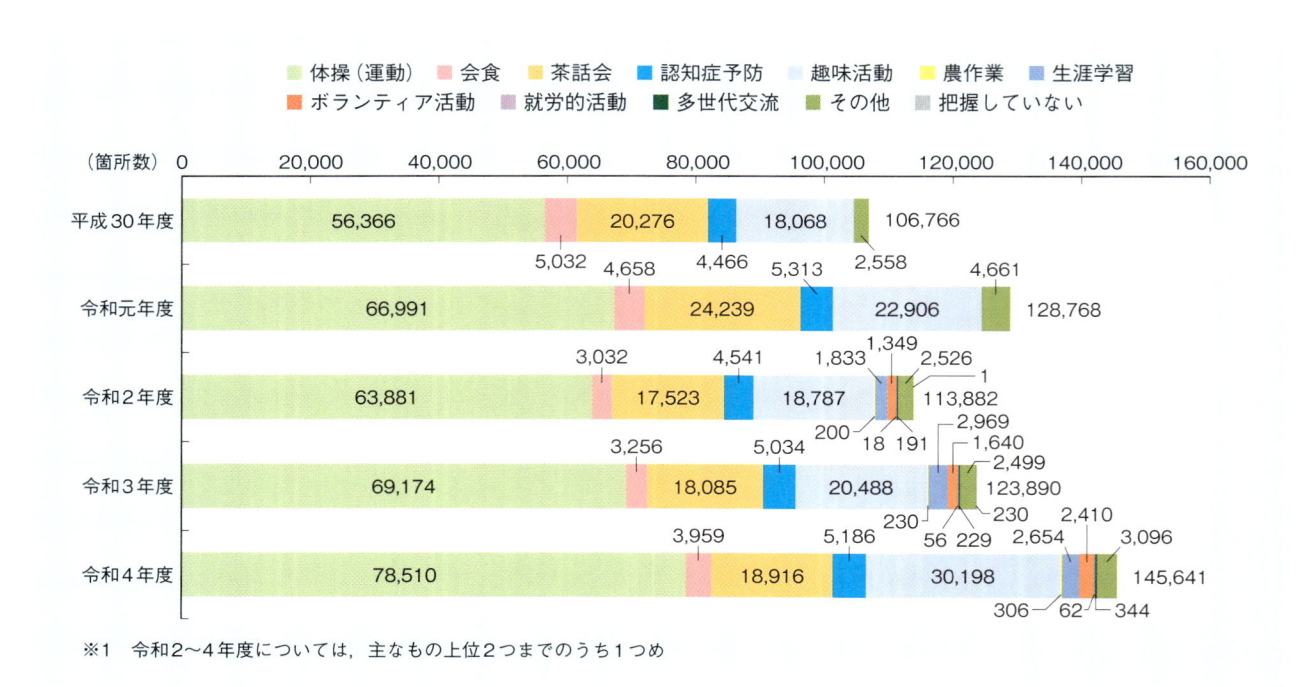

※1　令和 2 ～ 4 年度については，主なもの上位 2 つまでのうち 1 つめ

図 5　主な活動内容別の通いの場の箇所数

（厚生労働省：令和 4 年度 介護予防・日常生活支援総合事業〈地域支援事業〉の実施状況〈令和 4 年度実施分〉に関する調査結果[17]）

LECTURE
2

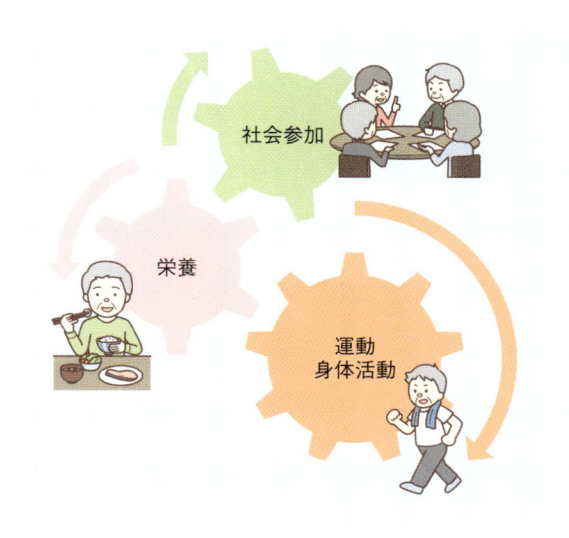

図6　フレイル予防の3本柱

（約223万人）が参加していたとされている．"通いの場"への継続的な参加により，身体活動や社会的交流の促進によるフレイル予防効果が期待できる．具体的な取り組みの内容としては，高知市の「いきいき百歳体操」に代表される体操（運動）が最も多いが，茶話会や趣味活動を含めて，複合的な内容となっている（**図5**）[17]．

　総合事業に設けられた「地域リハビリテーション活動支援事業」においては，リハビリテーション専門職等に，通いの場への定期的な関与が期待されている．これらの取り組みの効果・継続性向上に向けた，リハビリテーション専門職のかかわり方として，集団への介入（運動方法の指導や健康教育），評価（体力測定や後期高齢者質問票の活用），ハイリスク者への個別対応（保健師と相談したうえで必要に応じて地域包括支援センターなどにつなぐ）などがある．このような現場でのかかわりだけでなく，住民サポーターの養成，プログラムそのものや体操DVDのような教材作製への協力・助言など，事業をサポートするためのさまざまな役割が期待される．一方，通いの場は住民の主体的な取り組みであることが前提にあるため，専門職が主導することで自主性を奪ってしまうことがないよう，あくまで裏方としてのかかわり方を意識する必要がある．

3) その他

　フレイル予防の3本柱は，運動（身体活動）・栄養・社会参加である（**図6**）．これらは相互に関連しており，切り離して考えることはできない．栄養状態が不良であると，運動を実施しても筋力向上などの効果が得られにくい．また，通いの場のような地域のグループ活動へ参加することで，その活動目的が運動でない場合であっても，外出などにより身体活動を維持しやすい．友人との会食なども社会参加の一部であり，食事の楽しみが増すことで，低栄養状態の予防につながるという恩恵もある．このため，リハビリテーション専門職も，運動（身体活動）に限らず，食習慣や地域とのかかわりなど，対象者の生活状況を包括的にとらえて介入を検討することが重要である．

調べてみよう

総合事業（介護予防・日常生活支援総合事業）では，高齢者本人への取り組みだけではなく，地域づくりなどの高齢者本人を取り巻く環境へのアプローチができるように介護予防事業が見直された．地域づくりの戦略や具体的な事例について，厚生労働省のWebサイト[18]で確認してみよう．

MEMO

後期高齢者質問票
特定健康診査の「標準的な質問票」に代わるものとして，後期高齢者に対する健康診査において，高齢者の特性を踏まえた健康状態を総合的に把握するために，厚生労働省が作成した15項目の質問票である．

ここがポイント！

通いの場の支援においては，理学療法士が前に出すぎず，参加者の主体性や自主性を尊重する姿勢を意識しよう．

■引用文献

1) Clegg A, Young J, et al.：Frailty in elderly people. Lancet 2013；381（9868）：752-62.
2) Hoogendijk EO, Afilalo J, et al.：Frailty：implications for clinical practice and public health. Lancet 2019；394（10206）：1365-75.

3) Fried LP, Tangen CM, et al.：Frailty in older adults：evidence for a phenotype. J Gerontol A Biol Sci Med Sci 2001；56（3）：M146-56.

4) Mitnitski AB, Mogilner AJ, Rockwood K：Accumulation of deficits as a proxy measure of aging. Scientific World Journal 2001；1：323-36.

5) 日本整形外科学会：運動器不安定症とは.
https：//www.joa.or.jp/public/locomo/mads.html

6) 日本臨床整形外科学会：ロコモ.
https：//jcoa.gr.jp/%e3%83%ad%e3%82%b3%e3%83%a2/

7) 日本医学会連合：フレイル・ロコモ克服のための医学会宣言. 2022 年 4 月 1 日.
https：//www.jmsf.or.jp/uploads/media/2022/04/20220401211609.pdf

8) Uemura K, Kamitani T, et al.：Frailty and Environmental Attributes in Older Adults：Insight from an Ecological Model. Phys Ther Res 2023；26（3）：71-7.

9) Xue QL, Bandeen-Roche K, et al.：Initial manifestations of frailty criteria and the development of frailty phenotype in the Women's Health and Aging Study II. J Gerontol A Biol Sci Med Sci 2008；63（9）：984-90.

10) Satake S, Arai H：The revised Japanese version of the Cardiovascular Health Study criteria （revised J-CHS criteria）. Geriatr Gerontol Int 2020；20（10）：992-3.

11) 厚生労働省老健局老人保健課：11 基本チェックリストの考え方について.
https：//www.mhlw.go.jp/topics/2007/03/dl/tp0313-1a-11.pdf

12) ロコモ ONLINE：ロコモかどうか Check しよう.
https：//locomo-joa.jp/check

13) Watanabe R, Tsuji T, et al.：Predictive validity of the modified Kihon Checklist for the incidence of functional disability among older people：A 3-year cohort study from the JAGES. Geriatr Gerontol Int 2022；22（8）：667-74.

14) WHO：WHO guidelines on physical activity and sedentary behaviour. 2020.
https：//www.who.int/publications/i/item/9789240015128

15) 日本運動疫学会，医薬基盤・健康・栄養研究所，東京医科大学：要約版 WHO 身体活動・座位行動ガイドライン（日本語版）.
http：//jaee.umin.jp/doc/WHO2020JPN.pdf

16) Oliveira JS, Pinheiro MB, et al.：Evidence on Physical Activity and the Prevention of Frailty and Sarcopenia Among Older People：A Systematic Review to Inform the World Health Organization Physical Activity Guidelines. J Phys Act Health 2020；17（12）：1247-58.

17) 厚生労働省：令和 4 年度 介護予防・日常生活支援総合事業（地域支援事業）の実施状況（令和 4 年度実施分）に関する調査結果.
https：//www.mhlw.go.jp/content/12300000/001214325.pdf

18) 厚生労働省老健局振興課：介護予防・日常生活支援総合事業の基本的な考え方.
https：//www.mhlw.go.jp/file/06-Seisakujouhou-12300000-Roukenkyoku/0000192996.pdf

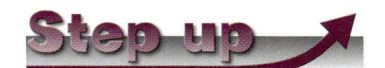

1. ポリファーマシーとは

　近年，新薬の開発が進み治療方法が複雑化する中で，多剤併用となっているケースが重要な課題として指摘されている．日本では75歳以上の高齢者において，約31%が6剤以上の薬剤を処方されている[1]．多剤併用は「ポリファーマシー（polypharmacy）」とよばれる．特に，高齢者では腎機能をはじめとした種々の薬物代謝機構の衰えから，薬物の体内動態が変化し，有害事象が発現しやすい状態となる．ここでは，高齢者におけるポリファーマシーの概要と影響について解説する．

　ポリファーマシーの定義は明確になっていないが，海外のポリファーマシーに関する研究では，一般的に5剤以上の薬剤を服用している場合をさすことが多い．一方，日本では6剤以上の併用で高齢者の転倒割合が増えたことから，6剤以上をポリファーマシーと定義することが多い（図1）[2]．

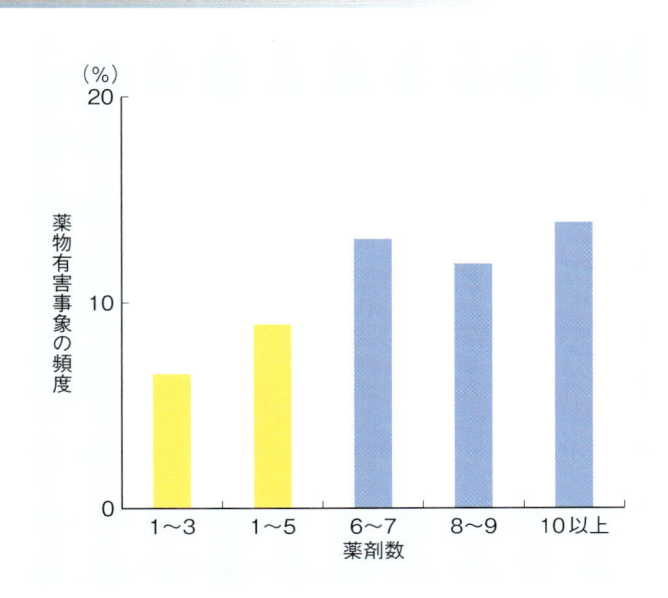

図1　薬剤数と薬物有害事象との関連
（Kojima T, et al.：Geriatr Gerontol Int 2012；12〈3〉：425-30[2] をもとに作成）

　近年の研究では，向精神薬などの特定の薬剤や，内服期間などもポリファーマシーの定義として考慮される場合があるが，総合的に考えると「その患者にとって不要な薬剤を多数併用している状態」をポリファーマシーとみなすことが適切であるとされている[3]．

2. ポリファーマシーの要因

　ポリファーマシーは患者側と医療者側の要因が複雑に関係して引き起こされ，主に4つの要因に分けられる．
- **多数医療機関の受診**[4]：整形外科はAクリニック，循環器はB病院，といったように多数の医療機関を受診している場合，他院でどのような処方が出ているか確認されず，同種薬が複数処方されてしまう状態．
- **処方カスケード**[4]：A病院の処方薬で生じた体調不良を薬物の有害事象と気づかずにB病院を受診し，有害事象に対する処方薬が追加される．追加された薬剤の有害事象が発現し，さらにC病院を受診する，といった悪循環に陥る状態．
- **処方継続の繰り返し**：軽微な体調不良の訴えで一時的に処方された薬剤が，その後の経過で中止を検討されないまま継続処方となっている状態．
- **高齢化と慢性疾患の増加**：高齢化に伴い，生活習慣病をはじめとする慢性疾患の有病率が増加する結果として，処方薬剤の数も増加する状態．

3. ポリファーマシーによる影響

　ポリファーマシーによる影響は数々の研究で報告されている[5]．例えば，併用薬剤数が多いほど死亡率，入院率が上昇することが示されている．また，向精神薬や抗コリン薬は認知機能低下を引き起こすとされており，ポリファーマシーの状態ではそれらを複合的に服用することで，リスクがより上昇することが報告されている．加えて，虚弱の高齢者ほどポリファーマシーの割合が多く，プレフレイルやフレイルとの関連性が指摘されている．

　ポリファーマシーになることで薬剤の管理ができずにアドヒアランス不良となる場合がある．図2は慢性閉塞性肺疾患（chronic obstructive pulmonary disease：COPD）の薬物療法で内服・吸入・貼付薬が処方されていたが，服薬管理ができず体調が悪化し入院となった症例のものである．

　一方，がん治療の副作用を緩和するための支持療法や，血栓塞栓症急性期の抗血栓薬併用療法など，多剤併用が

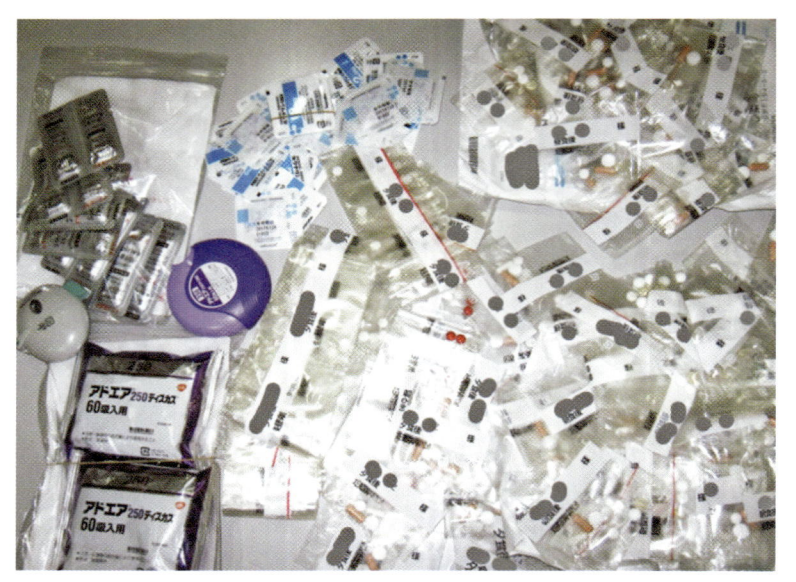

図2　COPD患者が入院時に持参した半年分以上の残薬

表1　処方適正化のための生活指導

規則正しい食生活
●朝，きちんと起床して，きちんと朝食をとる
●1日3食，食べる
●食べないと薬も飲まない人がいることに注意

排泄機能の維持
●就寝前の過剰な飲水を避ける
●軽い運動は便秘，夜間頻尿に有効

適切な睡眠習慣
●夜ふかし，早寝の防止
●目が覚めたら離床する

（日本老年薬学会編：ポリファーマシー見直しのための医師・薬剤師連携ガイド．南山堂；2018．p.4-6[7]）をもとに作成）

適切な場合も存在する．個々の患者の症状に合わせて総合的に評価していくことが重要である．

4. ポリファーマシー対策として医療従事者にできること

ポリファーマシーを減らしていくためには，ポリファーマシーの状態に気づき，適切に薬の整理を行うことが大切である．病院への入退院，施設入所など生活環境が変わる場面では薬剤の見直しを行いやすい．また，大量の残薬を見つけた場合や，転倒回数の増加，認知機能の低下，誤嚥の増加など，家族や医療者が患者の様子に違和感を覚えた場合は，薬の影響を考える必要がある．

ポリファーマシーが問題となった場合は，かかりつけの医師や薬剤師と情報共有を行い，処方薬の検討を行う．高齢者への投与に注意が必要な薬については，「高齢者の安全な薬物療法ガイドライン2015」（日本老年医学会）[6]などの指標も示されている．ガイドラインや研究報告をもとに，薬剤の適応症，有効性，相互作用を総合的に評価し，処方薬剤の優先順位をつけて整理していく必要がある．

生活習慣の見直し（表1）[7]も重要なポリファーマシー対策である．高齢者に多い不眠や排便障害は，生活習慣を整えることで改善する場合があり，規則正しい生活を継続することで，不要な薬剤の処方を減らすことができる[7]．そのためには，多職種で情報共有を行い，それぞれの立場から患者指導を行うことが重要である．

■引用文献

1) 厚生労働省：令和4年社会医療診療別統計の概況．
　https://www.mhlw.go.jp/toukei/saikin/hw/sinryo/tyosa22/
2) Kojima T, Akishita M, et al.：Polypharmacy as a risk for fall occurrence in geriatric outpatients. Geriatr Gerontol Int 2012；12（3）：425-30.
3) Masnoon N, Shakib S, et al.：What is polypharmacy? A systematic review of definitions. BMC Geriatr 2017；17（1）：230.
4) 厚生労働省：高齢者の医薬品適正使用の指針（総論編）．2018年5月．
　https://www.mhlw.go.jp/content/11121000/kourei-tekisei_web.pdf
5) Pazan F, Wehling M：Polypharmacy in older adults：a narrative review of definitions, epidemiology and consequences. Eur Geriatr Med 2021；12（3）：443-52.
6) 日本老年医学会　日本医療研究開発機構研究費・高齢者の薬物治療の安全性に関する研究研究班編：高齢者の安全な薬物療法ガイドライン2015．メジカルビュー社；2015.
7) 日本老年薬学会編：ポリファーマシー見直しのための医師・薬剤師連携ガイド．南山堂；2018．p.4-6.

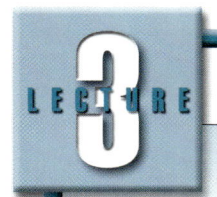

高齢者の特徴（2）
サルコペニア

到達目標

- サルコペニアという用語の歴史的経緯を理解する．
- アジアとヨーロッパの研究グループが提唱しているサルコペニアの定義を説明できる．
- サルコペニアの関連要因について理解する．
- 筋量と筋質の測定法についてそれぞれ説明できる．

この講義を理解するために

「サルコペニア」とは，1989 年にギリシャ語から造成された専門用語で，もともとは骨格筋量の減少を表す言葉として定義されました．しかし，世界で多くの研究が実施されるにつれ，骨格筋量の減少だけでは，健康アウトカムを予測するには不十分であることから，筋力低下または身体機能低下を伴う骨格筋量の減少を表す用語へと変遷していきました．最新のコンセンサスでは，サルコペニアは，骨格筋量・筋力・固有筋力の減少によって定義され，サルコペニアになると身体機能低下や転倒による骨折など多様なリスクが高まることにつながるというように変遷してきています．ここでは，サルコペニアの評価方法，関連要因，予防法について理解することを目的に講義を行います．

この講義を学ぶにあたり，以下の項目を学習しておきましょう．

□ 骨格筋量と筋力という 2 つの用語の違いを学習しておく．

□ 一次性サルコペニアと二次性サルコペニアの違いを学習しておく．

□ サルコペニアになると健康上どのような問題が生じるかを調べておく．

講義を終えて確認すること

□ サルコペニアの定義の歴史的な変遷についての理由を科学的に説明できる．

□ サルコペニアのスクリーニング方法を自分で実施できる．

□ サルコペニアを生体電気インピーダンス法（BIA）で測定する際の問題点を理解できた．

□ サルコペニアと各種疾患との関連について理解できた．

□ サルコペニアの筋力評価において，下肢筋力測定ではなく握力を用いる理由を説明できる．

サルコペニア（sarcopenia）

1. サルコペニアとは

1）定義と歴史的経緯

　加齢に伴う骨格筋量の減少は骨密度や脳重量の減少と同様に加齢による生理的な現象として考えられてきたが，高齢期にある一定以上に骨格筋量が減少した場合には，歩行・移動機能，栄養状態，自立性，呼吸機能などの低下と関連し，その後のアウトカムに影響を及ぼす[1]．そこで，骨格筋量の低下に着目するため，1989年にRosenbergがギリシャ語の"sarx"（「新鮮な筋肉」），"penia"（「減少・減弱」）という2つの語を組み合わせて「サルコペニア」という概念を提唱した[2]．これを契機として，加齢に伴う骨格筋量の低下と健康との関係が調べられるようになった．

　ヒトの生涯において，筋力は一般的には20〜40代でピークに到達し，その後は加齢とともに低下する．また，骨格筋量も老化に伴って低下する．しかし，骨格筋量の加齢変化について系統的レビューを行った研究では，若年成人（18〜45歳）と高齢者（65歳以上）とを比較した場合，骨格筋量は1年に女性では0.37％程度，男性でも0.47％程度しか低下しないことが明らかになっている．骨格筋量はある年齢（50〜65歳）を境にして，10年あたりの低下率が高くなる曲線的低下を示すが，65歳以上の高齢者の5〜12年の縦断研究の結果でも，その低下率は年間0.5〜1％程度である[3]．

　一方，高齢者の縦断研究では筋力は1年に女性で2.5〜3％，男性で3〜4％も減少することが明らかになっている．筋量と筋力を同時に測定した高齢者のコホート研究においては，筋力の低下は骨格筋量の低下の2〜5倍大きく，筋力の低下のほうが骨格筋量の低下よりもその後の身体機能低下や死亡に対するリスクであることが示された[3]．これらのことから，骨格筋量の低下を中心とした概念であるサルコペニアよりも，筋力の低下を中心とした概念である「ダイナペニア」のほうがより重要とする考え方も生まれ議論されてきた[4]．

ダイナペニア（dynapenia）

表1　サルコペニアの定義における各研究グループの骨格筋量，筋力，身体機能の扱い

研究グループ（文献）	骨格筋量減少	筋力低下	身体機能低下
AWGS2019[a]	必須	いずれか（両方低下の場合に重症サルコペニア）	
EWGSOP2[b]	確定診断のため必須	必須	追加項目（重症度判定に活用）
AWGS[c]	必須	いずれか（測定は握力，歩行速度の両方）	
EWGSOP[d]	必須	いずれか（測定は握力，歩行速度の両方）	
IWGS[e]	必須	採用せず	必須（歩行速度）
FNIH[f]	必須	必須（握力）	追加項目（歩行速度）
SSCWD[g]	必須	採用せず	必須（歩行速度）
ESPEN-SIG[h]	必須	採用せず	必須（歩行速度）
JSH[i]	必須	必須（握力）	採用せず
GLIS[j]	必須	必須	採用せず

グループ略称 EWGSOP：European Working Group on Sarcopenia in Older People, AWGS：Asian Working Group for Sarcopenia, IWGS：International Working Group on Sarcopenia, FNIH：Foundation for the National Institutes of Health, SSCWD：Society on Sarcopenia, Cachexia and Wasting Disorders, ESPEN-SIG：European Society for Clinical Nutrition and Metabolism-Special Interest Group, JSH：the Japan Society of Hepatology.

（サルコペニア診療ガイドライン作成委員会編：サルコペニア診療ガイドライン2017年版一部改訂．ライフサイエンス出版：2020．p.2[5]をもとに作成）
a：Chen LK, et al.：J Am Med Dir Assoc 2020；21（3）：300-7. e2[6]，b：Cruz-Jentoft AJ, et al.：Age Ageing 2019；48（1）：16-31[7]，c：Chen LK, et al.：J Am Med Dir Assoc 2014；15（2）：95-101[11]，d：Cruz-Jentoft AJ, et al.：Age Ageing 2010；39（4）：412-23[10]，e：Fielding RA, et al.：J Am Med Dir Assoc 2011；12（4）：249-56，f：McLean RR, et al.：J Gerontol S Biol Sci Med Sci 2014；69（5）：576-83，g：Morley JE, et al.：J Am Med Dir Assoc 2011；12（6）：403-9，h：Muscaritoli M, et al.：Clin Nutr 2010；29（2）：154-9，i：Nishikawa H, et al.：Hepatol Res 2016；46：951-63，j：Kirk B, et al.：Age Ageing 2024；53（3）：afae052[9]．

結果として，サルコペニアは骨格筋量の低下だけではなく，筋力，身体機能も含めて評価するべきと考えられるようになり，その後の診断基準の確立へとつながっていった．

サルコペニアは，加齢やそのほかの要因により，転倒・骨折，ADL低下，死亡などのアウトカムのリスクが高まった進行性かつ全身性の骨格筋疾患と定義される[1]．国際的には各研究グループからサルコペニア診断の操作的定義がそれぞれ提唱されており，統一されたものは今のところ存在しない．各研究グループにおけるサルコペニアの定義を**表1**[5]に，診断のためのカットオフ値を**巻末資料・表1**に掲載する．また，AWGS2019によるサルコペニア診断基準の手順を**図1**[5,6]に，EWGSOP2によるサルコペニア診断基準の手順を**図2**[7]に掲載する．なお，BIAが臨床現場で骨格筋量の評価法として最も多く利用されるが，装置や製造会社，ソフトウェアによって，出力される骨格筋量の値に大きな差異があることに注意する[8]．

2024年にサルコペニア研究の専門家を対象に行われたデルファイ調査によるコンス

ADL（activities of daily living；日常生活活動）

🔖 **MEMO**
AWGS2019
Asian Working Group for Sarcopenia（AWGS）によるサルコペニア診断基準2019年改訂版．

🔖 **MEMO**
EWGSOP2
European Working Group on Sarcopenia in Older People（EWGSOP）によるサルコペニアの定義および診断基準の2018年改訂版．

BIA（bioelectrical impedance analysis；生体電気インピーダンス法）

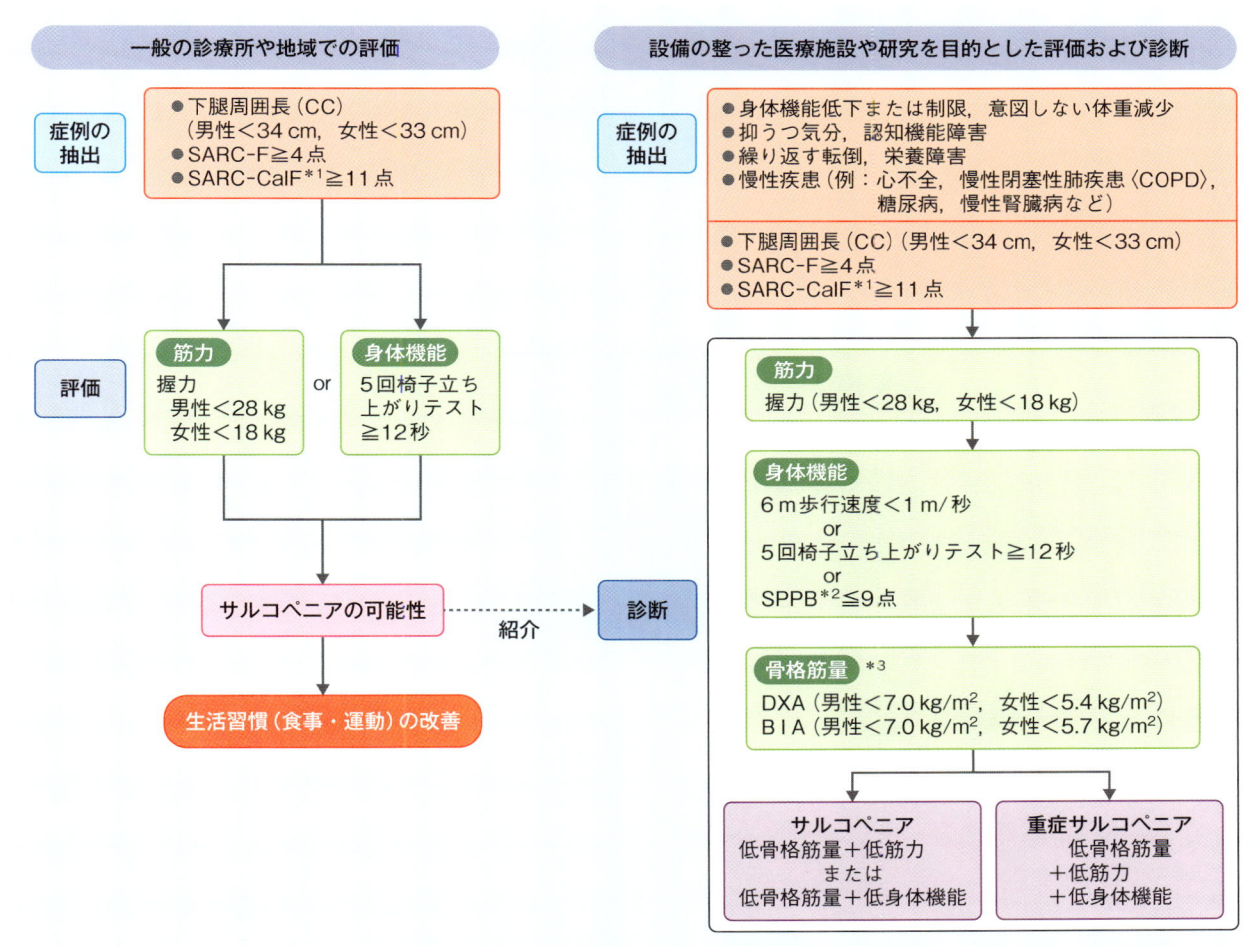

*1 SARC-CalF：CCとSARC-Fを組み合わせた指標で，CCがカットオフ値（男性：34 cm未満，女性：33 cm未満）の場合に，SARC-Fのスコアに10点を追加して評価する．
*2 SPPB（Short Physical Performance Battery）：簡易身体機能バッテリーで，測定項目はバランステスト，歩行速度，椅子立ち上がりテストの3つからなる．各テストの点数を合計し，0〜12点で評価する．0〜6点：低パフォーマンス，7〜9点：標準パフォーマンス，10〜12点：高パフォーマンス
*3 骨格筋量については，BMIで補正するFNIH（Foundation for the National Institutes of Health）基準も使用可能とする（ただしDXAのみ）．カットオフ値：男性0.789 kg/BMI未満，女性0.512 kg/BMI未満．DXA〔Dual-energy X-ray Absorptiometry〕，BIA（Bioelectrical Impedance Analysis）

Chen LK, et al. J Am Med Dir Assoc 2020：21：300-7. e2[6].
©2019 AMDA - The Society for Post-Acute and Long-Term Care Medicine. Reproduced with permission from Elsevier.

図1 AWGS2019によるサルコペニアの診断アルゴリズム
（サルコペニア診療ガイドライン作成委員会編：サルコペニア診療ガイドライン2017年版一部改訂．ライフサイエンス出版：2020．p.V[5]）

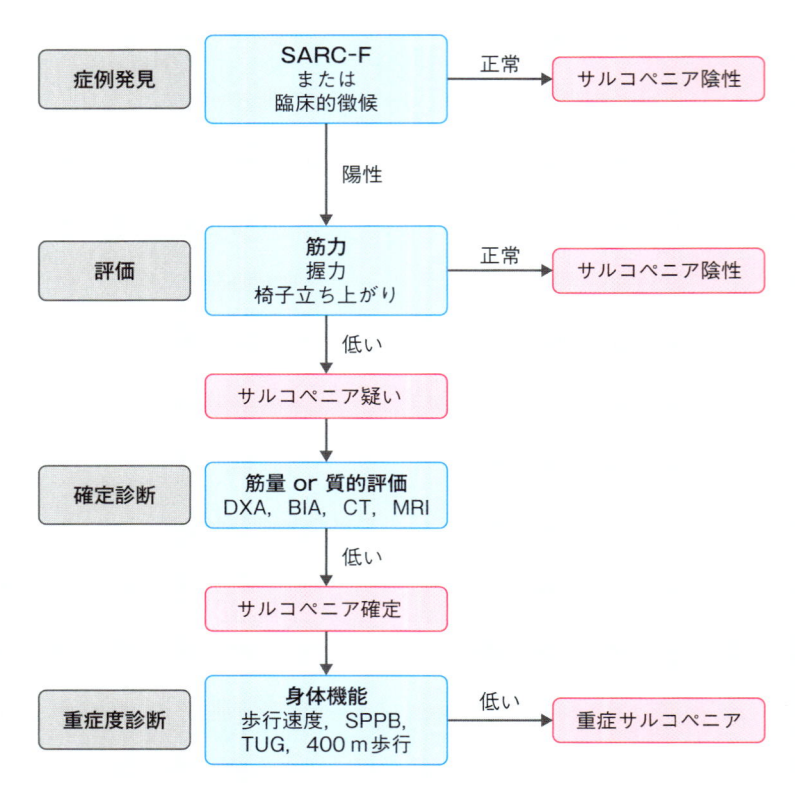

図2　EWGSOP2 のサルコペニア診断の手順
（Cruz-Jentoft AJ, et al.：Age Ageing 2019；48〈1〉：16-31[7] をもとに作成）

表2　一次性，二次性サルコペニアの違い

一次性サルコペニア	加齢性サルコペニア	加齢以外に明らかな原因がないもの
二次性サルコペニア	活動に関連するサルコペニア	寝たきり，不活発なスタイル，（生活）失調や無重力状態が原因となりうるもの
	疾患に関連するサルコペニア	重症臓器不全（心臓，肺，肝臓，腎臓，脳），炎症性疾患，悪性腫瘍や内分泌疾患に付随するもの
	栄養に関連するサルコペニア	吸収不良，消化管疾患および食欲不振を起こす薬剤使用などに伴う，摂取エネルギーおよび/またはタンパク質の摂取量不足に起因するもの

Cruz-Jentoft AJ, et al. Age Ageing 2010：39：412-23[10].
ⓒ Cruz-Jentoft AJ, et al. 2010 Published by Oxford University Press on behalf of the British Geriatrics Society.
（サルコペニア診療ガイドライン作成委員会編：サルコペニア診療ガイドライン 2017 年版一部改訂. ライフサイエンス出版；2020. p.15[5]）

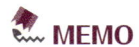 **MEMO**

サルコペニア研究の専門家集団（Global Leadership Initiative in Sarcopenia：GLIS）
サルコペニアの診断に関して，アジア，ヨーロッパや北米のグループがまとまってグローバルな基準づくりを行っている.

MEMO

GLIS による最新のサルコペニア定義
サルコペニアは重要な臨床的問題であるが，国際的な定義の統一はされていなかった. これを解決するため，2019〜2021 年にGLIS の運営委員会が結成され，関連する学術団体の代表が参加し，2022〜2023 年にかけて，国際デルファイ調査が実施された. 調査には，29か国の107名（平均年齢54歳，男性64%）が参加し，オンラインで合意度を評価した.
その結果，20 の声明に強い合意が得られた. 特に重要な点として，筋肉量・筋力・固有筋力がサルコペニアの「構成要素」として認められ，一方で身体能力の低下は「影響」であり，構成要素ではないとされた. この新たな概念的定義は，今後，臨床や研究の場で運用される定義の策定に活用される. ただし，固有筋力が構成要素であると回答したのは80.8%であり，他の合意と比べて弱いため，さらなる科学的検討が求められるかもしれない.

QOL（quality of life；生活の質）

センサスでは，骨格筋量，筋力，および固有筋力（単位骨格筋量あたりの筋力）がサルコペニアの要素であり，身体機能障害（歩行機能などの低下）は要素というよりアウトカムであるという報告が発表されている[9]. 今後，GLIS による統一されたガイドラインができる可能性がある.

　サルコペニアは，加齢以外に明らかな原因がない一次性サルコペニアと，加齢以外に明確な原因がある二次性サルコペニアに分類される（**表2**）[5, 10]. 二次性サルコペニアには，活動に関連するもの，疾患に関連するもの，栄養に関連するものがある.

2）健康アウトカム

　「サルコペニア診療ガイドライン 2017 年版一部改訂」[5]（以下，ガイドライン）に詳細が記載されている. サルコペニアは，QOL の低下，転倒やフレイルとなるリスク

が高く，骨折のリスクが高いことも報告されている．さらに，サルコペニアは，身体機能低下，歩行速度低下，入院，死亡などのリスクと関連している．この中において，転倒，身体機能低下，大腿骨近位部骨折，総死亡などのリスクはどのようなサルコペニアの定義方法でも高かったが，リスクの強さは定義によって大きく異なる．縦断研究の 50 論文のメタアナリシスによると，筋力は身体機能の低下と関連していたが，骨格筋量と身体機能との関連はみられなかった．

　循環器疾患との関連では，サルコペニア，特にサルコペニア肥満で心血管疾患による死亡が高いことが示されている．サルコペニア肥満では肥満単独，サルコペニア単独よりも脂質異常症となるリスクが高い．また，重症の末梢動脈疾患における予後要因としてサルコペニアが重要であるとの指摘がなされている．

　急性期病院入院患者を対象とした調査では，サルコペニアを有する患者では死亡リスクが高いことが報告されている．また，緊急手術を受けた超高齢者ではサルコペニアがあると死亡率が高くなっている．サルコペニアは肝硬変，肝細胞癌，および肝細胞癌肝切除術後の死亡，合併症発症を予測する因子であることが報告されている．加えて，サルコペニア肥満では心臓手術後の感染症のリスクが高いとの報告もある．

　サルコペニアはびまん性大細胞型 B 細胞リンパ腫の免疫療法後の死亡リスクが高いことの予測因子であり，乳癌および大腸直腸癌術後の死亡リスクが高いことの予測因子でもあった．サルコペニアによる固形癌の予後予測に関する 38 の論文のメタアナリシスでは，骨格筋量が多いほど生存率が高かった．膵臓癌術後の生命予後予測には腰部の筋の骨格筋量と筋内脂肪量が重要であるとの報告もある．

　透析患者での追跡調査では，筋力の低下が protein energy wasting（PEW），身体活動低下，炎症，死亡リスクと関連しており，その関連は骨格筋量の低下との関連よりも強いとされた．

3）関連要因

　ガイドライン[5]によると，生活習慣病（非消耗性疾患）においては，2 型糖尿病ではサルコペニアの有症率が高く，メタボリックシンドロームでもサルコペニア，特にサルコペニア肥満の有症率が高い．消耗性疾患におけるサルコペニア有症率を調べた研究の多くが骨格筋量減少のみを指標としているものが多く，筋力や身体機能の低下を加味したサルコペニア評価を行っているものが少ないため，健常者とその有病率の割合を直接比較することは難しいかもしれないが，後述する EWGSOP 基準によって症状の安定した COPD 患者や HIV 感染患者を調べた研究によると健常者における有症率と大きな差があるかどうかは不明である．

（1）悪性腫瘍

　悪性腫瘍患者におけるサルコペニア有症率は腰椎の L3 位での CT 横断面で骨格筋断面積を評価する方法が用いられることが多い．この方法を用いた場合の悪性腫瘍患者のサルコペニア有症率はおおむね高値を示しており，固形癌患者で骨格筋量減少を併存している場合，予後不良との関連が示唆されている．

（2）慢性腎臓病（CKD）

　保存期 CKD 患者におけるサルコペニア有症率は，病期の進行に伴い骨格筋量減少を伴う割合が増加する．一方，透析期の患者におけるサルコペニアの有症率が健常者とどの程度異なるかについては，不明な点が残っている．

（3）運動器疾患

　運動器疾患との関連において，骨粗鬆症とサルコペニアは，加齢に伴う性ホルモンの低下，蛋白同化ホルモンの低下，ビタミン D 不足，力学的負荷の減少など共通する要因が多くあることから，両者は密接に関連し，併存しやすい．両者の合併は歩行

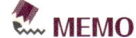
MEMO
サルコペニアと認知機能低下との関連も示唆されている．

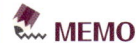
MEMO
protein energy wasting（PEW）
骨格筋や蛋白質，体脂肪が減少する低栄養状態のこと．

COPD（chronic obstructive pulmonary disease；慢性閉塞性肺疾患）

HIV（human immunodeficiency virus；ヒト免疫不全ウイルス）

CT（computed tomography；コンピュータ断層撮影）

CKD（chronic kidney disease；慢性腎臓病）

障害やバランス機能の喪失と関連する.

サルコペニアと低骨密度は関連しており，大腿骨近位部骨折者，脊椎椎体骨折者におけるサルコペニアの有症率は高率である．また，関節リウマチ，変形性関節症などの運動器障害はサルコペニアと深く関連している．

（4）神経変性疾患

神経変性疾患は，生活活動へ影響を及ぼすことからサルコペニアの有症率は高いと推測される．しかし，現在のところ，その有症率を調べて健常者と比較した研究は少ない．認知機能の低下が重度になるほど，サルコペニアの有症率が増加するが，平均年齢も高くなるため，その解釈には注意が必要である．

（5）低栄養

低栄養はサルコペニアのリスクになる．また，フレイルや脊髄損傷，不活動，活動性低下および廃用症候群では，サルコペニアを合併することが多い．加えて，外傷や手術などの侵襲は二次性サルコペニアの原因となる．

2. 評価方法

1）骨格筋量の評価法

EWGSOP では，MRI や X 線 CT をゴールドスタンダードとし，DXA を代替法として用いることを提言している[10]．EWGSOP2[7] や AWGS[6,11] では，BIA の使用も推奨している．このほかに超音波画像装置による骨格筋厚評価も用いることができる．また，人体計測法（周径囲などを計測する方法）も大規模なスクリーニング検査などでは有用な可能性があり，下腿周囲長を測定する方法や指輪っかテスト（**図3**）[12] などが提案されている．日本で用いられることは多くないものの，安定同位体（D_3-Cr）を用いた体クレアチン量，ヒューマンカウンターを用いた体カリウム量（体細胞量），

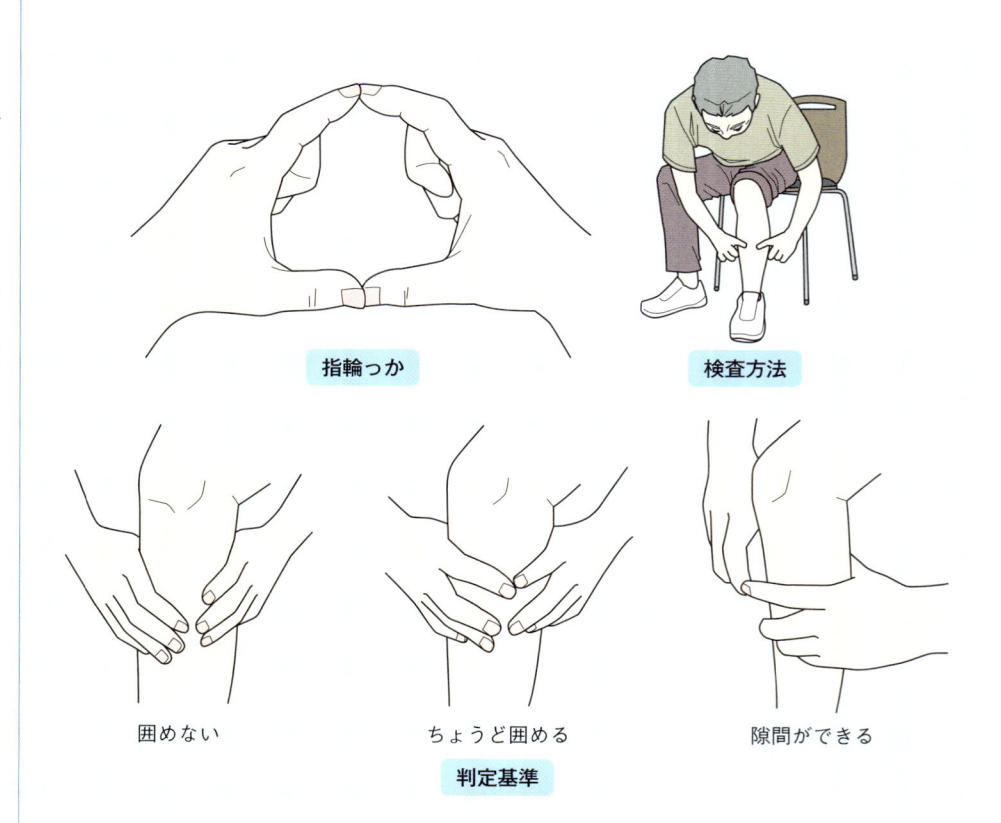

指輪っか　　　　検査方法

囲めない　　　ちょうど囲める　　　隙間ができる

判定基準

図3　指輪っかテスト
(Tanaka T, et al.：Geriatr Gerontol Int 2018；18〈2〉：224-32[12])

表3　筋量の評価（推定）法とその特性

	検査場所（可搬性）	測定時間（対象者の拘束）	解析時間	検査費用	被曝	測定速度（再現性）	測定体位	その他の特徴
MRI（全身法）	×	長い	非常に長い	高い	なし（磁場）	高い	臥位	ゴールドスタンダードだが，画像解析に時間が非常にかかる
MRI（代表画像法）	×	やや長い	やや長い	高い	なし（磁場）	高い	臥位	有効な方法だが，測定部位の選択の問題あり
CT（全身法）	×	長い	長い	高い	多い	高い	臥位	ゴールドスタンダードだが，被曝量が多く非現実的
CT（代表画像法）	×	比較的短い	比較的短い	高い	あり	高い	臥位	有効な方法だが，測定部位の選択の問題あり
DXA	×	比較的短い	短い	中間的	少しあり	高い	臥位	全身を比較的短時間で測定できるが，正確には体肢除脂肪量が算出される
BIA（単周波）	○	短い	短い	安価	なし	条件の影響うける	立位・臥位	浮腫・運動・日内変動などの影響を強く受ける
MF-BIA/BIS（多周波）	○	短い	短い	やや安価	なし	条件の影響うける	立位・臥位	臨床で有用性が高いが装置間で異なる数値が出る．算出式が不明なものがある
超音波画像法	○	比較的短い	短い	中間的	なし	検者間誤差あり	立位・臥位	比較的有用だが，検者間誤差がある
人体計測法	○	比較的短い	短い	安価	なし	低い	立位・臥位	スクリーニング手法としては，一定の有用性がある
24時間尿クレアチニン量	○	非常に長い	やや長い	やや安価	なし	不明	自由	24時間蓄尿が必要で非現実的
体細胞量（TBK，^{40}K）	×	やや長い	長い	安価	なし	不明	臥位	ヒューマンカウンターの設置場所が限定されている
細胞内液量（ICW）	○	採血または唾液2回	長い	中間的	なし	比較的高い	自由	重水素（^{2}H）と臭化ナトリウム（NaBr）を経口投与する．分析可能な施設が限られる
体蛋白量（TBPro，4成分モデル）	×	長い	長い	中間的	なし	高い	多様	DXA，重水素，水中体重（空気置換）の3つの検査が必要
重水素標識クレアチン法（D$_3$-creatine）	○	スポット尿2回	長い	流動的	なし	不明	自由	2014年に初めてヒトに応用．D$_3$-creatine を経口投与．分析可能な施設が限られる

（山田陽介：フレイルの予防とリハビリテーション．医歯薬出版；2015．p.41-9[13]）

4成分モデルを用いた体蛋白量，生化学的手法を用いた細胞内液量などを計測し，これらを骨格筋量指標として用いることもある．**表3**[13]に骨格筋量の各種評価法の特性を一覧で示した．

（1）DXA法

名前のとおりX線を用いた方法であり，もともと骨密度や骨量を測定するために開発された装置である．柔組織における高エネルギーの減衰量に対する低エネルギーの減衰量が水と脂肪で異なることを利用し，脂肪量と除脂肪量を推定する．3つの会社がDXAを製造しており，製造会社，製品型番，分析ソフトによって少し異なる値が算出される．大きくは fan-beam 型と pencil-beam 型に分けられる．原理上，体肢であっても骨格筋ではなくあくまで水分と脂肪の差異を計測しているため，体（四）肢骨格筋量とよぶのは間違いで，体（四）肢除脂肪量と呼称することがより厳密である．全身の除脂肪量よりは体肢除脂肪量のほうがより骨格筋量を反映した指標ではないかと考えられており，サルコペニアの評価として，体肢除脂肪量の絶対値のほか，体重で除した体肢除脂肪量や身長の二乗で除した体肢除脂肪量，BMIで除した体肢

体（四）肢骨格筋量（appendicular skeletal muscle mass）

体（四）肢除脂肪量（appendicular lean mass；ALM）

BMI（body mass index；体格指数）

気をつけよう！

DXA の除脂肪量測定の再現性は非常に良好であるが，高齢者での筋量測定における妥当性や，加齢に伴う骨格筋量の変化を確実に評価できているか否かには疑問が残る．

📓 MEMO

骨格筋量を測定するのは難しい？
骨格筋量をヒトの生体（in vivo）で正確に評価するのは容易ではなく，またその定義そのものについても骨格筋の解剖生理学の面から考えておくことは重要である．特に，in vivo において骨格筋量と骨格筋細胞量（skeletal muscle cell mass：MCM）とが異なる概念であることを簡単に紹介する．屍体解剖を行った先行研究[15]では，外側広筋の断面積のほかに，筋線維数，筋線維サイズ，速筋・遅筋線維割合も顕微鏡下で測定している．この研究のデータを詳しく検討してみると，20代と70代では筋断面積の低下率は 26% だったが，筋線維数は 41% 減少しており，筋線維 1 本あたりの平均断面積は 11% 減少（TypeⅠ線維で 0%，TypeⅡ線維で 25% のサイズ減少）していた．そのため，筋線維数×1 本あたりの平均断面積を「総筋線維断面積」として，筆者が独自に文献値から算出したところ，20代と70代では 48% の減少であった．このことは，筋の総断面積に占める筋線維（細胞）面積に相対的な減少が生じていることを示している．老化に伴う骨格筋量の低下率と，骨格筋細胞量の低下率は異なる．細胞間隙が大きくなっていることがその理由であると考えられる．細胞間隙には結合組織，筋内細胞外脂肪，そして細胞外液が含まれる．通常の MRI や CT，DXA などの方法では，この細胞間隙部分が評価できないのが問題である可能性がある．今後，骨格筋内組成を考慮した筋萎縮について熟慮していく必要がある．

超音波画像法
（ultrasonography）

SF-BIA（single-frequency BIA）

MF-BIA（multi-frequency BIA；多周波生体電気インピーダンス法）

BIS（bioelectrical impedance spectroscopy；生体電気インピーダンス分光法）

除脂肪量などが指標として用いられる．除脂肪量には水分も含まれるため，骨格筋の収縮要素を評価していないことから，DXA は加齢に伴う筋量変化の測定に対する感度が低くなる．24 週間の筋力トレーニング後に MRI で計測した大腿四頭筋の筋断面積が 8% 増加したのに対し，DXA で測定した下肢全体の除脂肪量はたった 3% の増加であったとする研究もある[14]．DXA はトレーニングによる筋量変化を評価するうえでも感度が低い．

（2）超音波画像

近年，解像度が格段に向上するとともに，装置が非常に小型化され携帯可能になっており，院外でも計測が可能となっている．正しく計測すれば筋萎縮や筋肥大も評価可能であり，部位や筋別の評価も比較的容易にできる特徴がある．しかし，プローブを接触させる角度や強さなどに繊細なコントロールが必要であることや，測定する部位の再現性の確保が難しいことなどにより，検者間誤差が比較的大きくなりやすく，また再現性を向上させるために熟練する必要があることなどが問題としてあげられる．

（3）生体電気インピーダンス法（BIA）

市販の体脂肪計で用いられている BIA も骨格筋量推定に用いられる．BIA は生体を構成する物質の固有抵抗率の差異から身体組成を推定する方法である．脂質は骨格筋よりも固有抵抗率が 10 倍以上高いため，生体に通電された電流はほぼ骨格筋を反映することになる．ただし，実際には水分が評価されていることを理解する必要がある．加えて，細い断面積を有する手首や足首の抵抗情報が占める割合が高く，体幹の抵抗情報は極めて小さいため，末梢の水分情報に影響を受けやすく，日内変動，運動，姿勢変化などの影響を受けやすいことが特徴である．四肢・体幹別に計測したり（segmental 法），膝や肘に電極を貼付したり（proximal 法）することで，そのような末梢の水分動態の影響をある程度除外することができる．

BIA には 50 kHz の単周波を用いる方法（SF-BIA）と複数の周波数を用いる MF-BIA，および BIS がある．開示されている推定式で国際的によく用いられているのは，Jannsen らの式である[16]．手首-足首間の 50 kHz のレジスタンス値（R）を用いて，MRI による骨格筋量を妥当性基準として，以下の式で筋量を推定することができる．

骨格筋量（kg）＝ $0.401 \times [Ht^2/R] + 3.825 \times sex - 0.071 \times age + 5.102$

この式において，Ht は身長，sex は性別（男性が 1，女性が 0），age が年齢である．SF-BIA では Ht^2/R だけで骨格筋量を推定すると，脂肪の多い人や高齢者で骨格筋量を過大評価するため，それを補正するために性別や年齢の項が含まれている．

体水分は細胞内液と細胞外液に分けられ，50 kHz による SF-BIA は主に細胞外液の情報を評価していることに問題がある．そのため，浮腫の有無や運動前後，朝晩，姿勢変化後などで誤差を生じる．一方，MF-BIA や BIS は細胞膜の電気特性を利用して，細胞内液と細胞外液を弁別して推定可能であり，高齢者の骨格筋量をより正確に推定することができる．原理的には骨格筋量ではなく，細胞量を直接評価していることになり，加齢などによる筋萎縮やトレーニングによる筋肥大の効果をより感度よく計測することができる可能性を有している．5・50・250 kHz のインピーダンス値（Z）を測定できる MF-BIA を用いて，DXA による体肢除脂肪量（ALM）を妥当性基準として 18～86 歳の日本人を対象に開発された式に，Yamada らの式がある[17]．

男性：ALM＝ $0.6947 \times [Ht^2/Z_{50}] - 55.24 \times [Z_{250}/Z_5] - 10,940 \times [1/Z_{50}] + 51.33$

女性：ALM＝ $0.6144 \times [Ht^2/Z_{50}] - 36.61 \times [Z_{250}/Z_5] - 9332 \times [1/Z_{50}] + 37.91$

2）筋力の評価法

全身には約 280 もの骨格筋があり，それぞれ機能が異なるため，どの筋の発揮張力

LECTURE 3

を測定するべきかについては議論が伴う．老化は脚からといわれるように，下肢筋群，なかでも大腿前面の筋萎縮が大きいことを考えると，大腿四頭筋の発揮筋力を測るという選択が最も適切なように思われる．しかし，単関節の筋力発揮様式にも，等尺性，等速性，等張性といった異なる様式があることに加え，最大筋力よりも，筋力×速度で計算される筋パワーのほうが加齢変化が大きいことや，身体機能との関係が高いことから，筋パワーを評価するほうがよいとする研究もある．これらのことから，下肢筋力の評価の標準化が難しいため，多くの研究グループによるサルコペニア診断では握力を筋力評価に用いている（**巻末資料・表1**）[5]．

　若齢者から高齢者までを含む集団では，握力よりも下肢筋力や筋パワーのほうが全身の骨格筋量と強く相関するため，握力は全身の筋力を代表する指標とはいえない部分がある．しかし，高齢者だけの集団ではその関係は逆転し，膝関節伸展等尺性筋力よりも握力のほうが全身の骨格筋量と強く相関する．これは膝関節伸展等尺性筋力の測定様式が，日常生活でほとんど行われない動作であり，特に高齢者ではうまく力を発揮できないことがある．そのため，高齢者集団の中においては，握力は全身の筋力を代表するよい指標である．ただし，握力だけでは下肢の身体機能との関連は弱いため，EWGSOP や AWGS では身体機能を評価するものとして歩行速度の測定も組み込んでいる．

3）骨格筋組織の質的評価（筋内組成）

　加齢に伴って骨格筋量だけでなく筋内組成も変化する．特に顕著であるのは，結合組織，筋内細胞外脂肪，細胞外液などの相対的な増加や筋線維タイプ別の割合の変化である．筋内組成も筋力・身体機能と密接に関連しており，これらを評価することは重要である．

　CT を用いた方法としては，脂質濃度が高くなるにつれて，骨格筋画像のHounsfield Unit（HU）が低くなることから，骨格筋の平均 HU を筋内脂肪の指標として用いたり，0～30 HU を low-density muscle area，31～100 HU を normal-density muscle area として評価することができる．MRI を用いた方法としては，筋組織中の非収縮要素を信号強度から分離する方法や，TE（echo time）などを工夫し複数回撮像することにより筋内脂肪を定量化する方法，^{1}H-MRS を用いて筋細胞内外脂質の定量する方法などが考案されている．さらに，DT-MRI を用いると筋線維の走行方向や密度の評価が可能である．

　近年，フィールドで使用できる方法としては，超音波のエコー輝度を用いた筋内組成の評価が筋質評価において非常に有用である．BIA では，50 kHz の位相角（フェイズアングル）という指標が筋の質的な側面を反映している可能性が示唆されている[18]．加えて，MF-BIA や BIS では細胞膜の電気特性を利用して，細胞内液と細胞外液を弁別して推定可能であることなどから，筋内組成が評価可能と考えられている[18]．

3. 予防方法（一次予防）

1）運動面における予防

　ガイドライン[5]によると，運動習慣ならびに豊富な身体活動量はサルコペニアの発症を予防する可能性があり，運動ならびに活動的な生活を推奨している．特に，生理学的な研究では運動ならびに活動的な生活は筋力や筋量の維持に有用であることやその機序が明らかであることなどから，サルコペニア予防の基本として強く推奨される．

2）栄養・食事面における予防

　ガイドライン[5]によると，適切な栄養摂取，特に1日に（適正体重）1 kg あたり 1.0 g

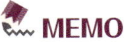
MEMO
Hounsfield Unit（HU）
0 HU を水，−1,000 HU を空気とした吸収率の相対値．

^{1}H-MRS（proton magnetic resonance spectroscopy）

DT-MRI（diffusion tensor-MRI；拡散テンソル MRI）

MEMO
サルコペニア予防には，中強度以上の筋力トレーニングが有用である可能性が高い．また，日常生活での歩数や中・高強度身体活動量と下肢筋力との関連には明確なカットオフがあるとする研究もあれば，ないとする研究もあり，サルコペニア予防のための適切な運動量を明らかにする研究の蓄積が必要である．

以上の蛋白質摂取はサルコペニアの発症予防に有効である可能性があり，推奨されている．蛋白質の摂取だけに注目するのではなく，総エネルギー摂取量が必要量を満たしているかどうかなどもサルコペニア予防において重要な因子である．

3) その他

ガイドライン[5]によると，高血圧，糖尿病，脂質異常症に対する治療薬，アンドロゲン薬，また糖尿病，CKD，慢性心不全，肝不全（肝硬変）に対する運動・栄養管理がサルコペニアの発症を予防する可能性があるが，一定の結論は得られていない．生活習慣病や慢性疾患に対する治療がサルコペニア発症を予防・抑制できるかについては今後の研究が必要である．

■引用文献

1) 荒井秀典：サルコペニア．日本サルコペニア・フレイル学会編：日本サルコペニア・フレイル学会認定サルコペニア・フレイル指導士テキスト．新興医学出版社；2020.

2) Rosenberg IH：Summary comments：Epidemiologic and methodologic problems in determining nutritional status of older persons. Am J Clin Nutr 1989；50：1231-33.

3) Mitchell WK, Williams J, et al.：Sarcopenia, dynapenia, and the impact of advancing age on human skeletal muscle size and strength；a quantitative review. Front Physiol 2012；3：260.

4) Clark BC, Manini TM：Sarcopenia＝／＝Dynapenia. J Gerontol A Biol Sci Med Sci 2008；63 (8)：829-34.

5) サルコペニア診療ガイドライン作成委員会編：サルコペニア診療ガイドライン 2017 年版一部改訂．ライフサイエンス出版；2020.

6) Chen LK, Woo J, et al.：Asian Working Group for Sarcopenia：2019 Consensus Update on Sarcopenia Diagnosis and Treatment. J Am Med Dir Assoc 2020；21 (3)：300-7.e2.

7) Cruz-Jentoft AJ, Bahat G, et al.：Sarcopenia：revised European consensus on definition and diagnosis. Age Ageing 2019；48 (1)：16-31.

8) Yamada Y, Yamada M, et al.：Validating muscle mass cutoffs of four international sarcopenia-working groups in Japanese people using DXA and BIA. J Cachexia Sarcopenia Muscle 2021；12 (4)：1000-10.

9) Kirk B, Cawthon PM, et al.：The Conceptual Definition of Sarcopenia：Delphi Consensus from the Global Leadership Initiative in Sarcopenia (GLIS). Age Ageing 2024；53 (3)：afae052.

10) Cruz-Jentoft AJ, Baeyens JP, et al.：Sarcopenia：European consensus on definition and diagnosis：Report of the European Working Group on Sarcopenia in Older People. Age Ageing 2010；39 (4)：412-23.

11) Chen LK, Liu LK, et al.：Sarcopenia in Asia：consensus report of the Asian Working Group for Sarcopenia. J Am Med Dir Assoc 2014；15 (2)：95-101.

12) Tanaka T, Takahashi K, et al.："Yubi-wakka" (finger-ring) test：A practical self-screening method for sarcopenia, and a predictor of disability and mortality among Japanese community-dwelling older adults. Geriatr Gerontol Int 2018；18 (2)：224-32.

13) 山田陽介：筋量・筋力検査とフレイル．島田裕之編：フレイルの予防とリハビリテーション．医歯薬出版；2015．p.41-9.

14) Otsuka Y, Yamada Y, et al.：Effects of resistance training intensity on muscle quantity/quality in middle-aged and older people：a randomized controlled trial. J Cachexia, Sarcopenia, Muscle 2022；13 (2)：894-908.

15) Lexell J, Taylor CC, Sjöström M：What is the cause of the ageing atrophy? Total number, size and proportion of different fiber types studied in whole vastus lateralis muscle from 15- to 83-year-old men. J Neurol Sci 1988；84 (2-3)：275-94.

16) Janssen I, Heymsfield SB, et al.：Estimation of skeletal muscle mass by bioelectrical impedance analysis. J Appl Physiol (1985) 2000；89 (2)：465-71.

17) Yamada Y, Nishizawa M, et al.：Developing and Validating an Age-Independent Equation Using Multi-Frequency Bioelectrical Impedance Analysis for Estimation of Appendicular Skeletal Muscle Mass and Establishing a Cutoff for Sarcopenia. Int J Environ Res Public Health 2017；14 (7)：809.

18) Yamada Y, Buehring B, et al.：Electrical Properties Assessed by Bioelectrical Impedance Spectroscopy as Biomarkers of Age-related Loss of Skeletal Muscle Quantity and Quality. J Gerontol A Biol Sci Med Sci 2017；72 (9)：1180-6.

LECTURE 3

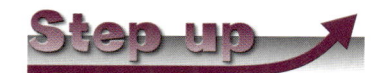

1. 高齢者の低栄養

　日本は超高齢社会に突入しており，健康寿命の延伸・介護予防のために，高齢者が日々の食事から適切な栄養を摂取することが重要である．特に高齢期においては，疾病予防のみならず，フレイルやサルコペニア予防の観点からも，良好な栄養状態を維持し，低栄養に陥らない食生活を実践する必要がある．

　低栄養は，エネルギーや蛋白質のほか，特定の栄養摂取量と必要量のアンバランスによって起こる状態であり，代謝機能や身体組成の変化を連続的に生じさせる．高齢者における低栄養は，健康障害・健康寿命に直結する．厚生労働省が行った「令和元年国民健康・栄養調査」[1]では，要介護や総死亡リスクが統計学的に有意に高まる BMI（体格指数）20 kg/m² を低栄養傾向と定義し，65 歳以上の低栄養傾向の者は，男性 12.4%，女性 20.7%であったことを報告している．また，年齢階級別では，85 歳以上で，男性 17.2%，女性 27.9%となっており，低栄養のリスクは加齢とともに増加することがわかる．

　高齢者の低栄養はさまざまな要因により起こる（図1）[2]．加齢によりサルコペニアが進行すると，身体活動量が減少し，食欲低下や食事摂取量の減少につながり，低栄養をまねく．その結果，体重減少が進むとさらにサルコペニアを誘導するという悪循環に陥る．こうした悪循環をフレイルサイクルとよぶ（Lecture 2・図3 参照）．そのほか，独居や社会的孤立による閉じこもり，交通手段の制限や貧困による食品へのアクセスの制約により，食欲低下や栄養が偏った食事につながる．精神・心理的要因としては，高齢者が配偶者やペットとの死別による喪失体験や認知機能の低下により，料理が困難になり低栄養をまねく．このように，低栄養とフレイルの関係は密接な関連があり，低栄養を予防することはサルコペニアやフレイルの予防につながる．

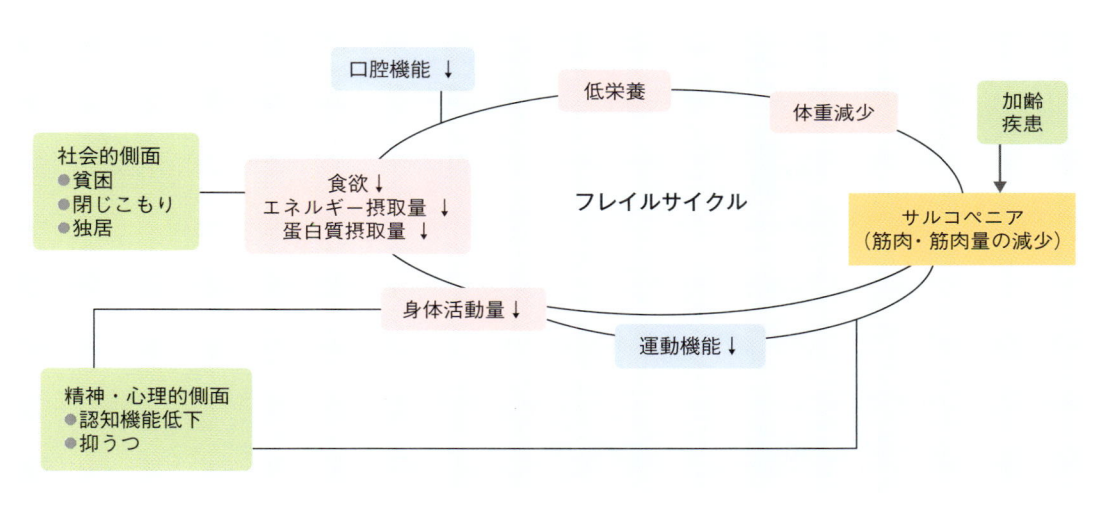

図 1　低栄養とフレイルサイクル
(Fried LP, et al.：J Gerontol A Bio Sci Med Sci 2001：56〈3〉：M146-56[2]をもとに作成)

2. フレイル予防のための食事

　日本人の食事摂取基準[3]は，国民の健康の保持・増進，健康寿命の延伸を目的としてエネルギーや栄養素摂取量の基準を示すものであり，5 年ごとに定めている．2020 年版[3]では，高齢者のフレイル予防も視野にいれた策定がなされている．各栄養素の摂取目標量は，年齢や性別ごとに設定されており，これまで 50 歳以上の年齢区分は，50〜69 歳，70 歳以上の 2 区分であったが，2020 年版から低栄養やフレイル予防を考慮して，50〜64 歳，65〜74 歳，75 歳以上の 3 区分となり，より細かな年齢区分による摂取基準が設定された．エネルギーの摂取量および消費量のバランスの維持を示す指標として，BMI が用いられている．18 歳以上のどの年齢でも上限値は 24.9 と一定だが，BMI の下限値は 18〜49 歳よりも 50〜64 歳で高く，65 歳以上では 21.5 とより高い値が推奨されている[3]（Lecture 4 **講義・表6** 参照）．やせはフレイルの要因の一つであり，高齢の目標値の下限値を上げることで，フレイル予防が考慮されている（各栄養素等については，「日本人の食事摂取基準（2020 年版）」[3]を参考にされたい）．また，厚

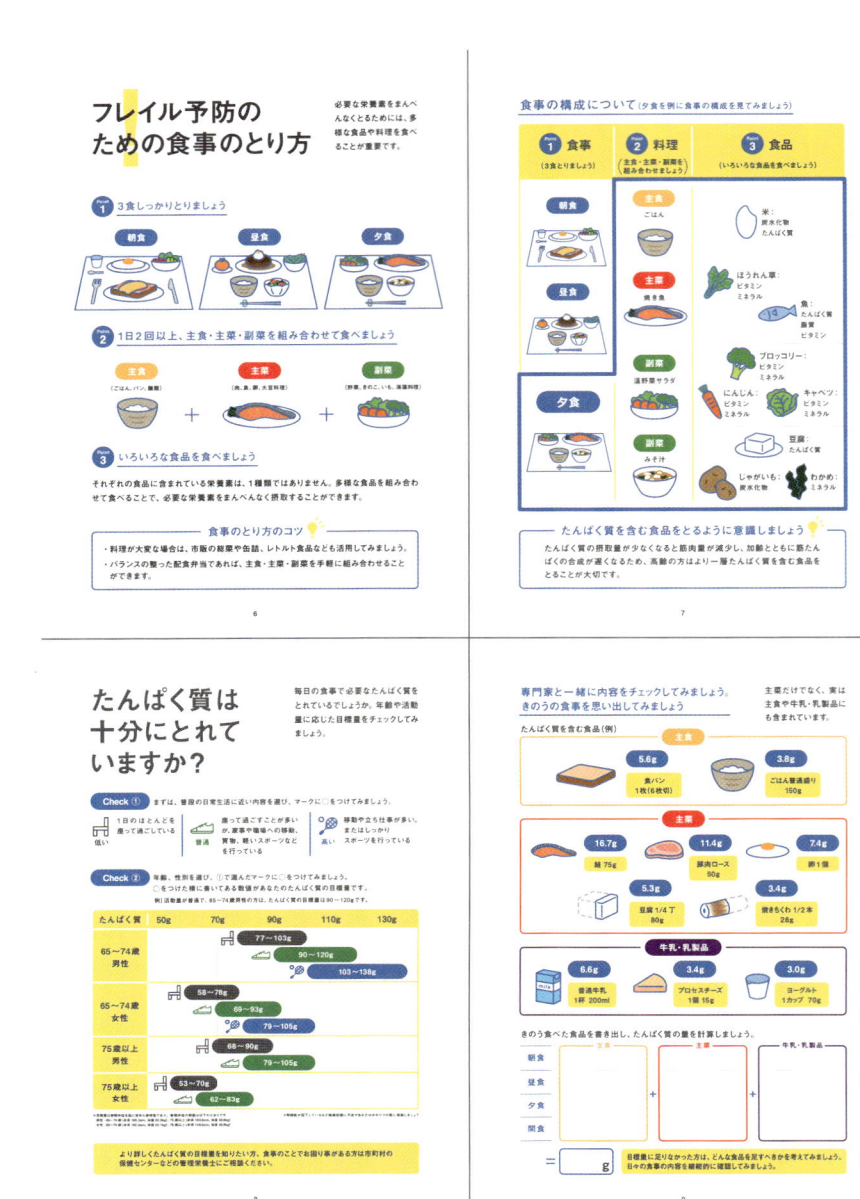

図2　フレイル予防普及啓発パンフレット「食べて元気にフレイル予防」
（厚生労働省：パンフレット「食べて元気にフレイル予防」（日本語版）[4] より抜粋）
パンフレット，動画が厚生労働省ホームページで閲覧可能．

生労働省は，フレイル予防も視野に入れて策定した食事摂取基準（2020年版）を活用し，高齢者のフレイル予防に役立てることができる普及啓発ツール[4]を作成している．パンフレットには，フレイル予防のための食事の摂り方に加えて，骨格筋利用や筋力などの身体機能の維持に重要な蛋白質の摂取についての情報が提供されている（図2）[4].

■引用文献

1) 厚生労働省：令和元年国民健康・栄養調査結果の概要．
https://www.mhlw.go.jp/content/10900000/000687163.pdf
2) Fried LP, Tangen CM, et al.：Frailty in older adults：evidence for phenotype. J Gerontol A Biol Sci Med Sci 2001；56（3）：M146-56.
3) 厚生労働省：日本人の食事摂取基準（2020年版）—「日本人の食事摂取基準」策定検討会報告書．令和元年12月．
https://www.mhlw.go.jp/content/10904750/000586553.pdf
4) 厚生労働省：食事摂取基準を活用した高齢者のフレイル予防事業—パンフレット「食べて元気にフレイル予防」．
https://www.mhlw.go.jp/content/000620854.pdf

高齢者の特徴 (3)
栄養・口腔機能

到達目標

- 低栄養と摂食嚥下機能低下について理解する.
- 低栄養と摂食嚥下機能低下が健康障害に与える影響を理解する.
- 栄養状態と摂食嚥下機能のスクリーニングや評価について理解する.
- 低栄養や摂食嚥下機能を維持するための運動について理解する.

この講義を理解するために

　この講義では，加齢に伴う低栄養や摂食嚥下機能低下に加え，これらが健康障害に与える影響を学習します．低栄養のスクリーニング・評価では，骨格筋量や身体測定値を多面的にとらえる必要があります．また，摂食嚥下機能は嚥下関連筋だけでなく，全身の骨格筋量や筋力と密接に関係しています．そのため，理学療法士にとって低栄養を防ぎ摂食嚥下機能を維持するための具体的な運動はどのようなものかを理解する必要があります.

　この講義を学ぶにあたり，以下の項目を学習しておきましょう．

　　□ 三大栄養素について学習しておく.
　　□ 嚥下関連筋について調べておく.

講義を終えて確認すること

　　□ 低栄養と摂食嚥下機能低下について説明できる.
　　□ 加齢が栄養状態と摂食嚥下機能低下に及ぼす影響について説明できる.
　　□ 低栄養と摂食嚥下機能低下が健康障害に与える影響を説明できる.
　　□ 栄養状態と摂食嚥下機能のスクリーニングや評価が実施できる.
　　□ 栄養状態と摂食嚥下機能を維持するための運動について説明できる.

MEMO

低栄養（undernutrition）
低栄養は英語で"undernutrition"と表記することが一般的である．"malnutrition"は低栄養や肥満などを包含した栄養障害を示す表現として用いられる．

基礎代謝量
（basal metabolic rate：BMR）

 MEMO

食事誘発性熱産生（dietary induced thermogenesis：DIT）
食事をした後，安静にしていても代謝量が増すこと．

ADL（activities of daily living）

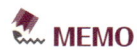 **MEMO**

自発的活動（spontaneous physical activity）
運動とは異なり，日常生活で無意識に行われる身体活動を示す．

栄養障害（malnutrition）

COPD（chronic obstructive pulmonary disease）

👁 **覚えよう！**

窒素出納
窒素は蛋白量の約16％を占めている．尿中窒素排泄量は生体内で分解された蛋白量を反映し，生体内の蛋白代謝を推定することができる．

MEMO

異化（catabolism）
外部からの物質を分解しエネルギーを生み出す過程である．生体侵襲時には代謝が亢進し，酸素消費量の増大や糖新生が生じるなど異化が亢進する．

1．加齢に伴う低栄養，摂食嚥下機能の変化

1）低栄養とは

外部から取り込まれたエネルギーは，生命維持機能や身体活動に利用され，最終的には体内で発生した熱として放出される．このため，エネルギーの摂取と消費は熱量として表現され，日本では主に「kcal（キロカロリー）」の単位が用いられる．エネルギー摂取量は，炭水化物・蛋白質・脂質の三大栄養素のエネルギー換算により計算される．エネルギー消費量は，基礎代謝量に加え，身体活動による熱産生や食事誘発性熱産生が含まれる．身体活動は健康増進などを意図した「運動」，日常の生活上での活動を反映した「日常生活活動（ADL）」，姿勢の保持や筋トーヌスの維持などの「自発的活動」に分けられる．エネルギー摂取量が消費量を上回った場合は，エネルギーが蓄積されて体重が増加する．一方，エネルギー消費量がエネルギー摂取量を上回った場合は体重が減少する（図1）．

低栄養は栄養障害の一つであり（図2）[1]，必要なエネルギーや栄養素が不足している状態を示す．必要なエネルギー量は，年齢や性別，体格，身体活動レベルによって規定される．一般的に，体格が大きく，身体活動量が多いほど必要なエネルギー量は多くなる．また，手術などの侵襲や感染により代謝が亢進すると，体蛋白質の異化が亢進し，必要なエネルギーや蛋白質の必要量が増加する．低栄養を予防するためには，年齢や性別，身体活動量に応じたエネルギー必要量や蛋白質必要量を把握しておく必要がある（表1，2）[2]．

現代社会における高齢者の低栄養の原因は，栄養素の摂取不足だけでなく，外傷，手術，感染症などの急性疾患やそれに伴う侵襲に加え，がんや慢性閉塞性肺疾患（COPD）などの慢性疾患が引き金となる（表3）．また，独居や介護力不足などの高齢者特有の社会的要因，認知機能障害やうつなどの精神・心理的要因なども低栄養に陥る要因となる（図3）．高齢者は疾患を有していることが多いため，これら複数の要因が重なって低栄養状態に陥ることが多い．

2）加齢と低栄養，摂食嚥下機能の低下

加齢に伴い，咀嚼能力をはじめとする摂食嚥下機能が低下すると必要な量の食事を摂取することが困難になる．また，消化・吸収率の低下，身体活動量の低下に伴う食欲低下や食事摂取量減少により低栄養に陥る．高齢者は，これらの要因により蛋白質の合成と分解を反映する窒素出納が負のバランスに傾き，異化が亢進する．異化亢進

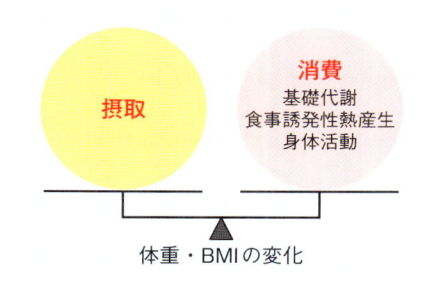

体重・BMIの変化

図1 エネルギー摂取とエネルギー消費のバランス
エネルギー摂取量とエネルギー消費量が等しい場合は，体重とBMIは維持される．

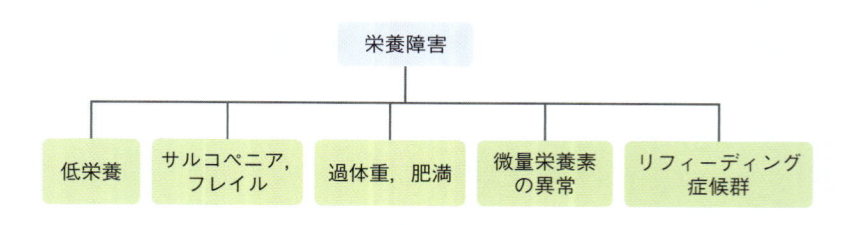

図2 栄養障害の概念
（Cederholm T. et al.：Clin Nutr 2017；36〈1〉：49-64[1]）

表1　推定エネルギー必要量（kcal/日）

性別	男性			女性		
身体活動レベル[1]	Ⅰ	Ⅱ	Ⅲ	Ⅰ	Ⅱ	Ⅲ
65〜74 歳	2,050	2,400	2,750	1,550	1,850	2,100
75 歳以上[2]	1,800	2,100	—	1,400	1,650	—

1. 身体活動レベルは下記のとおり定義
　・Ⅰ（低い）：生活の大部分が座位で，静的な活動が中心の場合
　・Ⅱ（普通）：座位中心の仕事だが，職場内での移動や立位での作業・接客等，通勤・買い物での歩行，家事，軽いスポーツ，のいずれかを含む場合
　・Ⅲ（高い）：移動や立位の多い仕事への従事者，あるいは，スポーツなど余暇における活発な運動習慣をもっている場合
2. レベルⅡは自立している者，レベルⅠは自宅にいてほとんど外出しない者に相当．レベルⅠは高齢者施設で自立に近い状態で過ごしているものにも適用できる値

（厚生労働省：日本人の食事摂取基準（2020 年版）—「日本人の食事摂取基準」策定検討会報告書．令和元年12月．p.84[2]）をもとに作成）

表2　身体活動レベル別にみた蛋白質の目標量（g/日）

性別	男性			女性		
身体活動レベル	Ⅰ	Ⅱ	Ⅲ	Ⅰ	Ⅱ	Ⅲ
65〜74 歳	77〜103	90〜120	103〜138	58〜78	69〜93	79〜105
75 歳以上	68〜90	79〜105	—	53〜70	62〜83	—

（厚生労働省：日本人の食事摂取基準（2020 年版）—「日本人の食事摂取基準」策定検討会報告書．令和元年12月．p.116[2] より抜粋）

社会的要因
- 独居
- 介護力不足，ネグレクト
- 孤独感
- 貧困

精神・心理的要因
- 認知機能障害
- うつ
- 誤嚥・窒息の恐怖

加齢
- 嗅覚・味覚障害
- 食欲低下

疾病要因
- 臓器不全
- 炎症，悪性腫瘍
- 疼痛
- 義歯など口腔内の問題
- 薬物副作用
- 咀嚼・嚥下障害
- ADL 障害
- 消化器の問題（下痢，便秘）

その他
- 不適切な食形態の問題
- 栄養に関する誤認識
- 医療者の誤った指導

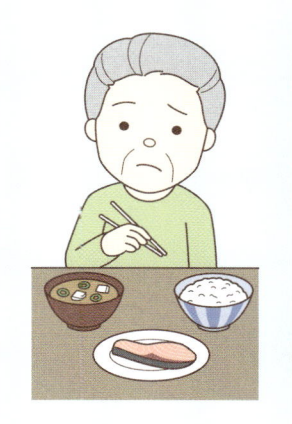

図3　高齢者の低栄養の要因

表3　低栄養の原因

飢餓
エネルギー摂取量がエネルギー消費量に満たない状態
侵襲
外傷や手術，感染症や熱傷などの炎症
悪液質
がんや慢性閉塞性肺疾患，慢性心不全など，慢性的な炎症が生じている状態

メタボリックシンドローム
（metabolic syndrome）

BMI
（body mass index；体格指数）

表4　低栄養による健康障害

免疫異常，感染症，褥瘡発症，創治癒の遅延，貧血，薬剤代謝の変動，骨格筋量減少（サルコペニア），骨粗鬆症，転倒，骨折，呼吸機能低下，疲労感

MEMO
骨粗鬆症（osteoporosis）
骨密度の減少と骨微細構造の劣化により骨が脆弱化し，転倒などの軽微な外力でも骨折リスクが高まる疾患．低栄養との関連が深く，カルシウムやビタミン D不足が原因で生じやすい．骨粗鬆症は容易に骨折を引き起こし，特に大腿骨近位部骨折は ADLを著しく低下させる．

MEMO
悪液質（cachexia）
がんなどの慢性消耗性疾患に合併し，骨格筋量減少を主徴候とする複合的な代謝異常を示す．

は骨格筋の分解を招き，さらなる低栄養を惹起する．

　高齢者では，中年期のメタボリックシンドロームに対して，低栄養が問題となりやすい．「令和元年国民健康・栄養調査結果の概要」では，令和元年の 65 歳以上の低栄養傾向の者（BMI≦20 kg/m²）の割合は男性で 12.4％，女性で 20.7％と報告されており，男女ともに 85 歳以上で最も高い割合を示した（男性 17.2％，女性 27.9％）[3]．中年期のメタボリックシンドロームの予防から高齢期の低栄養の予防への移行は，個別化された包括的な介入が必要となる．

3）健康アウトカム

　低栄養と摂食嚥下機能の低下はさまざまな健康障害を惹起する（**表4**）．低栄養状態に陥ると，免疫担当細胞がエネルギー不足で感染への抵抗力（免疫力）が弱まり，感染症に罹患しやすくなる．また，貧血や骨格筋量の減少（サルコペニア），骨粗鬆症の発症や重症化に影響を与え，転倒や骨折などの健康障害のリスク因子となる．誤

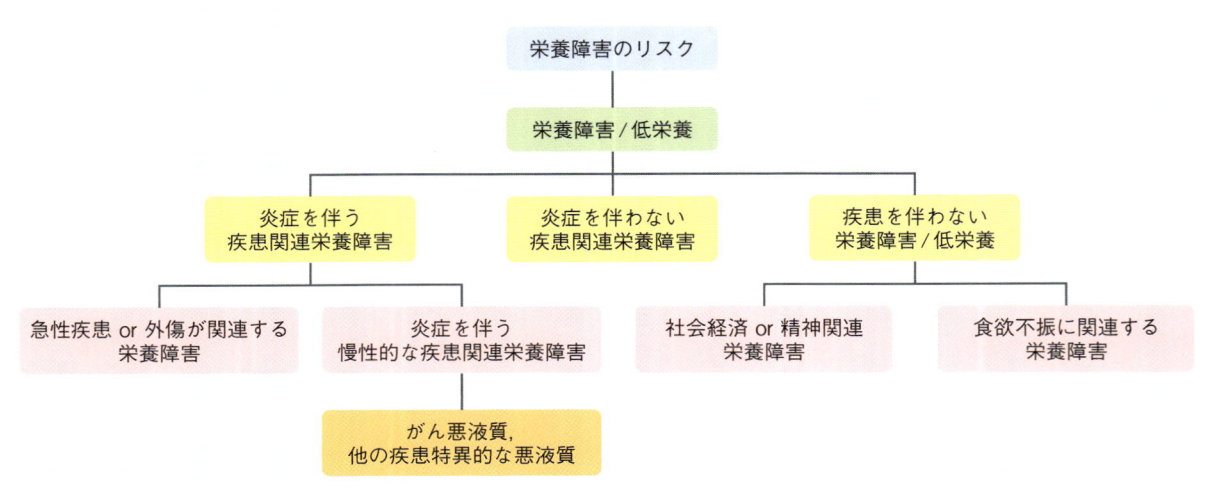

図4 栄養失調の診断ツリー
(Cederholm T, et al. : Clin Nutr 2017 ; 36〈1〉: 49-64[1])

嚥性肺炎は高齢者に圧倒的に多い疾患であり，日本の死亡原因の第6位を占め（2020年〈令和2年〉)[4]，低栄養を基盤にして摂食嚥下機能の低下が直接的な原因となることが多い．

4）関連要因

低栄養は炎症や疾患の有無により複数のカテゴリーに分類される（**図4**)[1]．栄養摂取量の減少は複数の要因が影響し，高齢者にとって特に重要な蛋白質摂取量低下の原因には，遺伝的素因や慢性疾患，身体的・精神的問題，社会経済状況が影響する．高齢になると，う蝕（虫歯）や歯周病による歯の喪失，舌による食塊の移送機能の低下，舌骨の動きの遅延，唾液の分泌減少，味覚低下などが生じる．また，嚥下運動に関与するオトガイ舌骨筋をはじめとする筋力低下も伴い，摂食嚥下機能が低下する．

2. 評価方法

1）具体的な方法
（1）栄養状態の評価
a. 体重，BMI

エネルギー摂取の過不足を反映する最も重要な指標である．標準体重（理想体重）は，最も疾病の少ない BMI 22.0 kg/m^2 を基準として，標準体重（kg）＝身長（m)^2× 22 で計算された値とする．BMI は 18.5 kg/m^2 未満を「低体重」と定義する（**表5**)[5]．高齢者では，低栄養を予防する観点から若年者や中年者より目標とする BMI の下限値が高く設定されていることに注意する（**表6**)[2]．また，ある一時点の評価だけでな

⚡**気をつけよう！**
高齢者では，低栄養だけでなく過体重・肥満にも注意が必要である．肥満と骨格筋量減少や筋力低下が併存したサルコペニア肥満は，糖尿病などの生活習慣病と関連し，代謝性有害事象を引き起こす原因となる．体重や BMI の測定だけでは骨格筋量の減少を見落とす可能性があり，身体計測をはじめとして体組成の評価を行うことを忘れない．

表5 肥満度分類

BMI (kg/m^2)	判定	
<18.5	低体重	
18.5≦BMI<25	普通体重	
25≦BMI<30	肥満（1度）	
30≦BMI<35	肥満（2度）	
35≦BMI<40	高度肥満	肥満（3度）
40≦BMI		肥満（4度）

(日本肥満学会編：肥満症診療ガイドライン 2022. ライフサイエンス出版：2022. p.2[5] より抜粋)

表6 目標とする BMI の範囲（18歳以上）

年齢	目標とする BMI (kg/m^2)（男女共通）
18～49 歳	18.5～24.9
50～64 歳	20.0～24.9
65～74 歳	21.5～24.9
75 歳以上	21.5～24.9

(厚生労働省：日本人の食事摂取基準（2020年版）―「日本人の食事摂取基準」策定検討会報告書．令和元年12月．p.61[2] より抜粋)

く，その変化を評価することが重要である．ある時点の体重やBMIが目標範囲内であっても，増加または減少傾向にある場合はエネルギーバランスが正または負となっている可能性がある．

b．身体計測

　簡便に栄養状態を評価できる指標である．一方，測定者の技術や習熟度によって左右されるため，正確な測定が可能となるまで十分な練習が必要である．身体計測の指標としては，上腕周囲長（図5），上腕三頭筋部皮下脂肪厚（図6），下腿周囲長（図7）がある．上腕周囲長と上腕三頭筋部皮下脂肪厚の値を用いて算出する上腕筋囲，上腕筋面積は骨格筋量を反映する指標となる（表7）．

c．栄養スクリーニング・アセスメント，診断

　必要な栄養ケアを行うための一連のプロセスの第一歩である．栄養スクリーニングは，主に低栄養またはその疑いがある対象者を簡便かつ迅速（数分以内）に抽出することを示し，MNA-SF（表8）[6]やMUST（図8）[7]など信頼性と妥当性が検証済みの

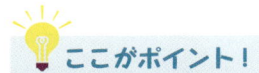

上腕周囲長（arm muscle circumference：AMC）

上腕三頭筋部皮下脂肪厚（triceps skinfold：TSF）

下腿周囲長（calf circumference：CC）

MNA-SF（Mini Nutritional Assessment-Short Form）

MUST（Malnutrition Universal Screening Tool）

LECTURE 4

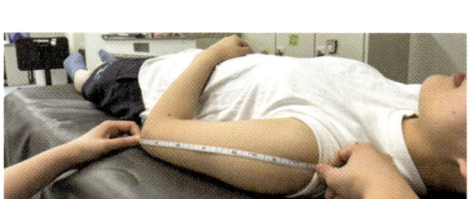
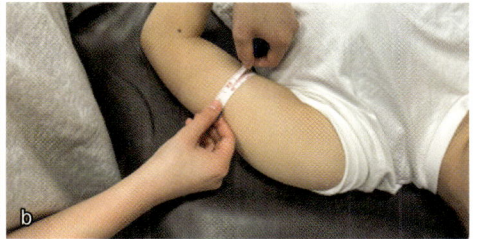

図5　上腕周囲長の測定
①被測定者は非利き手の上腕を体幹に沿わせ，肘を90°屈曲する（a）．
②測定者は肩峰と肘頭を結ぶ線の中点の位置で上腕にメジャーを巻く（a，b）．
③皮膚を圧迫しない程度にメジャーを締め，皮膚が戻るのに合わせて緩める．
④0.1cm単位で測定値を読み取る．

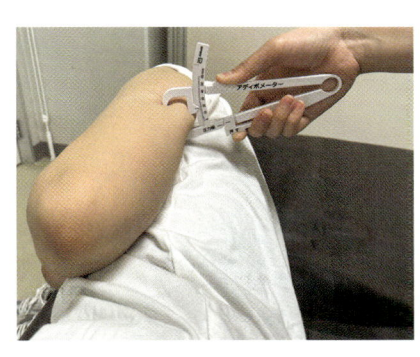

①被測定者を座位または仰臥位とし，上腕を体幹に沿わせ，肘を90°屈曲する．
②測定者は肩峰と肘頭を結ぶ線の中点の位置をマークする．
③測定者はマークした1cm近位の皮膚・脂肪層，筋を分離するようにつまむ．
④キャリパーをつまんだ脂肪層に当て，圧力線が一定になるまで挟む．
⑤測定者は目盛りの位置に目線を合わせ，2mm単位で測定値を読み取る．

図6　上腕三頭筋部皮下脂肪厚の測定

💡 **ここがポイント！**

上腕周囲長と下腿周囲長
脳血管障害などにより一方の上下肢に麻痺による筋萎縮が生じている場合，栄養状態を評価する目的であれば，非麻痺側の上下肢を測定することが多い（麻痺による筋萎縮を評価したい場合は，当然麻痺側で測定する）．

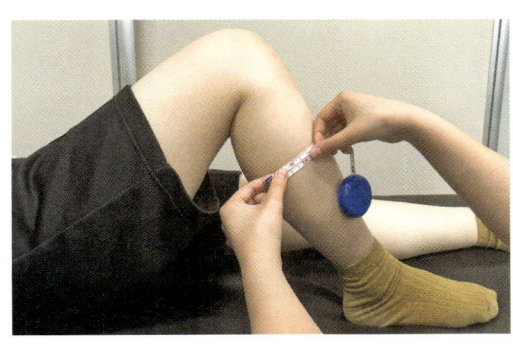

①被測定者は仰臥位で膝を90°屈曲する．
②メジャーを下腿最大膨隆部の下腿軸に垂直に当て，メジャーを巻く．
③締め付けない程度にメジャーの輪を締め，緩める．
④測定値を読み取る．

図7　下腿周囲長の測定

表7　上腕筋囲，上腕筋面積の算出

- 上腕筋囲（cm）＝ 上腕周囲長（cm）－［0.314×上腕三頭筋部皮下脂肪厚（mm）］
- 上腕筋面積（cm²）＝［上腕周囲長（cm）－0.314×上腕三頭筋部皮下脂肪厚（mm）］²/4π

表8　Mini Nutritional Assessment-Short Form（MNA-SF）

A. 過去3か月間で食欲不振，消化器系の問題，咀嚼・嚥下困難などで食事量が減少しましたか？
0＝著しい食事量の減少　　1＝中等度の食事量の減少　　2＝食事量の減少なし
B. 過去3か月間で体重の減少がありましたか？
0＝3kg以上の減少　　1＝わからない　　2＝1〜3kgの減少　　3＝体重減少なし
C. 自力で歩けますか？
0＝寝たきりまたは車椅子を常時使用
1＝ベッドや車椅子を離れられるが，歩いて外出はできない
2＝自由に歩いて外出できる
D. 過去3か月間で精神的ストレスや急性疾患を経験しましたか？
0＝はい　　2＝いいえ
E. 神経・精神的問題の有無
0＝強度認知症またはうつ状態　　1＝中程度の認知症　　2＝精神的問題なし
F1. BMI 体重（kg）÷［身長（m）］^{2}
0＝BMIが19未満　　1＝BMIが19以上，21未満　　2＝BMIが21以上，23未満　　3＝BMIが23以上
BMIが測定できない場合は，F1の代わりにF2に回答する．BMIが測定できる場合は，F1のみに回答する．
F2. ふくらはぎの周囲長（cm）
0＝31cm未満　　3＝31cm以上
ポイント
12〜14ポイント：栄養状態良好
8〜11ポイント：低栄養のおそれあり（At risk）
0〜7ポイント：低栄養

（Guigoz Y, et al.：Clin Geriatr Med 2002；18〈4〉：737-57[6]）

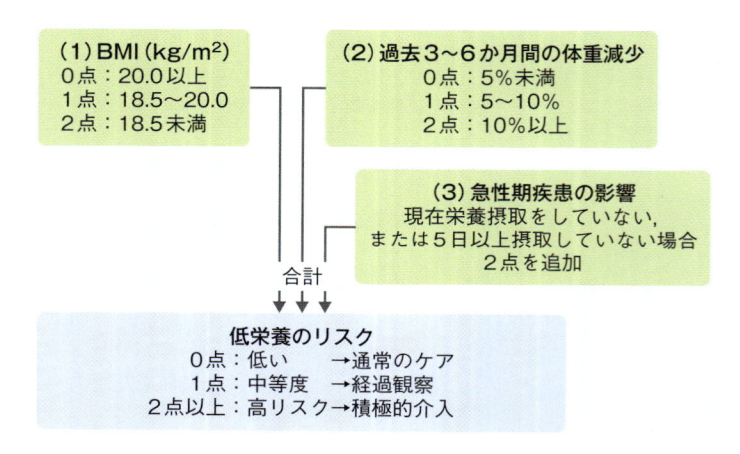

図8　Malnutrition Universal Screening Tool（MUST）
（Elia M：The 'MUST' report. Nutritional screening of adults：a multidisciplinary responsibility Executive Summary. section A：screening for malnutrition：a multidisciplinary responsibility. MAG, a Standing Committee of BAPEN：2003[7]）

GLIM（Global Leadership Initiative on Malnutrition）

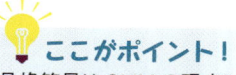　ここがポイント！
骨格筋量はGLIMの現症に含まれているとおり，主要な栄養指標の一つである．骨格筋量の評価には，DXAやBIA，CT，MRIなどが第一選択として使用されることが推奨されており，これらの使用に制限がある場合に下腿周囲長や上腕周囲長などの身体計測値を用いることが推奨されている．

栄養スクリーニングツールが開発されている．栄養アセスメントは，栄養スクリーニングで抽出された低栄養やその疑いがある対象者に対して，詳細に栄養状態を評価することで原因や程度を把握することを示す．栄養アセスメントは，身体計測や体組成，病歴，食事摂取量などの指標を用いて判断する．

　2018年に栄養に関係する複数の国際学会によるワーキンググループ（GLIM）が低栄養の診断基準（GLIM基準）を発表した（**図9**）[8]．GLIM基準では，妥当性が検証済みの栄養スクリーニングツールで低栄養のリスクをスクリーニングし，現症と病因から低栄養を診断する．現症は意図しない体重減少や低BMI，骨格筋量減少を評価し，病因は食事摂取量減少/消化吸収能低下，疾患による負荷/炎症で評価する．表現型と病因の双方で1つ以上該当すれば低栄養と診断する．今後の低栄養診断のゴールドス

妥当性が検証された栄養スクリーニングツールを用いて低栄養のリスクあり

現症			病因	
意図しない体重減少	低BMI	骨格筋量減少	食事摂取量減少／消化吸収能低下	疾患による負荷／炎症の関与
●＞5％，過去6か月以内 or ●＞10％，過去6か月以上	●＜20：70歳未満 ●＜22：70歳以上 ［アジア人］ ●＜18.5：70歳未満 ●＜20：70歳以上	●筋肉量減少：DXA, BIA, CT MRI ［アジア人］ ●筋肉量減少：人種による補正（上腕周囲長，下腿周囲長などでも可）	●食事摂取量≦50％（エネルギー必要量の）：1週間以上 or ●食事摂取量の低下：2週間以上持続 or ●食物の消化吸収障害：慢性的な消化器症状	●急性疾患や外傷による炎症 or ●慢性疾患による炎症
1つ以上該当			1つ以上該当	

低栄養：現症で重症度判定

現症	体重減少	低BMI	筋肉量減少
ステージ1/中等度	過去6か月以内で5〜10% or 6か月以上で10〜20%	＜20：70歳未満 ＜22：70歳以上	軽度〜中等度の減少
ステージ2/重度	過去6か月以内で＞10% or 6か月以上で＞20%	＜18.5：70歳未満 ＜20：70歳以上	重度の減少

図9　Global Leadership Initiative on Malnutrition (GLIM) 基準
(Cederholm T, et al. : Clin Nutr 2019 ; 38〈1〉: 1-9[8] より)

DXA：dual energy X-ray absorptiometry（二重エネルギー X 線吸収法），BIA：bioelectrical impedance analysis（生体電気インピーダンス法），CT：computed tomography（コンピュータ断層撮影），MRI：magnetic resonance imaging（磁気共鳴画像）

表9　Eating Assessment Tool (EAT-10)

以下の問題について，あなたはどの程度経験されていますか？

質問1：飲み込みの問題が原因で，体重が減少した	質問6：飲み込むことが苦痛だ
0＝問題なし　1　2　3　4＝ひどく問題	0＝問題なし　1　2　3　4＝ひどく問題
質問2：飲み込みの問題が外食に行くための障害になっている	質問7：食べる喜びが飲み込みによって影響を受けている
0＝問題なし　1　2　3　4＝ひどく問題	0＝問題なし　1　2　3　4＝ひどく問題
質問3：液体を飲み込むときに，余分な努力が必要だ	質問8：飲み込むときに食べ物がのどに引っかかる
0＝問題なし　1　2　3　4＝ひどく問題	0＝問題なし　1　2　3　4＝ひどく問題
質問4：固形物を飲み込むときに，余計な努力が必要だ	質問9：食べるときに咳が出る
0＝問題なし　1　2　3　4＝ひどく問題	0＝問題なし　1　2　3　4＝ひどく問題
質問5：錠剤を飲み込むときに，余分な努力が必要だ	質問10：飲み込むことはストレスが多い
0＝問題なし　1　2　3　4＝ひどく問題	0＝問題なし　1　2　3　4＝ひどく問題

タンダードとして普及が期待されている．

(2) 摂食嚥下機能のスクリーニング

　摂食嚥下障害が疑われる対象者を早期に発見し，精査と診断につなげるために行う．高価な機器を用いず，短時間で簡便に行えるスクリーニングテストが複数開発されている．

a. EAT-10（表9）

　摂食嚥下障害をスクリーニングする質問紙である．固形物や液体の嚥下時の症状や体重減少などの10項目で構成されている．合計得点が3点以上で嚥下障害の疑いありとする．

b. 反復唾液嚥下テスト（図10）

　対象者の喉頭隆起と舌骨を測定者の第二指と第三指で触知し，30秒間で何回唾液

EAT-10（Eating Assessment Tool；イート・テン）

反復唾液嚥下テスト（repetitive saliva swallowing test：RSST）

LECTURE 4

試してみよう
RSST は日常診療でも広く行われている代表的な嚥下機能のスクリーニングツールである．簡便に実施できるので，学生同士で試してみよう．

改訂水飲みテスト（modified water swallowing test：MWST）

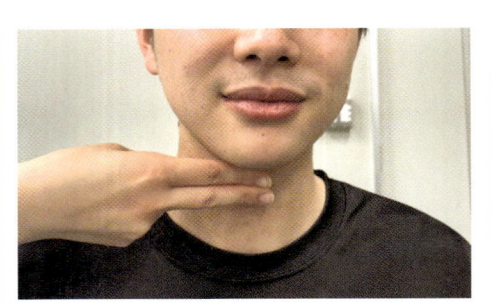

図 10　反復唾液嚥下テスト（RSST）

表 10　改訂水飲みテスト

1	嚥下なし，むせる and/or 呼吸切迫
2	嚥下あり，呼吸切迫
3	嚥下あり，呼吸良好，むせる and/or 湿性嗄声
4	嚥下あり，呼吸良好，むせなし
5	4 に加え，反復嚥下が 30 秒以内に 2 回可能

嚥下が行えるかを数える．喉頭隆起と舌骨が完全に指腹を乗り越えて上前方に移動し，元の位置へ戻った場合に 1 回と数える．30 秒間で 3 回未満の場合，摂食嚥下機能低下の疑いありとする．

c．改訂水飲みテスト

対象者に 3 mL の冷水を嚥下させて誤嚥の有無を**表 10** のとおり点数化する．4 点以上であればさらに最大で 2 回繰り返し，最も悪い点数を記録する．実施した体位も記載する．

2）対象者の範囲

低栄養と摂食嚥下機能低下は要介護状態のリスク因子であり，その予防と早期発見は重要である．したがって，栄養状態と摂食嚥下機能のスクリーニングは，すべての高齢者が対象となり，定期的なスクリーニングを行うことが推奨される．

3）注意点

長らく，血清アルブミンは栄養状態の指標として考えられてきた．しかし，血清アルブミン値は炎症や肝機能障害により低下することに加え，複数の研究で栄養状態と血清アルブミン値に相関関係が認められないことが報告されている．最近の関連学会によるコンセンサスでは，アルブミンは炎症の重症度を反映する指標ではあるが，栄養指標ではないと発表されている．

3．予防方法（一次予防）

1）運動面における予防

骨格筋はアミノ酸をプールする最も重要な臓器であり，主要な栄養指標でもある．高齢期に身体活動量と，栄養状態や摂食嚥下機能を維持するためには，骨格筋量や骨格筋機能が重要な役割を果たす．骨格筋量や骨格筋機能の維持には，運動と栄養の同化刺激が必要であり，運動は摂取した蛋白質を効率的に筋蛋白合成に導く．

筋力トレーニングや有酸素運動，複数の運動を組み合わせたマルチコンポーネント運動の継続は，転倒や骨折，入院，死亡などの健康障害のリスクを低減する効果がある．筋力トレーニングは大筋群（**図 11**）を中心に行うことが望ましい．マルチコンポーネント運動は筋力トレーニングや有酸素運動に加え，バランス運動や柔軟性を改善させる運動を含み，健康障害を予防する効果が得られやすい傾向にある．運動の効果を検証した研究では，運動の頻度は週 2〜3 回，13〜24 週間継続されている研究が多く，健康障害のリスクを低減させる頻度や期間の目安となる．「健康づくりのための身体活動・運動ガイド 2023」では，3 メッツ以上の強度の身体活動を 15 メッツ・時/週以上行うことを推奨している[9]．これは「毎日 40 分以上の身体活動」，「毎日 6,000 歩以上」におおむね相当する．

嚥下筋の運動として，摂食前に頸部や嚥下筋のリラクセーションや基礎練習にもな

覚えよう！

メッツ（metabolic equivalent：Mets）
身体活動の強度を示す指標である．座位安静時代謝に対する相対的な強度を示し，安静時座位を 1 メッツとし，その何倍のエネルギーを消費したかを示す．平地の普通歩行は 3 メッツに該当する．

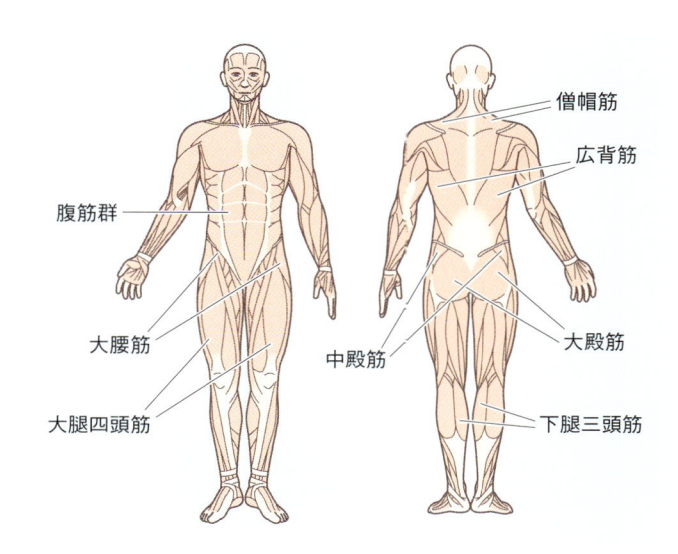

図 11　大筋群

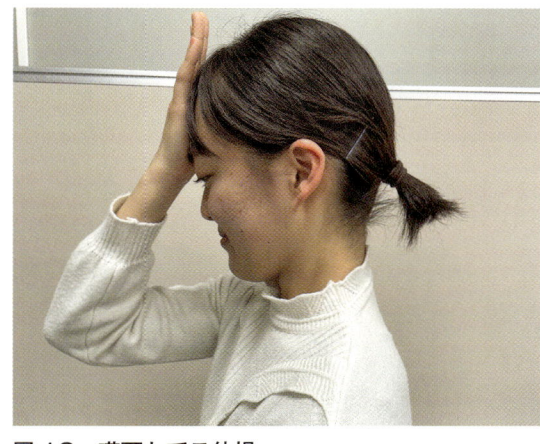

図 12　嚥下おでこ体操
額に自身の手を当てて抵抗を加え，おへそを見るように強く下を向く．

LECTURE 4

る嚥下体操（口すぼめ深呼吸，首の回旋運動，肩の上下運動，体幹の左右側屈など）や嚥下おでこ体操（**図 12**）がある．

2) 日常生活における予防

　日常生活では，現状より少しでも多く身体活動を増加させることが推奨されている．運動だけでなく，家事や外出，社会参加の機会を少しでも増やす機会を設ける．座位時間の増加に伴い死亡率が上昇することが報告されているが[9]，座位時間を少しでも減少させ，強度を問わず身体を動かすことがよい影響を及ぼす．

3) その他

　栄養状態が良好な健常な高齢者では，運動単独でも骨格筋量や骨格筋機能は維持できる．一方，フレイルやサルコペニアを有する高齢者は栄養状態が良好ではないことが多く，運動単独では効果が得られにくい．栄養状態に問題を抱える場合は，蛋白質やアミノ酸などの栄養介入を併用して行う．

ここがポイント！
フレイルやサルコペニアを有する高齢者に対する蛋白質摂取への介入は，レジスタンストレーニングなどの運動と併用することで，筋力や骨格筋量，身体機能を改善することが多くの研究で報告されている．

■引用文献

1) Cederholm T, Barazzoni R, et al.：ESPEN guidelines on definitions and terminology of clinical nutrition. Clin Nutr 2017；36（1）：49-64.
2) 厚生労働省：日本人の食事摂取基準（2020 年版）─「日本人の食事摂取基準」策定検討会報告書．令和元年 12 月．
https://www.mhlw.go.jp/content/10904750/000586553.pdf
3) 厚生労働省：令和元年国民健康・栄養調査結果の概要．
https://www.mhlw.go.jp/content/10900000/000687163.pdf
4) 厚生労働省：令和 2 年（2020）人口動態統計月報年計（概数）の況況．結果の概要．p.11.
https://www.mhlw.go.jp/toukei/saikin/hw/jinkou/geppo/nengai20/dl/kekka.pdf
5) 日本肥満学会編：肥満症診療ガイドライン 2022．ライフサイエンス出版；2022.
6) Guigoz Y, Lauque S, Vellas BJ：Identifying the elderly at risk for malnutrition. The Mini Nutritional Assessment. Clin Geriatr Med 2002；18（4）：737-57.
7) Elia M：The 'MUST' report. Nutritional screening of adults：a multidisciplinary responsibility Executive Summary. section A：screening for malnutrition：a multidisciplinary responsibility. MAG, a Standing Committee of BAPEN；2003.
8) Cederholm T, Jensen GL, et al.：GLIM criteria for the diagnosis of malnutrition-A consensus report from the global clinical nutrition community. Clin Nutr 2019；38（1）：1-9.
9) 健康づくりのための身体活動基準・指針の改訂に関する検討会：健康づくりのための身体活動・運動ガイド 2023．令和 6 年 1 月．
https://www.mhlw.go.jp/content/001194020.pdf

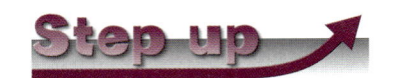

1. オーラルフレイル

　高齢期に入ると他者との交流が少なくなり，口腔の健康への意識が低下し，口まわりを含め容姿を気にすることも少なくなる．これまで継続していた定期的な歯科受診をやめてしまったり，ブラッシングなどの口腔のセルフケアもおろそかになったりする高齢者は多い．痛みが現れたり，顔が腫れれば歯科を受診するものの，義歯が割れてしまった，冠がとれて少し噛みにくくなったくらいでは，年のせいと諦めて放置し，う蝕（虫歯）や歯周病がさらに悪化する．硬いものや繊維質のものが食べにくくなるため，それらの食品を食べなくなったり，容姿や口臭などを意識して，会話することを避けたりするようになる．

　口は会話や食事で毎日使う．そのため，口腔機能は低下しにくいと思われがちだが，加齢によって着実に低下する．フレイル高齢者の口腔機能は健常者の口腔機能よりも低下していることが日本の地域在住高齢者を対象とした調査で明らかになっている[1]．口腔機能が徐々に低下し，口のささいなトラブル（滑舌低下，噛めない食品の増加，むせ，など）が生じているにもかかわらず，放置してしまうと，食欲低下や食品摂取多様性の低下が生じる．さらに進行すると低栄養，サルコペニアのリスクが高まり，最終的に食べる機能の障害に至る．

　オーラルフレイル（oral frailty）とは「老化に伴う様々な口腔の状態（歯数・口腔衛生・口腔機能など）の変化に，口腔健康への関心の低下や心身の予備能力低下も重なり，口腔の脆弱性が増加し，食べる機能障害へ陥り，さらにはフレイルに影響を与え，心身の機能低下にまで繋がる一連の現象及び過程」という概念として日本歯科医師会により定義された[2]．

　日本の地域在住高齢者を対象に行ったコホート研究（柏スタディ）では，フレイル，サルコペニア，要介護，死亡の発生といったアウトカムについて，ベースラインでオーラルフレイルをもつ者ともたない者で比較したところ，年齢，性別，手段的日常生活活動作（IADL），BMI，認知機能，うつ傾向，居住形態，既往歴，服薬数を調整しても，オーラルフレイル該当者は，2年以内の身体的フレイル，サルコペニアの発生はそれぞれ2.4倍，2.1倍，また4年以内の介護度3以上の要介護認定，全死亡の発生はそれぞれ2.4倍，2.1倍であったと報告された[3]．

　この結果は，フレイルに先立ってオーラルフレイルが生じていることを示唆しているだけではなく，フレイル，サルコペニア，要介護状態，死へと進行していく中において，口腔機能の低下が影響している可能性も示唆しており，栄養，口腔，リハビリテーションにおけるオーラルフレイル対策事業の普及とともに広く注目されることになった．

2. 口腔機能低下症

　オーラルフレイルはあくまで概念であり，歯科領域において実際の病名として「口腔機能低下症」が2018年に保険収載された[4]．口腔機能低下症は，「加齢だけでなく，疾患や障害など様々な要因によって，口腔の機能が複合的に低下している疾患」と定義され，放置しておくと咀嚼障害，摂食嚥下障害など口腔の機能障害を引き起こし，低栄養やフレイル，サルコペニアにつながるとされている[5]．

　口腔機能低下症の診断基準（表1）[4,5]における下位症状としては，口腔内環境を評価する口腔不潔，口腔乾燥の2項目，個別的な機能を評価する咬合力低下，舌口唇運動機能低下，低舌圧の3項目，総合的な機能を評価する咀嚼機能低下，嚥下機能低下の2項目が設定されている．7項目中3項目以上が該当基準を満たす場合，口腔機能低下症として診断される．

　「オーラルフレイル」はわずかなむせや食べこぼし，滑舌の低下といった口腔機能が低下した状態を示すものであり，医療従事者を含め，国民全体への啓発に用いる用語（キャッチフレーズ）である．一方，「口腔機能低下症」は検査結果に基づく疾患名である．したがって，オーラルフレイルと口腔機能低下症は重複する部分も多く，基本的に区別されるものではない．オーラルフレイルであると感じたら，歯科医院を訪れて口腔機能低下症の検査を受ける，ということが一般的になることが望まれる．

表 1　口腔機能低下症の診断基準

下位症状	検査項目	該当基準	下位症状	検査項目	該当基準
①口腔不潔	舌苔の付着程度	50%以上	④舌口唇運動機能低下	オーラルディアドコキネシス	パ/タ/カ　どれか1つでも6回/秒未満
②口腔乾燥	口腔粘膜湿潤度	27 未満	⑤低舌圧	舌圧検査	30 kPa 未満
	唾液量	2 g/2 分以下		咀嚼能力検査	100 mg/dL 未満
③咬合力低下	咬合力検査	350 N 未満（デンタルプレスケールⅡ）375 N 未満（Oramo-bf）	⑥咀嚼機能低下	咀嚼能率スコア法	スコア 0, 1, 2
			⑦嚥下機能低下	嚥下スクリーニング検査（EAT-10）	3 点以上
	残存歯数	20 本未満		聖隷式嚥下質問票	A が 1 項目以上

（水口俊介ほか：老年歯科医学 2016；31〈2〉：81-99[4]，日本歯科医学会：口腔機能低下症に関する基本的な考え方．令和 4 年 12 月[5]をもとに作成）

LECTURE 4

3. リハビリテーション，口腔，栄養の一体的な取り組み

　リハビリテーション，口腔，栄養の一体的な取り組みの重要性について記述する．高齢期には何らかの理由で身体機能が低下してしまう場面が生じる．そのような中で効果的な運動療法やリハビリテーションを実施するためには，適切な栄養摂取が必要であり，適切な栄養摂取のためには健康な口腔環境，良好な口腔機能が必要である．リハビリテーション，口腔および栄養管理の取り組みが一体的に運用されることで，より効果的な治療・重症化予防，自立支援につながることが期待されている．具体的には，医師，歯科医師，理学療法士，作業療法士，言語聴覚士，看護師，管理栄養士，歯科衛生士などの多職種が連携した総合的なリハビリテーション，口腔および栄養管理として，①リハビリテーションの負荷または活動量に応じた必要なエネルギー量や栄養素を調整することによる筋力・持久力の向上および ADL の維持・改善，②多職種連携による摂食嚥下機能の評価に基づく，口腔衛生や口腔機能，食事形態，摂取方法の適切な管理，経口摂取のための訓練などによる，摂食嚥下障害の改善および誤嚥性肺炎の予防などの効果的な取り組みが期待される．

　実際，これまで医療機関においては，摂食嚥下支援チーム，栄養サポートチーム（nutrition support team：NST），褥瘡対策チームなど多職種が連携して支援を行う取り組みが推進されてきている．口腔の専門家がいなくても口腔環境を数値化，口腔問題を共通言語化し，多職種で連携できるツール（図 1）も開発され幅広く活用されている[6,7]．理学療法士が中心となって多職種を巻き込み，リハビリテーション，口腔，栄養の三位一体の取り組みをぜひ実施してもらいたい．

■引用文献

1) Watanabe Y, Hirano H, et al.：Relationship Between Frailty and Oral Function in Community-Dwelling Elderly Adults. J Am Geriatr Soc 2017；65（1）：66-76.
2) 日本歯科医師会：通いの場で活かすオーラルフレイル対応マニュアル—高齢者の保健事業と介護予防の一体的実施に向けて，2020 年版．https://www.jda.or.jp/oral_frail/2020/pdf/2020-manual-all.pdf
3) Tanaka T, Takahashi K, et al.：Oral Frailty as a Risk Factor for Physical Frailty and Mortality in Community-Dwelling Elderly. J Gerontol A Biol Sci Med Sci 2018；73（12）：1661-7.
4) 水口俊介，津賀一弘ほか：高齢期における口腔機能低下—学会見解論文 2016 年度版．老年歯科医学 2016；31（2）：81-99.
5) 日本歯科医学会：口腔機能低下症に関する基本的な考え方．令和 4 年 12 月．https://www.jads.jp/assets/pdf/basic/r04/document-221207.pdf
6) 松尾浩一郎，中川量晴：口腔アセスメントシート Oral Health Assessment Tool 日本語版（OHAT-J）の作成と信頼性，妥当性の検討．日本障害者歯科学会雑誌 2016；37（1）：1-7.
7) Chalmers JM, King PL, et al.：The oral health assessment tool-validity and reliability. Aust Dent J 2005；50（3）：191-9.

ORAL HEALTH ASSESSMENT TOOL 日本語版 (OHAT-J)

ID:　　　　氏名：　　　　　評価日：　／　／　　(Chalmers JM, 2005; 松尾, 2016)

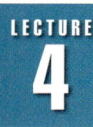

項目	0 = 健全	1 = やや不良	2 = 病的	スコア
口唇	正常、湿潤、ピンク	乾燥、ひび割れ、口角の発赤	腫脹や腫瘤、赤色斑、白色斑、潰瘍性出血、口角からの出血、潰瘍	
舌	正常、湿潤、ピンク	不整、亀裂、発赤、舌苔付着	赤色斑、白色斑、潰瘍、腫脹	
歯肉・粘膜	正常、湿潤、ピンク	乾燥、光沢、粗造、発赤 部分的な(1-6歯分)腫脹 義歯下の一部潰瘍	腫脹、出血(7歯分以上) 歯の動揺、潰瘍 白色斑、発赤、圧痛	
唾液	湿潤、漿液性	乾燥、べたつく粘膜、少量の唾液 口渇感若干あり	赤く干からびた状態 唾液はほぼなし、粘稠性の高い唾液 口渇感あり	
残存歯 □有 □無	歯・歯根の う蝕または破折なし	3本以下の う蝕、歯の破折、残根、咬耗	4本以上のう蝕、歯の破折、残根 非常に強い咬耗 義歯使用無しで3本以下の残存歯	
義歯 □有 □無	正常 義歯、人工歯の破折なし 普通に装着できる状態	一部の義歯、人工歯の破折 毎日1-2時間の装着のみ可能	二部位以上の義歯、人工歯の破折 義歯紛失、義歯不適のため未装着 義歯接着剤が必要	
口腔清掃	口腔清掃状態良好 食渣、歯石、プラークなし	1-2部位に 食渣、歯石、プラークあり 若干口臭あり	多くの部位に 食渣、歯石、プラークあり 強い口臭あり	
歯痛	疼痛を示す 言動的、身体的な兆候なし	疼痛を示す言動的な兆候あり：顔を引きつらせる、口唇を噛む 食事しない、攻撃的になる	疼痛を示す身体的な兆候あり：頬、歯肉の腫脹、歯の破折、潰瘍 歯肉下膿瘍。言動的な徴候もあり	
歯科受診 (要 ・ 不要)		再評価予定日 (／ ／)		合計

Japanese Translation: Koichiro Matsuo permitted by The Iowa Geriatric Education Center

available for download: https://www.ohcw-tmd.com/research/　　revised Sept 1, 2021

日本語版作成：東京医科歯科大学大学院地域・福祉口腔機能管理学分野 教授 松尾 浩一郎

図1　口腔アセスメントシート Oral Health Assessment Tool 日本語版 (OHAT-J)
東京科学大学のホームページからダウンロードが可能 (https://www.ohcw-tmd.com/research/ohat.html).

高齢者の特徴（4）
排尿機能

到達目標

- 加齢に伴う排尿障害について理解する.
- 排尿障害の評価・測定方法について理解する.
- 排尿障害に対する一次予防について理解する.

この講義を理解するために

　この講義では高齢者の排尿機能に関する症状として，特に排尿障害について学びます．排尿行動には，下部尿路の機能のみならず，他の身体機能や認知機能も関与しており，これも相まって加齢の影響を受けやすい特徴があります．排尿障害を知るためには，最初に正常の排尿とはどのようなものか，排尿にかかわる器官にはどのようなものがあるかを知っておく必要があります．また，排尿にかかわる器官については，その解剖学的構造から男女における性差が大きいことも特徴であり，性差も含めた理解が不可欠となります．

　この講義を学ぶにあたり，以下の項目を学習しておきましょう.

□ 下部尿路とその周囲の器官の解剖学的構造および機能について学習しておく.

□ 神経伝達も含めた排尿サイクルについて学習しておく.

□ 排尿にかかわる器官（特に解剖学的構造）の性差について学習しておく.

講義を終えて確認すること

□ 排尿障害の概要（分類など）について理解できた.

□ 高齢者の排尿障害の特徴（性別による差も含める）について理解できた.

□ 排尿障害とその関連要因（原因と影響要因）について理解できた.

□ 排尿障害に関する評価項目とその方法について理解できた.

□ 排尿障害の予防について理解できた.

1．加齢に伴う排尿機能の変化

1）排尿障害とは

排尿機能が正常であれば，適度の尿量（150〜250 mL）が膀胱にたまると尿意を感じ排出を促し，また，尿を我慢し十分な膀胱容量（350〜500 mL）まで尿をためることができる．さらにその後，いつでも特別な努力なしに尿の排出やその中断ができ，残尿なく排尿を終えることができる．これに対して排尿障害とは，体外に排出する水分（尿）を膀胱にためることや，たまった尿を体外へ排出するという排尿過程のいずれかに異常をきたす状態のことをさす．尿を貯める機能（蓄尿機能）と尿を排出する機能（排尿機能）のいずれか，あるいは双方が障害された状態を排尿障害という．また，これらの機能をつかさどる膀胱，尿道，および尿道括約筋で構成される器官を下部尿路というため，「下部尿路機能障害」ともいわれる．

排尿障害は，主に蓄尿（機能）障害と排出（排尿機能）障害に分けることができる．蓄尿障害とは膀胱内にうまく尿をためることができない状態のことをさし，排出障害には排出症状と排尿後症状とがあり，それぞれ，尿の排出がうまく行えない状態および排尿後にきたす症状のことをさす．

（1）蓄尿（機能）障害

a．頻尿

尿が近い，あるいは尿の回数が多い症状のこと．昼間頻尿と夜間頻尿に分けられ，以下のように排尿回数の基準が定められている．しかし，それ以下の排尿回数でも自分自身で排尿回数が多いと感じる場合には頻尿といえる．

- 昼間頻尿：日中，起きてから就寝までの排尿回数が8回以上の場合．
- 夜間頻尿：夜間，睡眠中に排尿のために1回以上起床する場合．

b．尿意切迫感

尿意が急に強くなり，我慢することが困難なほど強くなること．

c．尿失禁

下記の分類があり，それぞれの状況により尿が漏れてしまうこと．

- 切迫性尿失禁：切迫した我慢できない尿意（尿意切迫感）の後にコントロールできない尿漏れが起こること．漏れる程度は中等量〜多量にわたる．
- 腹圧性尿失禁：せきやくしゃみ，笑う，体を曲げる，物を持ち上げるなどの動作で腹腔内圧が急激に上昇し，それによって尿漏れが起こる．漏れる量は通常は少量〜中等度である．
- 混合性尿失禁：切迫性と腹圧性の両方を併せもつ状態のこと．
- 機能性尿失禁：排尿機能は正常であるにもかかわらず，身体運動機能や認知機能の問題で起こる．
- 溢流性尿失禁：過度に充満した膀胱から尿が漏れ出る状態．漏れる量は少量だが，持続的に漏れ出すため排出総量としては多量となる．前提として，尿が出にくくなる排尿障害がある．

d．遺尿症

昼夜問わず自分の意思と関係がなく尿を漏らしてしまうことで，小児に多い．昼間は漏らさないが夜間に起こる場合を夜間遺尿症（夜尿症）という．

（2）排出（排尿機能）障害

a．排出症状

尿の排出を十分に行うことができない症状で，以下のものがある．

- **尿勢低下**：尿の勢いが弱い状態．
- **尿線分割・尿線散乱**：排尿中に尿線が2本以上に分かれたり，分散して細かく出る状態．
- **尿線途絶**：排尿の途中で尿が途切れる状態．
- **排尿遅延**：排尿開始までに時間がかかる状態．
- **腹圧排尿**：排尿の開始や維持にお腹の力を要する状態．
- **終末滴下**：排尿終了時に尿流が低下することで滴下し，途切れが悪い状態．

b．排尿後症状

排尿後に出現する症状で，主に膀胱収縮障害および尿路通過障害によりみられる．

- **残尿感**：排尿後に尿が膀胱内に残っている感覚．
- **排尿後尿滴下**：排尿直後に意図せず尿が出てくる状態．

2）加齢と排尿障害

2002〜2003年に日本排尿機能学会によって行われた40歳以上を対象とした調査[1]によると，夜間頻尿の基準である1回以上の排尿回数を有する者は全体の69.2%，過活動膀胱罹患率は全体の12.4%であった．また，各症状の罹患率は年齢とともに上昇し，過活動膀胱の罹患率は80歳以上に絞ると37%であった．加えて，排尿障害の各症状の重症度に着目すると，いずれも年齢とともにその重症度が高まることが明らかとなっている．海外におけるシステマティック（系統的）レビューでは，少なくとも4人に1人が排尿障害により生活に支障があり，高齢であればあるほどその罹患率は高くなると報告されている[2]．また，排尿障害に関しては羞恥心から症状を訴えない隠れ患者が多く，実際の症例数はこれらの報告を上回ると思われる．

（1）男女共通の加齢による変化

健常者と比較すると，高齢者の排尿は，1日の総尿量は減少するものの排尿回数は増える傾向がある．加齢による男女共通の下部尿路機能の変化として，蓄尿障害につながるものでは，膀胱容量の低下，膀胱充満感の低下，排尿筋の過活動性の増加が起こる．加齢により特に増加傾向が強い夜間頻尿には，夜間の尿生成増加が関連因子として考えられている．

一方，排出障害につながるものとして，膀胱収縮機能の低下，残尿量の増加があげられる．これらの身体機能の変化に加えて，高齢者は複数の薬を内服していること（ポリファーマシー）が多く，それらの中には排尿に影響するものもあるため，これが原因となり排尿障害をきたしている場合もある．

（2）男女別の加齢による変化

性別による違いでは，男性では排尿症状である尿勢低下，残尿感に加えて尿意切迫感が多く，女性では蓄尿症状である切迫性尿失禁や腹圧性尿失禁が多いとされている[1]．この性差にはその原因が大きく関係している．

a．男性

男性における排尿障害との関連因子の代表例として，前立腺が存在する．前立腺は，加齢に伴い肥大化する傾向があり，前立腺が肥大化すると尿道を狭窄することで尿が出にくくなる．前立腺癌の発生も排尿障害の原因となる．加えて，男性の場合，尿道がたるむことで折れ曲がった尿道球部に尿が残り，排尿後に無意識に尿が垂れる症状も生じる．

排尿後症状
(post-micturition symptoms)

LECTURE
5

ポリファーマシー
▶ Lecture 2・Step up 参照

b. 女性

　加齢に伴い，女性は尿道の位置の変形や骨盤底筋群の機能低下が生じやすく，腹圧がかかった際に起こる腹圧性尿失禁や，トイレまで我慢がきかない切迫性尿失禁が起こりやすくなる．これには，妊娠や出産も影響する．また，閉経後に女性ホルモンの一種であるエストロゲンの不足が起こり，コラーゲン合成が減少することで尿道閉鎖圧が低下する．

3）健康アウトカム

QOL (quality of life；生活の質)

　排尿障害は QOL の低下に明確に影響し，少なくとも 4 人に 1 人がその影響を受けていると報告されている[2]．また，多くの場合，羞恥心により症状を否定あるいは隠すことで，身体的および心理社会的な制限が生じるということも，排尿障害による影響として特徴的な点である．これらが複合することで，結果的に排尿障害が不安，うつ病，性生活の悪化，身体活動の減少などの二次的な症状の原因となり，自信の喪失や社会的孤立にもつながっている．日本における 40 歳以上を対象とした調査でも実際に，排尿障害により心の健康，活力，身体活動，家事・仕事，社会活動などに影響が出ていた[1]．

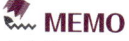

MEMO
排尿の問題により生活に影響があると答えた者の中で，排尿の問題で医療機関を受診しているのは 18.0％にすぎなかった[1]．

　一方，排尿障害を有する際，その他の疾患を併発している症例も多く，それらとの相互作用による QOL への影響の可能性も高いとされている．排尿障害の要因でもある生活習慣や病歴，手術歴による健康への影響も注意深く考察する必要がある．加えて，排尿障害が引き起こす身体症状も問題となる．その一つとして，失禁に伴う皮膚炎がある．また，匂いを過剰に気にする高齢者もおり，そのような認識に対するケアも必要となる．

4）関連要因

　排尿障害の原因は多岐にわたるが，蓄尿障害は主に過活動膀胱，生活習慣病（肥満など），神経因性の問題（糖尿病，脊髄疾患，脳血管疾患などによる），膀胱炎，膀胱結石，骨盤底機能の問題などが因子となる．一方，排出障害には前立腺肥大症・前立腺癌，神経因性の問題，骨盤底機能，内服薬の影響などがある．また，上記に加えて高齢者における特徴的な因子として認知機能や身体機能の低下（排尿行動全般にかかわる），下部尿路に作用しうる薬剤の内服などがあげられる．さらに，排尿行動にはトイレまでの移動や衣服の着脱などの動作も含まれるため，衣服，住宅環境などの生活環境も関連要因となる．

　以下に，排尿障害と関連する要因とそれに起因する症状について，代表的なものをあげる．

（1）過活動膀胱

過活動膀胱
(overactive bladder：OAB)

　膀胱がコントロールを失い，尿が十分にたまっていなくても意思と関係なく膀胱が収縮する状態を示す症状である．特に，閉経後の女性では，女性ホルモン（エストロゲン）の分泌が低下するため，筋力および尿道の弾力性が弱まり，過活動膀胱が生じやすくなる．

● **関連する排尿障害**：尿意切迫感，切迫性尿失禁，頻尿．

（2）低活動膀胱

低活動膀胱
(underactive bladder：UAB)

MEMO
自律神経ニューロパチー
(autonomic neuropathy)
自律神経が侵される病気．自律神経は，意識的な努力をせずに体内プロセスを調節している末梢神経のことである．

　膀胱の収縮力が低下する状態で，尿が出づらい，勢いがないなど，主に排出障害を示唆する症状である．膀胱内の残尿が多くなるため尿路感染症などを引き起こす．高齢者における膀胱収縮障害は，加齢による膀胱の変化としてもみられるが，糖尿病などの自律神経ニューロパチーや腰部椎間板ヘルニア，腰部脊柱管狭窄症，馬尾疾患などの末梢神経障害の結果としても起こる．

● **関連する排尿障害**：溢流性尿失禁，排尿困難，頻尿．

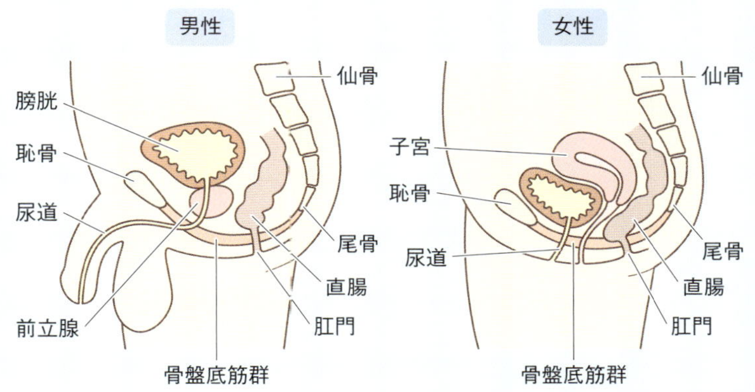

調べてみよう
骨盤底筋群の位置関係
図1に簡単に示したが，骨盤底は男女で構造が異なる．それにより排尿障害の要因が異なる場合もある．詳細に解剖学的な性差を確認することで，より理解が深まる．

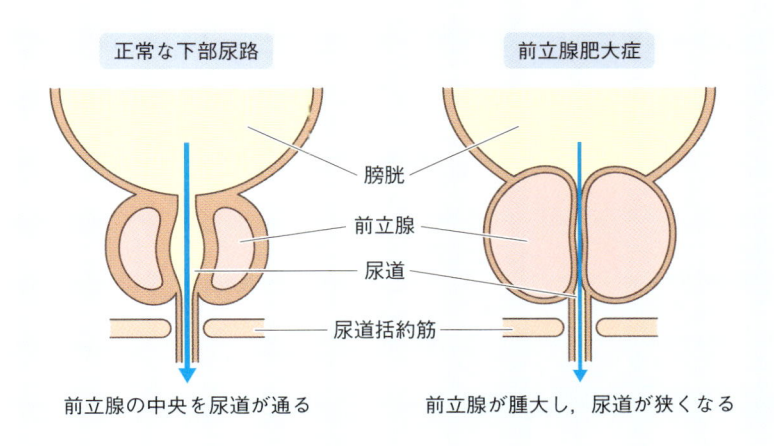

図1　骨盤底筋群の位置関係

図2　前立腺肥大症

正常な下部尿路　　　前立腺肥大症

膀胱
前立腺
尿道
尿道括約筋

前立腺の中央を尿道が通る　　前立腺が腫大し，尿道が狭くなる

（3）骨盤底筋群の脆弱化

　骨盤底筋群は外尿道括約筋などの排尿にかかわる筋を含んだ骨盤底部に位置する筋群で（**図1**），男女ともに加齢とともに脆弱化する．特に女性においては，その解剖学的構造上，元来，筋力が弱い傾向があることに加えて，ホルモンの変化や妊娠・出産による負荷・損傷により脆弱化しやすく，骨盤臓器脱の原因ともなる．
●関連する排尿障害：腹圧性尿失禁，切迫性尿失禁．

（4）前立腺肥大症（図2）

　男性に特有であり，尿道を挟むように位置している前立腺が，中年期以降，加齢により肥大することで尿が出にくくなる．加齢の他に遺伝的要因，食生活，肥満，高血圧，高血糖，脂質異常なども関連する．また，前立腺肥大症および前立腺癌に対する手術が腹圧性尿失禁の原因となることもある．
●関連する排尿障害：頻尿，残尿感，排尿遅延，尿勢低下．

2. 評価方法

　排尿障害の評価は多岐にわたり，その症状によっても選定が必要であるが，ここではその代表的なものをあげる．蓄尿機能と排尿機能とが正常にはたらいているか否かを判断する情報が必要となる．

骨盤底筋群
(pelvic floor muscles)

前立腺肥大
(prostatic hypertrophy)

1）具体的な方法

（1）排尿状況（排尿日誌）

排尿障害を評価する際，緊急性を要さない場合は，どんな症状であれ排尿日誌による状況把握が第一選択となる．**図 3**[4] に一例を示すが，その様式は施設などによって異なるが，評価に必要な情報を得ることができればよい．

膀胱機能や生活習慣を評価することができ，起床から翌日の朝まで，もしくは 0 時から翌日の 0 時までを 1 日分として記録する．単一日の記載では症例の日常を把握できない可能性もあるため，最低でも 2〜3 日は記録することが推奨される．自分で記録できる場合は自分で行うが，自分でできない場合は介護者が行う．具体的には以下を記録する．

調べてみよう

排尿日誌の記載や取り扱いについては日本排尿機能学会ホームページに排尿日誌 FAQ[3] が提示されている．迷った際には参考にするとよい．

a．排尿の時間と量

排尿のたびに，時間と量を記録する．排尿量の計測は，目盛りつきの紙コップや計量カップなどで行う（おむつ使用例では，排尿後のおむつの重さからもとの重さを引いて計測）．以下のような項目を把握できるうえ，最大排尿量および最長排尿間隔などから本人に蓄尿能力を把握してもらうこともできる．

MEMO

おむつ使用かつ排尿を知らせることが困難な例（認知症など）では，1 時間ごとにおむつの濡れ具合をチェックし，排尿量と時間を記録する．

- **1 日排尿回数**：昼間は 8 回未満，夜間は 1 回もしくは 2 回未満であれば正常と判断する．
- **1 日排尿量**：総尿量から多尿の有無を判断できる．多尿の目安は 1 日尿量（mL）= 体重（kg）×40 mL 以上，夜間多尿の目安は一晩の尿量（mL）= 体重（kg）×10 mL 以上（1 日尿量の 33％以上）とされる．
- **平均排尿量**：全排尿量を排尿回数で割った量．200〜300 mL 程度が正常といわれる

排尿日誌（Bladder diary）

月　日（　）

起床時間：午前・午後 ＿＿時＿＿分
就寝時間：午前・午後 ＿＿時＿＿分

メモ　その日の体調など気づいたことなどがあれば記載してください。

	時間	排尿（○印）	尿量（ml）	漏れ（○印）			
	時から翌日の		時までの分をこの一枚に記載してください				
1	時　分		ml				
2	時　分		ml				
3	時　分		ml				
4	時　分		ml				
5	時　分		ml				
6	時　分		ml				
7	時　分		ml				
8	時　分		ml				
9	時　分		ml				
10	時　分		ml				
	時間	排尿	尿量	漏れ			

次のページへつづく

	時間	排尿（○印）	尿量（ml）	漏れ（○印）			
11	時　分		ml				
12	時　分		ml				
13	時　分		ml				
14	時　分		ml				
15	時　分		ml				
16	時　分		ml				
17	時　分		ml				
18	時　分		ml				
19	時　分		ml				
20	時　分		ml				
21	時　分		ml				
22	時　分		ml				
23	時　分		ml				
24	時　分		ml				
25	時　分		ml				
	時間	排尿	尿量	漏れ			
	計		ml				

翌日 ＿＿月＿＿日の
起床時間：午前・午後 ＿＿時＿＿分

図 3　排尿日誌の一例
（日本排尿機能学会：ガイドライン・指針・声明文・排尿日誌・転載[4]）

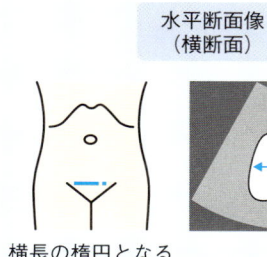
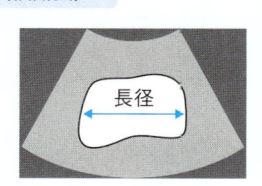
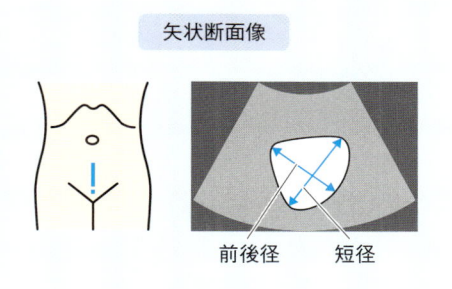

図4　膀胱容量の超音波計測
恥骨上部にプローブ（探触子）を当て，水平断面と矢状断面の2方向の断面像を得る．大きく，はっきりと膀胱が確認できる位置で測定する．

が，高齢者は膀胱容量が低下するため150 mL以上で正常と判断することも多い．

b. 尿漏れの有無

尿漏れ回数に加え，その量も記録することが望ましい．おむつ使用例ではおむつの重量から計測するが，おおまかに，少量，中等量や，下着が濡れる程度，などの状況で書いてもよい．

c. 尿意切迫感の有無とその状況

d. その他

特に，水分摂取の時間・内容・量に加え，食事内容と時間なども記載することが有効である．

（2）残尿量

残尿量計測には，導尿もしくは超音波（エコー）画像診断装置による計測がある．計測は排尿直後に実施することが望ましい．50 mL以下を正常と判断する．

a. 導尿

カテーテルを挿入し導尿することにより，膀胱の残尿量を実測する．正確な測定が可能ではあるが，患者への負担や尿路感染などのリスクも伴う．

b. 超音波計測（図4）

超音波画像診断装置を用いて経腹的に膀胱の形状を観察することで残尿量を評価する．導尿と比較すると簡便に実施可能であり，計測時にはエコーにて経腹的に水平断面と矢状断面で膀胱の大きさを計測し，以下の計算式により残尿量を算出する．

残尿量（mL）＝長径（cm）［水平断面］×短径（cm）［矢状断面］×前後径（cm）［矢状断面］×0.5

（3）排尿感覚情報（問診，観察）

- 残尿感：残尿感があるか否か，訴えを聞く．
- 尿意の有無：尿意の有無と同時に，介護を要する場合は介護者への伝達能力を確認する．
- 排尿困難感：訴えの聴取とともに，状況に応じて排尿開始までに時間を要していないかなど，排尿の様子を観察する．痛みを伴う場合にはその状況も記録する．

（4）排尿状態

尿の出方（勢いや所要時間），排尿に伴う痛みや力みが必要な様子など，スムーズに排尿できていない様子がみられるときは，その状態を記録する．

（5）尿の性状など

尿を確認し，混濁や変色，悪臭など，異常があれば尿路感染症などを疑う．

LECTURE
5

👆**試してみよう**
排尿日誌を実際につけてみることで，自分の状況を把握するとともに日誌をつける対象者の実情を感じてみよう．

💥**気をつけよう！**
排尿障害というと，頻尿や尿失禁を考える人が多いが，排尿感受に関する問題や排尿状態の異常も関係している．多角的な観点で評価することが求められる．

CLSS (Core Lower Urinary Tract Symptom Score)

ICIQ-SF (International Consultation on Incontinence Questionnaire-Short Form)

KHQ
(King's Health Questionnaire)

OABSS (Overactive Bladder Symptom Score)

IPSS (International Prostate Symptom Score)

J-PFDI-20 (Japanese version of the Pelvic Floor Distress Inventory-short form 20)

（6）質問紙による評価

　排尿障害の自覚的症状や QOL への影響を評価する質問紙は多数あり，下記に代表的なものをあげる．

a．主要下部尿路症状スコア（CLSS）

　日本で開発された質問票で，主要な症状を聞き落とさないための 10 項目から構成される．初診を含めた，診断未確定の患者の包括的な下部尿路症状および生活への支障度の評価に有用とされる．

b．国際尿失禁会議質問票 短縮版（ICIQ-SF）

　尿失禁に特異的な QOL 質問票で，症状および QOL に関する 4 項目の質問から構成される．

c．キング健康質問票（KHQ）

　尿失禁に特異的な QOL 質問票で，過活動膀胱においても妥当性が確認されている．ICIQ-SF と比較すると 8 領域 19 項目と質問が多く細かいが，日常生活や対人関係，精神面など，社会生活への影響を詳細に聞くことができる．

d．過活動膀胱症状スコア（OABSS）

　過活動膀胱に特異的な症状質問票で，日本人症例を用いて作成された．昼間頻尿，夜間頻尿，尿意切迫感，切迫性尿失禁の 4 項目から構成される．

e．国際前立腺症状スコア（IPSS）

　前立腺肥大症の自覚症状として排尿状況を評価し，重症度を判定する．

f．骨盤底困窮度質問票日本語版（J-PFDI-20）

　女性に特化した質問票であり，排尿障害に加えて骨盤臓器脱，結腸直腸・肛門障害についても評価できる．

2）その他の医学的評価

　排尿障害を訴える症例の中でも，尿閉などの緊急の処置を要する状態か，慢性的な症状なのかを見極める必要がある．そのためには，身体理学所見や各種検査により理学療法が適用になるか否かを判断する．特に高齢者では，原因疾患が多岐にわたる可能性があるため包括的な評価が重要となる．

- 身体理学所見：腹部触診にて尿閉による下腹部膨満の有無や，高齢男性では直腸指診にて前立腺疾患の有無について確認する．
- 尿検査：尿蛋白，血尿あるいは膿尿の有無により，膀胱炎などの感染や悪性腫瘍の有無を確認する．
- 血液検査：腎機能障害の有無，男性では前立腺癌の可能性を確認する．
- 超音波画像検査：水腎症，尿閉，膀胱壁の肥厚の有無に加えて前立腺肥大症の有無を確認する．
- X 線検査：尿路造影による尿路の通過障害の有無，膀胱の形態を確認する．

3）注意点

　排尿障害について評価する際には，膀胱機能だけでなく，排尿行動に必要な身体および認知機能や生活状況などによっても影響を受けるため，それらについても情報を集める必要があることを念頭におく．

3．予防方法（一次予防）

1）運動面における予防

（1）骨盤底筋群のトレーニング

　排尿障害の予防として代表的であり，尿失禁や頻尿などの予防に有効である．骨盤底筋群の弱化により膀胱や尿道が下垂し，尿漏れが起こりやすくなる状況を回避でき

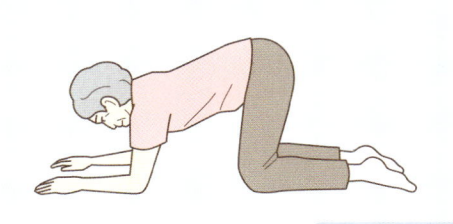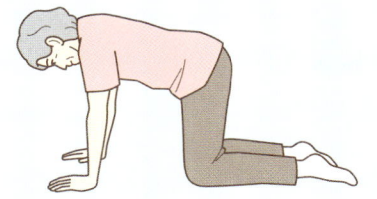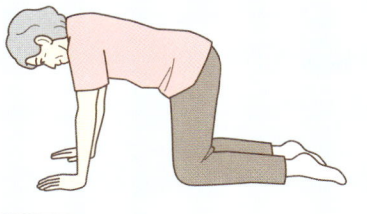

両手を床に着いた姿勢

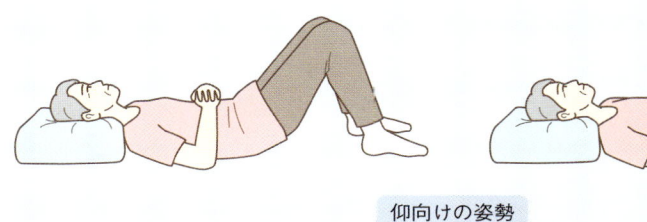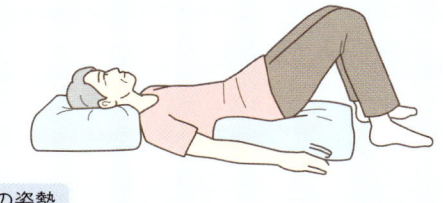

仰向けの姿勢

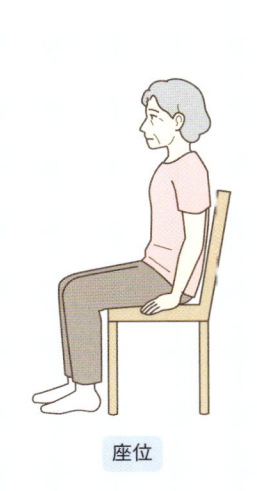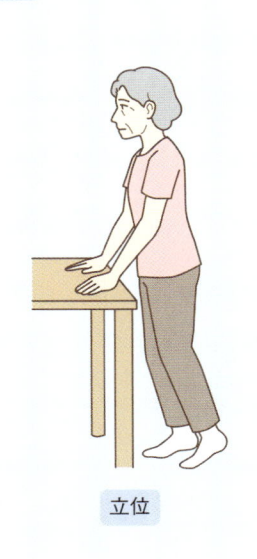

座位　　　　　　　立位

図5　骨盤底筋群のトレーニング
姿勢を変えてみることで骨盤底筋群を収縮させやすい姿勢をみつける．また，さまざまな姿勢でトレーニングすることで，どのような姿勢でも骨盤底筋群をコントロールできるようにする．

る．トレーニング内容としては，主に以下のように行う．

　骨盤底筋群の位置を確認する（解剖学的な位置関係を理解できていることが理想的）→骨盤底筋群の収縮を行う（収縮を理解することが難しいため，尿を止めるように，などと説明する）→さまざまな時間間隔（長く維持する収縮，短く繰り返す収縮など）→さらにさまざまな姿勢（臥位，座位など）で収縮を行う（**図5**）．

　これらのトレーニングを可能な限り毎日繰り返し行う．

（2）骨盤底筋群を含めた体幹筋のコントロール

　排尿障害を予防するには，骨盤底筋群をやみくもに鍛えるのではなく，体幹筋とのバランスを考慮することが重要である．排尿の際には腹腔を構成する筋（横隔膜や腹部の筋など）が適切にはたらくことにより腹圧が上がると同時に骨盤底筋群が弛緩すること，逆に蓄尿する際には過剰に腹圧がかかることなく骨盤底筋群が適切に機能していること，が必要となる．骨盤底筋群のトレーニングにもつながるが，腹圧をかけながら（せき込みなどもこれにあたる），それに先行して骨盤底筋群を収縮させるよ

LECTURE
5

MEMO

人工股関節置換術後において，術式が前方侵入のほうが後方侵入と比較して尿失禁が改善している．これは股関節機能の改善による骨盤底筋群の緊張の高まりの効果と，骨盤底筋群の一部と連結している内閉鎖筋の切除の有無による影響が考えられると報告されている[5]．これより，股関節機能と骨盤底筋群が密接に関連していることが示唆される．

ADL（activities of daily living；日常生活活動）

うなトレーニングを実施し，それぞれがバランスよく機能するようにしておく．

（3）全身の身体・筋機能の維持のための運動

　骨盤底筋群のトレーニングや腹圧とのバランスを考慮していると，下部尿路器官周囲の筋のみならず，体幹を含めた姿勢保持筋の重要性がわかる．円背であれば腹圧をかけた際に骨盤底筋群に圧がかかりやすく，排尿障害を誘発してしまうことになる．加えて，前述した「関連要因」の項でも学んだように，排尿行動にはトイレまでの移動や衣服の着脱などの一連の動作も含まれ，これらに問題が生じると排尿障害のリスクも高くなる．そこで，全身の筋力パフォーマンスを含めた身体機能を適切に維持できるよう，良姿勢の保持や日常的な運動を心がけることが予防策となる．

　また，肥満に代表される生活習慣病も排尿障害と大きく関連しているため，適度な有酸素運動も予防策となる．有酸素運動を適切に継続することで全身筋肉率の向上に加えて，血流改善も期待でき，排尿障害の因子ともなりうる脳血管疾患の予防にもなる．

2）日常生活における予防

　排尿障害，特に前立腺肥大症や尿失禁などの原因として，飲水過多，過剰な食事摂取，肥満，糖尿病，喫煙，便秘があげられ，これらの改善が排尿障害の予防につながる．

　適切に膀胱の中に尿をためるには，飲み物や食事に注意する必要がある．水分摂取は少なすぎても多すぎても好ましくないため，体重や生活習慣を考慮しつつ適切な水分摂取を心がけ，かつ，夜間多尿・頻尿の場合は，水分摂取の時間も調整する．コーヒーや緑茶などのカフェイン飲料はもちろん，ビタミンCを多く含んだ飲料も刺激物となりうる．アルコールや炭酸飲料も同様であり，このような膀胱刺激物を避けることも予防につながる．また，塩分の制限も多尿や頻尿に効果的である．

　ADLでできる対応策としては，過度の腹圧をかけないように工夫することがある．重い荷物を持つことやガードルなどの慢性的な着用によっても腹圧がかかるため，このような行動を避けることも効果的である．

3）その他

　行動療法に，膀胱訓練がある．膀胱訓練とは，尿意を感じた際にすぐにトイレに行かずに尿を膀胱にためるものであり，膀胱容量を増加させる目的で実施する．ただし，我慢をしすぎることは好ましくないため，自身で排尿回数が気になるようであれば無理のない範囲で実施することが望ましい．

　さまざまな予防策に加えて，排尿障害は自尊心や羞恥心にかかわることを考慮する．前述したとおり，排尿について気にするあまり，外出や水分摂取を控えたり，緊張やストレスにより不安やうつ症状へとつながるため，高齢者自身の自尊心やプライバシーにも配慮したアプローチが求められる．予防と同時に，排尿ばかりに気をとられないよう，精神面のコントロールを行うことも必要である．

■引用文献

1）本間之夫，柿崎秀宏ほか：排尿に関する疫学的研究．日本排尿機能学会誌 2003；14（2）：266-77.
2）Pizzol D, Demurtas J, et al.：Urinary incontinence and quality of life：a systematic review and meta-analysis. Aging Clin Exp Res 2021；33（1）：25-35.
3）日本排尿機能学会：排尿日誌 FAQ.
　http://japanese-continence-society.kenkyuukai.jp/special/index.asp?id=16332
4）日本排尿機能学会：ガイドライン・指針・声明文・排尿日誌・転載.
　http://japanese-continence-society.kenkyuukai.jp/special/index.asp?id=15894
5）Baba T, Homma Y, et al.：Is urinary incontinence the hidden secret complications after total hip arthroplasty? Eur J Orthop Surg Traumatol 2014；24（8）：1455-60.

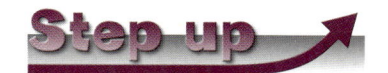

薬剤と下部尿路機能障害

　下部尿路機能障害は，尿を膀胱内に貯める蓄尿相の機能障害である蓄尿機能障害，尿を排出する排尿相の機能障害である排尿機能障害に大別できる．ここでは特に，薬物療法が広く用いられる過活動膀胱と前立腺肥大症について説明する．

1）蓄尿機能障害（過活動膀胱）

　過活動膀胱に対する治療薬には，β_3アドレナリン受容体作動薬，抗コリン薬，平滑筋弛緩薬，三環系抗うつ薬などがある．有効性と安全性が確立されているβ_3アドレナリン受容体作動薬および抗コリン薬について説明する．

● β_3アドレナリン受容体作動薬（図1）：比較的新しい作用機序の薬剤で，膀胱平滑筋の弛緩に関与する[1]．体内にはさまざまな受容体があり，それが特定の伝達物質と結合することによって，「△△しなさい」という指令が細胞に伝わる．作動薬は身体のはたらきを促す役割をもつ．β_3アドレナリン受容体は，ノルアドレナリンによって活性化される受容体である．β_3アドレナリン受容体作動薬は，平滑筋である膀胱排尿筋（以下，排尿筋）にあるβ_3アドレナリン受容体を刺激し，排尿筋を弛緩させ過活動膀胱の症状を改善させる．国内で使用可能な薬剤としてミラベグロンとビベグロンがある．ミラベグロンは，抗コリン薬にみられる口内乾燥や便秘などの有害事象が少ない[2,3]．ビベグロンは，禁忌項目が少なく使用しやすい薬剤である．国内では，抗コリン薬に比べ副作用が少ないことからその使用が増えている．

● 抗コリン薬（図2）：抗コリン作用とは，ムスカリン受容体におけるアセチルコリンのはたらきを阻害する作用である．膀胱の収縮には神経伝達物質のアセチルコリンが関与している．副交感神経末端から分泌されるアセチルコリンがヒト膀胱平滑筋組織中に多く存在するムスカリン受容体に作用することにより，排尿筋が収縮する[4]．過活動膀胱に対して抗コリン薬は，膀胱のムスカリン受容体におけるアセチルコリンのはたらきを阻害し，過剰な収縮を抑え，尿意切迫感や頻尿などの症状を改善する．代表的な薬剤としては，ソリフェナシン，トルテロジン，プロピベリン，オキシブチニン，イミダフェナシンなどがある．しかし，抗コリン薬は，全身のムスカリン受容体の遮断作用による副作用がある[1]．一般的な副作用には，口内乾燥，便秘などがあげられる．また，脳血管関門を通過しやすいため，認知機能の悪化などを起こす可能性が指摘されており，高齢者での使用に際しては注意を要する[5-8]．一方，日本で初の経皮吸収型の過活動膀胱治療薬であるオキシブチニン経皮吸収型製剤は，経口の抗コリン薬と比較して副作用が少ないといわれる[1]．

● 難治性過活動膀胱の治療：ボツリヌス毒素膀胱壁内注入療法[9]：尿失禁を伴う難治性特発性過活動膀胱患者に対して推奨される．ボツリヌス毒素は，除神経作用によるコリン作動性神経からのアセチルコリンの放出の抑制作用や求心性神経に対する作用をもつ．膀胱壁内に注入することにより排尿筋の一過性

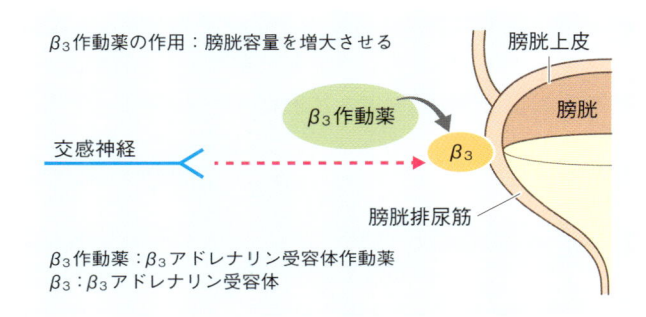

図1　β_3アドレナリン受容体作動薬の作用機序
膀胱排尿筋におけるβ_3受容体を刺激して蓄尿相でのノルアドレナリンによる膀胱弛緩作用を増強することで膀胱容量を増大させる．

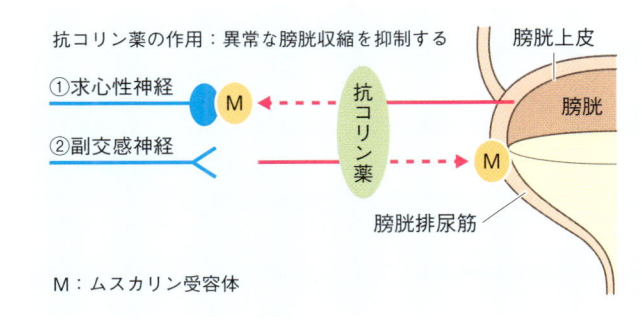

図2　抗コリン薬の作用機序
求心路と遠心路のムスカリン受容体へのアセチルコリンの結合を阻害し，膀胱の異常な収縮を抑制する．
①求心性神経：膀胱上皮細胞からの膀胱知覚伝達（伸展刺激・侵害刺激→ATP（アデノシン三リン酸），アセチルコリン，プロスタグランジンの放出→求心性神経の活性化）を遮断し，尿意切迫感などの膀胱の異常な知覚が中枢へ伝わることを抑える．
②副交感神経（遠心路）：アセチルコリンが膀胱排尿筋に存在するムスカリン受容体に結合することを遮断し，膀胱排尿筋の異常な不随意収縮を抑制する．

不全麻痺を引き起こし，排尿筋の過活動を軽減する．日本では難治性の特発性および神経因性過活動膀胱において有効性と安全性が認められ，2020年に保険適用となった．

- 薬物療法と保存療法：「過活動膀胱診療ガイドライン［第3版］」によると，高齢者においても過活動膀胱に対する初期治療では，生活指導や理学療法などを含む行動療法などの保存療法が第一選択として行われるべきであると述べられている[9]．薬物療法は行動療法などの保存療法にて十分な効果が認められない場合に考慮することとなる[10]．

2）排尿機能障害（前立腺肥大症）

男性の排尿機能障害は，前立腺肥大症によることが多い．前立腺肥大症に対する薬物療法はα_1アドレナリン受容体遮断薬（α_1遮断薬），ホスホジエステラーゼ5（phosphodiesterase-type 5：PDE5）阻害薬，5α還元酵素阻害薬などがある．ここでは前立腺肥大症の治療に多く用いられるα_1遮断薬を中心に説明する．

- α_1遮断薬（図3）：前立腺と膀胱頸部の平滑筋の緊張に関係するα_1アドレナリン受容体を阻害して前立腺を縮小させ尿道を広げ，尿道の抵抗を減弱させることにより下部尿路症状を軽減させる．副作用には起立性低血圧，易疲労性，射精障害，鼻づまり，頭痛などがある．眼科手術時には，術中虹彩緊張低下症候群に注意が必要であるとされる[11]．代表的な薬剤として，タムスロシン，ナフトピジル，シロドシン，ウラピジルなどがある．

- ホスホジエステラーゼ5（PDE5）阻害薬：平滑筋の弛緩などにかかわる環状グアノシン一リン酸（cyclic guanosine monophosphate：cGMP）はPDE5という酵素によって分解される．分解酵素であるPDE5を阻害し，cGMPの分解を阻害することにより，排尿筋を弛緩させる．薬剤はタダラフィル，シルデナフィル，バルデナフィルがあるが，前立腺肥大症の適応を有しているのはタダラフィルのみである．

- 5α還元酵素阻害薬：男性ホルモンであるテストステロンが前立腺細胞に取り込まれると，5α還元酵素によって活性型テストステロンである5αジヒドロテストステロン（dihydrotestosterone：DHT）に変換される．DHTは前立腺肥大症の進行に関連する．5α還元酵素阻害薬はDHTを低下させて前立腺を縮小させ，症状を改善する[11]．国内で使用可能な薬剤は，デュタステリドである．

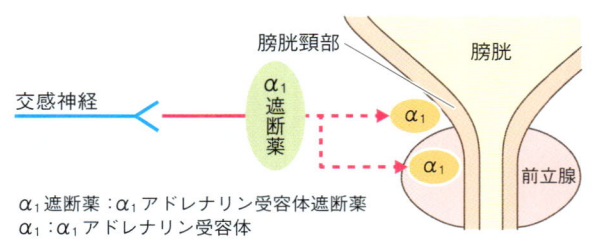

図3　α_1遮断薬の作用機序
交感神経にかかわるα_1アドレナリン受容体を遮断することにより，尿道の平滑筋や前立腺を弛緩させる．

■引用文献

1）日本排尿機能学会 過活動膀胱診療ガイドライン作成委員会編：過活動膀胱診療ガイドライン［第2版］．リッチヒルメディカル；2015. p.137-61.

2）Yamaguchi O, Marui E, et al.：Phase Ⅲ, randomised, double-blind, placebo-controlled study of the β3-adrenoceptor agonist mirabegron, 50 mg once daily, in Japanese patients with overactive bladder. BJU Int 2014；113（6）：951-60.

3）Maman K, Aballea S, et al.：Comparative efficacy and safety of medical treatments for the management of overactive bladder：a systematic literature review and mixed treatment comparison. Eur Urol 2014；65（4）：755-65.

4）武田正之，荒木勇雄：下部尿路機能の分子生物学的研究．日本薬理学雑誌 2003；121（5）：325-30.

5）Todorova A, Vonderheid-Guth B, Dimpfel W：Effects of tolterodine, trospium chloride, and oxybutynin on the central nervous system. J Clin Pharmacol 2001；41（6）：636-44.

6）Katz IR, Sands LP, et al.：Identification of medications that cause cognitive impairment in older people：the case of oxybutynin chloride. J Am Geriatr Soc 1998；46（1）：8-13.

7）Ouslander JG, et al.：Overactive bladder：special considerations in the geriatric population. Am J Manag Care 2000；6：S599-606.

8）Campbell N, Boustani M, et al.：The cognitive impact of anticholinergics：a clinical review. Clin Interv Aging 2009；4：225-33.

9）日本排尿機能学会/日本泌尿器科学会編：過活動膀胱診療ガイドライン［第3版］．リッチヒルメディカル；2022. p.93-106, 185-203, 226-232.

10）Natalin R, Lorenzetti F, Dambros M：Management of OAB in those over age 65. Curr Urol Rep 2013；14（5）：379-85.

11）日本泌尿器科学会編：男性下部尿路症状・前立腺肥大症 診療ガイドライン．リッチヒルメディカル；2017. p.102-34.

■参考文献

1）医療情報科学研究所編：病気が見える vol.8 腎・泌尿器．第3版．メディックメディア；2017.

高齢者の特徴（5）
認知機能

到達目標

- 加齢に伴う認知機能の低下について理解する.
- 認知機能の評価・測定方法について理解する.
- 認知機能の低下に対する（一次）予防について理解する.

この講義を理解するために

　この講義では，認知機能について知っておくべき基礎的な事項として，「認知機能の低下とは何か?」ということ，加齢をはじめとした関連要因，認知機能が健康アウトカムに与える影響について学び，次に代表的な認知機能の評価方法について学びます. そして，認知機能の低下を予防するための一次予防の方法として，運動と日常生活のそれぞれの観点から，どのくらい効果があるのかを学ぶとともに，運動により改善させることが可能な項目について学習します.

　この講義を学ぶにあたり，以下の項目を学習しておきましょう.

- □ 脳の機能・解剖について学習しておく.
- □ 認知機能の評価方法について学習しておく.
- □ 一次予防について学習しておく.
- □ 運動の禁忌事項について学習しておく.

講義を終えて確認すること

- □ 認知機能の低下について理解できた.
- □ 認知機能の低下と健康アウトカムについて理解できた.
- □ 認知機能の低下と関連要因について理解できた.
- □ 認知機能を評価するための代表的な評価尺度を理解できた.
- □ 認知機能を評価する際の注意点を確認できた.
- □ 認知機能の低下を予防するための運動の効果について理解できた.
- □ 認知機能の低下および認知症のリスクを低減させるための各項目における現状のエビデンスについて確認できた.

1. 加齢に伴う認知機能の変化

1) 認知機能とは

認知機能（cognitive function）

認知機能とは，人間が日常生活を送るうえで必要不可欠な脳の高次脳機能のことを指す．認知機能の低下は，注意機能，記憶機能，またはより高いレベルの認知機能（注意，言語，推論を含む）の明らかで測定可能な喪失または異常な状態で，加齢による認知機能の低下より，さらに低下している状態とされる．また，多くの研究で用いられている基準としては，「神経心理検査による認知機能評価の結果が標準値から1.5 SD 以上の低下がみられる場合」を客観的な認知機能の低下ありと定義されることが多い[1]．認知症の診断基準は，世界保健機関による国際疾病分類第 10 版（ICD-10）[2]，米国国立老化研究所/アルツハイマー病協会（NIA-AA），米国精神医学会による診断基準（DSM-5）が，現在最もよく使われている診断基準である．認知症は，慢性あるいは進行性の脳疾患によって生じ，記憶低下と記憶以外の少なくとも一つの機能，例えば，熟練した運動（肢節運動失行），言語（失語症），または実行機能（計画，注意，抽象的推論など）の低下を伴う．この認知機能の低下が特に著しく，日常生活に影響を及ぼしている状態が 6 か月以上継続している状態を「認知症」と診断する[2]．

世界保健機関（World Health Organization：WHO）

MEMO
肢節運動失行
(limb-kinetic apraxia)
失行とは手や足など，運動を行う体の器官に異常がないにもかかわらず，過去に一度身につけた一連の動作を行う機能が低下することである．認知症の中核症状として，肢節運動失行を認めることがある．肢節運動失行では，手や指に問題がないにもかかわらず，硬貨をつまむ，ボタンをかける，紐を結ぶといった動作がぎこちなくなったり，できなくなったりする．

2) 加齢と認知機能の関係

認知機能は，加齢に伴い低下する．これは，大脳において加齢に伴う生理的もしくは病的な変化が出現することによって起こる．しかし，生理的な変化と病的な変化の境界は明瞭ではない．

(1) 加齢に伴う認知機能の低下

a. 脳・神経系の基本的な役割

認知症（dementia）

脳・神経系の機能は大きく 2 つに分けられる．一つは，感覚機能や運動機能など，外部からの情報を受け取ったり，それらに反応したりする機能であり，もう一つは，記憶，思考，判断など，情報を集めて処理する「高次脳機能」である．

b. 加齢による反応速度の変化

自動車を運転しているときに危険を感じてブレーキを踏むまでの時間や，転びそうになったときに体勢を立て直す動作は，加齢とともに遅くなることがある．

c. 流動性知能と結晶性知能

流動性知能（fluid intelligence）

結晶性知能
（crystallized intelligence）

高次脳機能の変化は一様ではない．学習，計算，記憶，短時間での情報処理，新しいことへの対応能力などにかかわる「流動性知能」は，30 歳をピークにして 65 歳以降は比較的早く低下する．一方，知識や経験に基づく理解や判断能力である「結晶性知能」は，30 歳以降もゆっくりと向上し，65 歳以降もあまり低下しない．

d. 記憶の種類（図 1）

記憶（memory）

記憶には，感覚器官を通じて得た情報を短期間保持する「短期記憶」と，必要な情報を長期間保持する「長期記憶」がある．長期記憶には，意識して思い出せる「陳述記憶」と，意識せずに思い出せる「非陳述記憶」がある．陳述記憶には，言葉の意味や概念を覚える「意味記憶」と，経験した出来事を覚える「エピソード記憶」がある．非陳述記憶には，自転車の乗り方など，体で覚える「手続き記憶」などがある．

e. 加齢による記憶の変化

高齢になると，短期記憶が低下しやすくなり，「もの忘れ」が多くなる．また，長期記憶の中でもエピソード記憶は低下しやすいが，意味記憶や手続き記憶は比較的保たれやすい．このように，脳・神経系の機能や記憶は加齢とともに変化するが，その

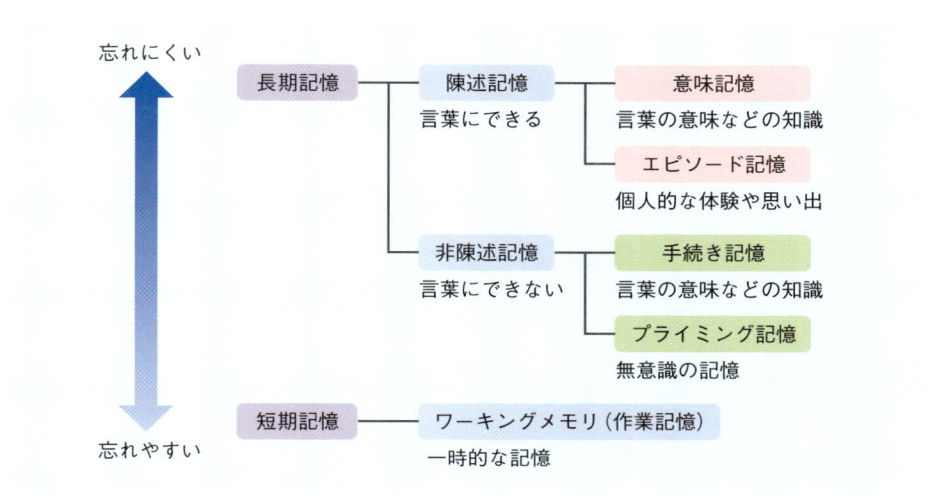

図1 記憶の種類

変化の仕方には個人差がある.

（2）加齢に伴う大脳の形態・組織学的変化

a. 大脳の萎縮

　加齢に伴い，大脳は次第に萎縮する．ただし，萎縮の速さは部位によって異なる．前頭葉が最も萎縮しやすく，次に側頭葉，特にシルビウス裂周辺が萎縮しやすい．一方，後頭葉の萎縮は軽度にとどまる傾向がある.

b. 前頭葉の萎縮

　組織学的には，高齢者の前頭葉皮質は，層構造が保たれたまま萎縮する．しかし，前頭葉が萎縮する前頭側頭型認知症では，皮質上層の神経細胞が脱落し，層構造の一部が欠落する．情報伝達経路では，中層（第4層）から上層（第2・3層），下層（第5層）へと情報が伝わるが，上層の神経細胞が脱落すると大きな障害が出る．しかし，加齢による脳の萎縮では，情報処理量は減少するものの，層構造や機能自体は保たれる．したがって，加齢による大脳の生理的萎縮の場合，情報処理量の低下により発動性の低下や思考の緩慢化がみられるが，通常は認知症とはみなされない.

c. 神経細胞の変化

　組織学的には，神経細胞の単純な萎縮と脱落（樹状突起の萎縮に続く細胞体の萎縮・消失）がみられる．シナプスは60歳以上になると約20%減少し，特に前頭葉での減少が顕著である．もう一つの大きな特徴的変化は，老人斑（アミロイドβの斑状蓄積）や神経原線維変化とよばれる病理学的変化の出現である．これらの変化はアルツハイマー病でもみられるが，加齢による変化でも現れる.

d. 生理的発現と病的状態

　加齢に伴う脳の変化では，一定の範囲内で老人斑や神経原線維変化が現れる場合，「生理的発現」とされる．一方，広範囲または大量の蓄積がみられる場合は「病的状態（疾患）」とみなされる．ただし，生理的発現と病的状態の間には明確な境界はない.

3）健康アウトカム

　認知機能の低下は，将来的な認知症発症リスクを高めるだけでなく，日常生活活動の低下，健康関連QOLの低下，転倒リスクの増加，身体的機能の低下など，さまざまな健康アウトカムに悪影響を及ぼすことがわかっている．認知機能の維持・改善は，高齢者の健康的な生活を支えるために重要な課題である.

4）関連要因

　これまでも多くの研究により検討されてきており，単一の要因ではなく，多数の要

前頭側頭型認知症
(frontotemporal dementia：FTD)

神経細胞 (neuron)

ここがポイント！
アミロイドβの産生および蓄積の異常がアルツハイマー型認知症の発症に深く関係しているという「アミロイドカスケード仮説」が広く支持されている.
▶ Step up 参照.

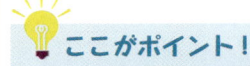 **MEMO**
神経原線維変化
(neurofibrillary tangle)
タウ蛋白の線維状凝集体.

アルツハイマー病
(Alzheimer disease：AD)

日常生活活動
(activities of daily living：ADL)

QOL (quality of life；生活の質)

因が関連していることが明らかになっている。認知症の最大の危険因子は、加齢であるが、その他にも①遺伝的因子、②社会・経済的因子、③生活習慣病関連因子、④老年症候群などの因子、に分類することができる。特に高齢期においては、生活習慣病の進行と老年症候群の出現による影響が大きく関連する。

（1）遺伝的因子

アポリポ蛋白Eとよばれる遺伝子の型が代表的である。この遺伝子には、$\varepsilon 2$、$\varepsilon 3$、$\varepsilon 4$などのサブタイプがあり、このなかで$\varepsilon 4$のサブタイプをもっていると、もっていない場合に比べ、比較的発症リスクが高いとされる。

（2）社会・経済的因子

教育歴の短かさ、低い所得、独居であることなどがあげられる。教育歴の短かさについては、小児期から青年期にかけての教育歴のみならず、たとえ高齢期であっても生涯教育という観点から学びを継続することで、認知機能の維持にも好影響を及ぼし、認知症有病率に変化を示す可能性がある。また、独居については、社会的孤立や引きこもりのリスクが高まってしまい、認知機能の維持に役立つ社会的かかわりの機会が失われることにより認知機能の低下を引き起こしてしまう。

（3）生活習慣病関連因子

高血圧、糖尿病、高脂血症、運動不足、喫煙などがあげられる。これらの生活習慣病やライフスタイルの偏りは、認知症のリスクを高める要因として知られている。高血圧、糖尿病、高脂血症、運動不足については、運動により改善が可能な疾患であることから、理学療法としての介入による予防効果は最も高い可能性がある。

（4）老年症候群などの因子

うつ症状、低栄養、転倒・骨折などがあげられる。うつ病の存在によりアルツハイマー型認知症のリスクが約2.5倍となることが示されており[3]、うつ病は認知症の病前状態となっている可能性がある。

2. 評価方法

1）検査方法

認知機能は多面的であるため、各機能を検査するためには、多くの検査を組み合わせて行う必要がある。代表的な評価尺度としては、改訂長谷川式認知症スケール（HDS-R：**図2**）[4]、MMSEがあげられる。

HDS-Rは、年齢、見当識（日付および場所）、3単語の記銘（即時再生と遅延再生）、計算、数字の逆唱、物品再生、言語流暢性の9項目から構成され、0〜30点の範囲で判定する。判定の基準（カットオフ値）として、20点以下の場合は、認知症の疑いが高いとされる。

MMSEは、時間の見当識、場所の見当識、3単語の即時再生と遅延再生、計算、物品呼称、文章復唱、3段階の口頭命令、書字命令、文章書字、図形模写の11項目から構成され、0〜30点の範囲で判定する。カットオフ値として、23点以下の場合は、認知症の疑いがあると判定される。

近年、認知症の前駆段階である軽度認知障害が注目されている。軽度認知障害とは、認知機能の低下を認めるが、日常生活は自立しており、正常な状態と認知症の中間の状態をさす（**図3**）。この評価尺度として、日本語版MoCAが使用されている（**図4**）。視空間・遂行機能、命名、記憶、注意力、言語、抽象概念、遅延再生、見当識の8項目から構成され、0〜30点の範囲で判定する。カットオフ値として、25点以下の場合は、軽度認知障害の可能性が高いとして判定される。

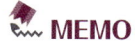
MEMO

改訂長谷川式認知症スケール（Hasegawa Dementia Scale-Revised：HDS-R）
「長谷川式認知症スケール」は、一般の高齢者の中から認知症の高齢者をスクリーニングすることを目的に用いられる簡易的な認知機能テスト。記憶を中心とした大まかな認知機能障害の有無を評価する。1974年に長谷川和夫医師によって開発された。開発当初は「長谷川式簡易知能評価スケール」の名称であったが、1991年に質問項目と採点基準の見直しが行われ、「改訂長谷川式簡易知能評価スケール（HDS-R）」に改訂された。また、2004年に疾患名が「痴呆症」から「認知症」に変更されたことにより、上記の名称になっている。

MMSE（Mini-Mental State Examination）

軽度認知障害（mild cognitive impairment：MCI）

MEMO

日本語版MoCA（Montreal Cognitive Assessment）
記憶としては3単語ではなく5単語の想起を行う点、前頭葉機能の検査を含んでいる点から、MMSEやHDS-Rでは判定が困難である軽度認知障害を評価するツールとして活用されている（感度93%、特異度87%）[5]。検査時間は個別面接で10分程度である。

1	お歳はいくつですか？（2年までの誤差は正解）		0　1
2	今日は何年何月何日ですか？何曜日ですか？（年月日，曜日が正解でそれぞれ1点ずつ）	年 月 日 曜日	0　1 0　1 0　1 0　1
3	私たちがいまいるところはどこですか？ （自発的にでれば2点，5秒おいて家ですか？病院ですか？施設ですか？のなかから正しい選択をすれば1点）		0　1　2
4	これから言う3つの言葉を言ってみてください．あとでまた聞きますのでよく覚えておいてください．（以下の系列のいずれか1つで，採用した系列に○印をつけておく） 1：a) 桜　b) 猫　c) 電車，2：a) 梅　b) 犬　c) 自動車		0　1 0　1 0　1
5	100から7を順番に引いてください． （100-7は？，それからまた7を引くと？　と質問する．最初の答えが不正解の場合，打ち切る）	(93) (86)	0　1 0　1
6	私がこれから言う数字を逆から言ってください． （6-8-2，3-5-2-9を逆に言ってもらう，3桁逆唱に失敗したら，打ち切る）	2-8-6 9-2-5-3	0　1 0　1
7	先ほど覚えてもらった言葉をもう一度言ってみてください． （自発的に回答があれば各2点，もし回答がない場合以下のヒントを与え正解であれば1点） a) 植物　b) 動物　c) 乗り物		a：0　1　2 b：0　1　2 c：0　1　2
8	これから5つの品物を見せます．それを隠しますのでなにがあったか言ってください．（時計，鍵，タバコ，ペン，硬貨など必ず相互に無関係なもの）		0　1　2 3　4　5
9	知っている野菜の名前をできるだけ多く言ってください．（答えた野菜の名前を右欄に記入する．途中で詰まり，約10秒間待っても出ない場合にはそこで打ち切る） 0〜5＝0点，6＝1点，7＝2点，8＝3点，9＝4点，10＝5点	-------------- -------------- -------------- --------------	0　1　2 3　4　5
		合計得点	

30点満点中20点以下は認知症の疑いあり．

図2　改訂長谷川式簡易知能評価スケール（HDS-R）
（加藤伸司ほか：老年精神医学雑誌 1991；2〈11〉：1339[4]）

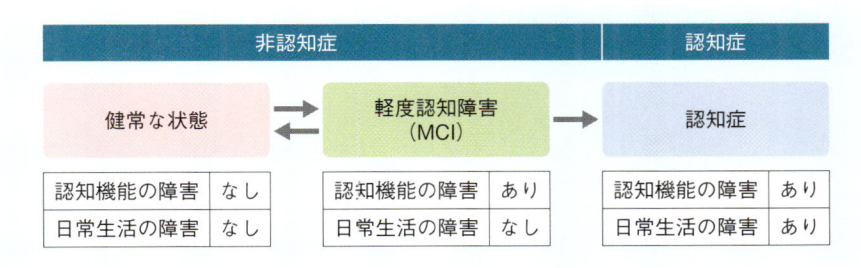

図3　軽度認知障害（MCI）と認知症

2) 対象者の範囲

　認知機能検査を実施するうえで，具体的な対象者の範囲に関する基準は明確にされていない．理学療法の対象者で最も多い高齢者に対してだけでなく，認知症・認知機能の低下が疑われる場合は，年齢を問わず，必要に応じて認知機能検査を実施する．

3) 注意点

　認知機能は多面的であるため，各機能を検査するには，多くの検査を組み合わせて行う．対象者への負担が大きいため，実施には注意が必要である．

MEMO
CDR（clinical dementia rating；臨床認知症評価尺度）
CDRでは検査上での認知機能のスコア化に基づく評価ではなく，趣味や社会活動，家事などの日常生活の状態を客観的に観察することで評価するため，認知症の重症度を判定する際に適している．下位項目には，記憶，見当識，判断力と問題解決，地域社会活動，家庭生活および趣味・関心，介護状況の6項目が含まれる．本人への問診のほか，家族を中心とした身近な周囲の人からの情報をもとに5段階で評価する．各項目について，障害なし（＝0），認知症の疑い（＝0.5），軽度（＝1），中等度（＝2），重度（＝3）で判定し，それらを総合して重症度を判定する．CDR＝0.5を軽度認知障害（MCI），CDR＝1以降を認知症としてとらえることが多い．

LECTURE 6

MEMO
日本において75歳以上の高齢ドライバーは，運転免許更新時に認知機能検査を受けなければならないことが定められている．

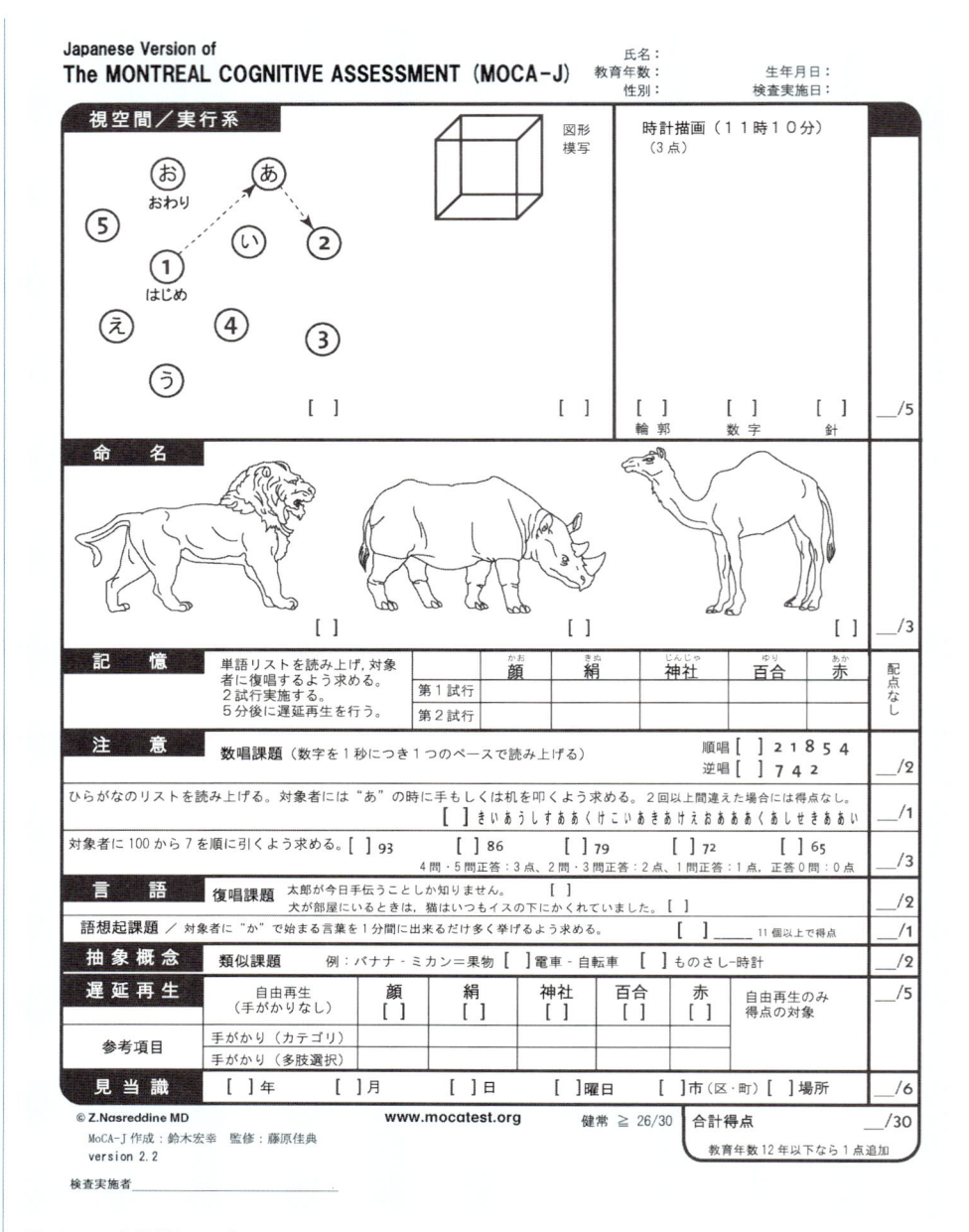

図4 日本語版 MoCA

第一に，環境面の調整である．認知機能検査に対して緊張する対象者も少なくないため，リラックスして検査が行えるように，静かで気が散る要素が少ない場所を選ぶ．

次に，対象者の状態の確認である．検査前には，対象者の健康状態や薬の内服状況を把握し，検査結果に影響を与えないよう注意する．

そして，適切な検査の選択と標準化された手順の遵守である．対象者の年齢，教育歴，文化的背景に応じて，最も適切な検査を選択する．認知機能の異なる側面を評価するために，複数の検査を組み合わせることもある．また，検査を実施する際には，各検査の標準化された手順マニュアルをよく確認し，各質問の読み方（声量やスピードなど）についても検査結果に影響を与えないように十分に注意する．

3．予防方法（一次予防）

1）運動面における予防

認知症の大部分を占めるアルツハイマー型認知症に対する根本的治療は開発されておらず，症状が進行してからは対症療法が中心となっているのが現状である．そのた

LECTURE 6

め，発症前の可能な限り早期から対処していくことが重要となる．

認知症の発症リスクを高めるさまざまな危険因子のうち，改善可能な認知症の発症リスク因子が2024年にアップデートした形で公表された．2024年7月30日，改善可能な認知症の発症リスク因子として，2020年の報告で示した12のリスク因子（教育の不足，頭部外傷，身体活動の欠如，喫煙，過度の飲酒，高血圧，肥満，糖尿病，聴覚喪失，うつ病，社会的接触の欠如，大気汚染）に，視力低下と高LDLコレステロール血症を加えた14項目が示された．これらについて対策を講じれば，約45%の認知症が予防可能であると報告されている[6]．

2015年にフィンランドで行われた認知機能が軽度低下している高齢者1,260名を対象とした介入研究では，栄養，運動（筋力トレーニング，有酸素運動），認知機能トレーニング，生活習慣病に対する教育から構成される複合的なプログラムを24か月間実施することで，神経心理学的検査の総合機能スコア，遂行機能，処理速度において，有意な改善が認められたことが報告された[7]．

日本においても，栄養，運動（ストレッチ，筋力トレーニング，有酸素運動，二重課題運動），認知機能トレーニング，生活習慣病に対する教育から構成される複合的なプログラムを18か月間実施することで，総合機能スコア，遂行機能，処理速度，記憶力で有意な改善が認められたことが報告されている[8]．

これらのことから，認知症予防に対する多因子から構成される介入が有効である可能性が示された．

2) 日常生活における予防

認知症の予防または発症遅延を目指すためには，発症のリスクを低減する必要があると考えられている．そのためには，認知症の発症や認知機能の低下に対するリスク要因の中で修正可能な要因に着目し，介入できる部分にアプローチをする必要がある．世界保健機関（WHO）から，「認知機能低下および認知症のリスク低減」に関するガイドラインが2019年に公表され，身体活動，禁煙，栄養，アルコール，認知的介入，社会活動，肥満（体重管理），高血圧，糖尿病，脂質異常症，うつ，難聴の各項目において現状のエビデンスの確認と各項目に対する介入の推奨度が提示された[9]．このガイドラインの中で，エビデンスレベル，推奨度が比較的高かったものの一つに運動，身体活動による介入があげられる（**表1**）[9]．

日常生活の指標の一つである身体活動について，認知機能の低下を予防するための明確な身体活動量の基準は明らかになっていない．参考値として，厚生労働省から公表されている「健康づくりのための身体活動・運動ガイド2023」では，高齢者における身体活動について，「3メッツ以上の強度の運動を週15メッツ・時以上行うことを推奨する」と推奨値が設定されている．これは，具体的には，歩行またはそれと同等以上の強度の運動を1日40分以上行うことを推奨している（1日約6,000歩以上に相当）[10]．

3) その他

(1) フレイルとサルコペニア

高齢者は，身体的にフレイル（虚弱）やサルコペニア（筋肉量減少）の状態になることが多い．疫学研究によると，身体的フレイルが認知機能障害に結びつきやすいこと，認知機能障害があると身体的フレイルになりやすいことが明らかになっている．

(2) コグニティブ・フレイル

身体的フレイルと認知機能障害が共存する状態を「コグニティブ・フレイル」と呼ぶ[11]．コグニティブ・フレイルは，認知症（特に血管性認知症）やフレイルの進行に伴い，手段的日常生活動作の低下や要介護状態につながりやすい．このため，早期の介入が重要である．

LDL (low density lipoprotein ; 低比重リポ蛋白質)

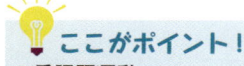

ここがポイント！

二重課題運動
前頭葉のはたらきが重要な役割を担っているといわれる．向けられる注意量には限界があるため，注意を適切に配分しながら動作を遂行することになる．二重課題運動を実施する際は，課題を指示どおりに成功させることが目的ではなく，与えられた課題について考えながら行うことで効果が期待できるので，間違えても問題はないことを実施前に説明し，対象者に不安を与えないようにする．

MEMO

フレイル
日本老年医学会が2014年に提唱した概念で，「frailty（虚弱）」の日本語訳である．健康な状態と要介護状態の中間に位置し，筋力や心身の活力が低下した病態である．フレイルの評価方法には統一した基準はないが，一般的には，①体重減少，②倦怠感（疲れやすさ），③活動性低下，④筋力低下，⑤歩行速度低下の5つの徴候のうち3つ以上に該当する場合を「フレイル」と分類する．さまざまな評価方法があり，日本では改訂版日本語CHS基準や基本チェックリストが使用されることが多い．
▶ Lecture 2 参照．

MEMO

サルコペニア (sarcopenia)
加齢による筋肉量の減少および筋力の低下のことをさす．2016年に国際疾病分類（ICD-10）にて「サルコペニア」が登録されたため，現在では疾患に位置づけられている．診断基準は，日本ではAsian Working Group for Sarcopenia 2019（AWGS2019）に基づいた基準が推奨されている．筋肉の力（握力），筋肉の力の機能（5回立ち上がりテスト，歩行速度，Short Physical Performance Battery〈SPPB〉），筋肉の量（骨格筋指数）によって判定される．
▶ Lecture 3 参照．

手段的日常生活動作 (instrumental activities of daily living：IADL)

LECTURE
6

表 1　WHO のガイドラインにおける認知症予防での介入項目の内容，エビデンスと推奨度

項目	内容	エビデンスの質	推奨の強さ
身体活動	身体活動は，認知機能正常の成人に対し，認知機能低下のリスクを低減するために推奨される	中	強い
	身体活動は，軽度認知障害の成人に対して認知機能低下のリスクを低減するために推奨してもよい	低い	条件による
禁煙	禁煙介入は，他の健康上の利点に加えて，認知機能低下と認知症のリスクを低減する可能性があるため，喫煙している成人に対して行われるべきである	低い	強い
栄養	WHO の健康食に関する推奨に準拠して，健康なバランスのとれた食事はすべての成人に対して推奨される	低い〜高い（食事の成分による）	強い
アルコール	危険で有害な飲酒を減量または中断することを目的とした介入は，他の健康上の利点に加えて，認知機能正常または軽度認知障害の成人に対して認知機能低下や認知症のリスクを低減するために行われるべきである	中（観察研究によるエビデンス）	条件による
認知機能トレーニング	認知機能トレーニングは，認知機能正常または軽度認知障害の高齢者に対して認知機能低下や認知症のリスクを低減するために行ってもよい	非常に低い〜低い	条件による
社会活動	社会活動と認知機能低下や認知症のリスクの低減との関連については十分なエビデンスはない．ただ，社会参加と社会的な支援は健康と幸福とに強く結びついており，社会的なかかわりに組み込まれることは一生を通じて支援されるべきである	―	―
体重	中年期の過体重，または肥満に対する介入は，認知機能低下や認知症のリスクを低減するために行ってもよい	低い〜中	条件による
高血圧	高血圧の管理は，現行の WHO ガイドラインの基準に従って高血圧のある成人に対して行われるべきである	低い〜高い（介入方法によって）	強い
糖尿病	糖尿病のある成人に対し，内服やライフスタイルの是正，または両者による糖尿病の管理は現行の WHO ガイドラインの基準に従って行われるべきである	非常に低い〜中（各種介入による）	強い
脂質異常症	脂質異常症の管理は，脂質異常症のある中年期の成人において認知機能低下と認知症のリスクを低減するために行ってもよい	低い	条件による
うつ病	現在のところ，認知機能低下や認知症のリスクを低減するために抗うつ薬の使用を推奨するエビデンスは不十分である	―	―
難聴	認知機能低下や認知症のリスクを低減するために補聴器の使用を推奨するエビデンスは不十分である	―	―

（World Health Organization：Risk Reduction of Cognitive Decline and Dementia：WHO Guidelines. 2019[9] をもとに作成）

（3）早期介入の重要性

　コグニティブ・フレイルの状態が進行すると，日常生活における自立が難しくなり，介護が必要となる可能性が高まる．したがって，身体的フレイルや認知機能障害の徴候がみられた場合は，早期に適切な対策を講じることが重要である．これにより，健康寿命の延伸や QOL の向上が期待できる．

■引用文献

1) Wilson RS, Mendes De Leon CF, et al.：Participation in cognitively stimulating activities and risk of incident Alzheimer disease. JAMA 2002；287（6）：742-8.
2) World Health Organization（WHO）：International Statistical Classification of Diseases and Related Health Problems（ICD）. 10th Revision. 2019.
3) Sáiz-Vázquez O, Gracia-García P, et al.：Depression as a Risk Factor for Alzheimer's Disease：A Systematic Review of Longitudinal Meta-Analyses. J Clin Med 2021；10（9）：1809.
4) 加藤仲司，下垣　光ほか：改訂長谷川式簡易知能評価スケール（HDS-R）の作成．老年精神医学雑誌 1991；2（11）：1339-47.
5) Fujiwara Y, Suzuki H, et al.：Brief screening tool for mild cognitive impairment in older Japanese：validation of the Japanese version of the Montreal Cognitive Assessment. Geriatr Gerontol Int 2010；10（3）：225-32.
6) Livingston G, Huntley J, et al.：Dementia prevention, intervention, and care：2024 report of the Lancet standing Commission. Lancet 2024；404（10452）：572-628.
7) Ngandu T, Lehtisalo J, et al.：A 2 year multidomain intervention of diet, exercise, cognitive training, and vascular risk monitoring versus control to prevent cognitive decline in at-risk elderly people（FINGER）：a randomised controlled trial. Lancet 2015；385（9984）：2255-63.
8) Oki Y, Osaki T, et al.：An 18-month multimodal intervention trial for preventing dementia：J-MINT PRIME Tamba. Alzheimers Dement 2024；20（10）：6972-83.
9) World Health Organization：Risk Reduction of Cognitive Decline and Dementia：WHO Guidelines. 2019.　https://iris.who.int/bitstream/handle/10665/312180/9789241550543-eng.pdf
10) 厚生労働省：健康づくりのための身体活動・運動ガイド 2023.　https://www.mhlw.go.jp/content/001194020.pdf
11) Kelaiditi E, Cesari M, et al.：Cognitive frailty：rational and definition from an（I.A.N.A./I.A.G.G.）international consensus group. J Nutr Health Aging 2013；17（9）：726-34.

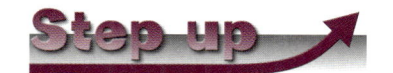

1. 薬剤による認知機能障害

　加齢により，物忘れの症状などが増えたのは認知症の影響だと，原因を調べる機会のないまま決めつけられてしまうことも少なくない．高齢者の認知機能障害には多くの原因があるが，高齢者において認知機能障害が疑われる場合，疾患の症状と判断する前に薬物の有害事象が合併している可能性を検討する．これは生理的予備能力の低下や複数疾患の合併および多剤併用など，薬物が認知機能障害を生じるリスクを高める要因を高齢者で多く認めるためである．薬剤性の認知機能障害（drug-induced cognitive impairment）には，急性に出現するせん妄のほかに，慢性的に持続する認知症様状態もみられる．そのため，認知機能障害が薬剤による影響だった場合，それは治癒する可能性がある．認知機能障害が疑われる場合は，服用している薬剤にも着目する必要がある．高齢の患者に認知機能障害を生じやすい薬物として最も重要なのは，抗コリン作用をもつ薬物である．認知機能障害との関連で重要なものとして，フェノチアジン系などの抗精神病薬，三環系抗うつ薬，パーキンソン病治療薬（抗コリン薬），第一世代ヒスタミン H_1 受容体拮抗薬　ヒスタミン H_2 受容体拮抗薬，頻尿治療薬があげられる．また，向精神薬（抗不安薬，抗精神病薬，睡眠薬，抗うつ薬）は抗コリン作用と同様に，認知機能障害と関連する可能性が報告されている（表1）[1]．

表1　認知症において特に慎重な投与を要する薬物のリスト

薬物（クラスまたは一般名）	代表的な一般名 （すべて該当の場合は無記載）	主な副作用・理由
三環系抗うつ薬	アミトリプチリン，クロミプラミン，イミプラミンなどすべての三環系抗うつ薬	認知機能低下，せん妄，便秘，口腔乾燥，起立性低血圧，排尿症状悪化，尿閉
パーキンソン病治療薬（抗コリン薬）	トリヘキシフェニジル，ビペリデン	認知機能低下，せん妄，便秘，口腔乾燥，起立性低血圧，排尿症状悪化，尿閉
オキシブチニン（経口）	オキシブチニン	尿閉，認知機能低下，せん妄のリスクあり．口腔乾燥，便秘の頻度が高い
ヒスタミン H_1 受容体拮抗薬（第一世代）	すべてのヒスタミン H_1 受容体拮抗薬（第一世代）	認知機能低下，せん妄のリスク，口腔乾燥，便秘
ヒスタミン H_2 受容体拮抗薬	すべてのヒスタミン H_2 受容体拮抗薬	認知機能低下，せん妄のリスク
ベンゾジアゼピン系睡眠薬・抗不安薬	フルラゼパム，ハロキサゾラム，ジアゼパム，トリアゾラム，エチゾラムなどすべてのベンゾジアゼピン系睡眠薬・抗不安薬	過鎮静，認知機能低下，せん妄，転倒・骨折，運動機能低下

（日本老年医学会編：高齢者の安全な薬物療法ガイドライン 2015．メジカルビュー社；2015．p.53[1] をもとに作成）

2. アルツハイマー病疾患修飾薬

　認知症の代表的な病態であり，認知症の半分以上を占めるとされているアルツハイマー病は，病期の進行を食い止める治療手段が実現していない難治性の疾患である．アルツハイマー病の病態を理解するうえで，アミロイドβ（Aβ）とよばれる蛋白質が重要となる．アミロイドβは，健常な人の脳の中にも存在するが，脳の中で分解されたり，脳の中から排出されたりするため，すぐに脳の中にたまることはない．しかし，老化やその他の理由で，脳の中で老廃物を処理する能力が弱まると，たまってきたアミロイドβが互いにくっつき合い，ますます分解や排出が困難となる．それらが次第に大きくなり，老人斑（アミロイド斑）とよばれる大きなかたまりを形成する．この老人斑が，脳に多く蓄積されると，神経細胞が死滅し，脳が正常にはたらかなくなるために，認知症を発症すると考えられている（アミロイドカスケード仮説）．

　現在，使用されているアルツハイマー病の治療薬は，脳の中で弱った神経細胞のはたらきを補う薬（コリンエステラーゼ阻害薬）や，神経細胞が死滅するのを遅らせる薬（NMDA 受容体阻害薬）がある．これらはいずれも，臨床症状を一時的に和らげることを目的とする「対症療法」として用いられ，アルツハイマー病の発症や進行を止めることはできないのが現状である．それに対し，アルツハイマー病の原因物質とされるアミロイドβを除去するこ

とを目的とした治療薬（抗アミロイド抗体医薬）が，注目されている．2023年9月にレカネマブ（商品名：レケンビ®）が日本では初めて承認され，2024年9月には日本では2品目となるドナネマブ（商品名：ケサンラ®）が承認された．これまで用いられてきた治療薬は，アミロイドカスケード仮説の病態に作用するものではなく，臨床症状を緩和することを目的とした薬であったが，レカネマブやドナネマブは，アミロイドβを除去することを目的とした抗アミロイド抗体医薬であり，この2剤の登場は今後の認知症治療が大きく変化する可能性がある歴史的な転換点をもたらしたとされている．しかし，これらの抗アミロイド抗体医薬については，アルツハイマー病の患者のうち，認知症を発症する前の軽度認知障害（MCI）の人や軽度の認知症のみでしか効果が確認されていない．また，その効果に関しても認知機能の低下を遅らせることは確認されたが，認知機能の低下を完全に止めることは現段階では確認されていない．そのため，レカネマブやドナネマブのような抗アミロイド抗体医薬のみでは，アルツハイマー病を治癒することは困難である．今後は，抗アミロイド抗体医薬に加えて，認知機能の低下を完全に止めて，さらには回復を促すことを可能にする予防・治療法の開発が重要となる．このことから，運動や栄養介入による予防・治療法を組み合わせることで，抗アミロイド抗体医薬の有効性を高める可能性もあることから，理学療法による一次予防の有用性を検証していくことが重要となるであろう．

3. 認知症で使用される抗精神病薬と嚥下障害

認知症の主な症状として，BPSD（behavioral and psychological symptoms of dementia；認知症に伴う行動・心理症状）がある．これは認知機能の低下によって引き起こされる行動障害と心理症状のことである．具体的には，うつ状態，暴言，妄想，睡眠障害など，本人と周囲の人に精神的な負担をかける症状があり，これらのBPSDの薬物治療の一つとして抗精神病薬が使用される（表2）．この抗精神病薬により嚥下機能が低下する薬剤性嚥下障害が生じることが明らかになっている[2]．認知症に対する抗精神病薬の使用について，特に注意が必要となるのが，レビー小体型認知症である．レビー（Lewy）小体型認知症は，軽度の段階から身体機能の障害を生じるのが主な特徴であり，比較的早い段階から嚥下障害を認める[3]．その原因の一つは，ドパミン分泌低下によるものであるが，抗精神病薬はドパミン遮断作用を有するため，ドパミン関連の運動・嚥下障害を助長するためと考えられる．また，認知症患者が抗精神病薬を使用した場合，使用していない認知症患者に比べ，肺炎などのリスクが高くなることが報告されている[4]．そのため，抗精神病薬の使用には注意が必要である．抗精神病薬の処方後に，嚥下機能の急激な悪化を認めた場合は，処方の中止を検討するだけでなく，レビー小体型認知症と診断されていない場合は，レビー小体型認知症の可能性も含めて再評価する必要がある．

表2　認知症患者に使用する主な抗精神病薬

主な抗精神病薬
● リスペリドン
● クエチアピン
● ハロペリドール
● オランザピン
● アリピプラゾール

■引用文献

1) 日本老年医学会編：高齢者の安全な薬物療法ガイドライン2015．メジカルビュー社；2015.
2) Herzig SJ, LaSalvia MT, et al.：Antipsychotics and the risk of aspiration pneumonia in individuals hospitalized for nonpsychiatric conditions：A Cohort Study. J Am Geriatr Soc 2017；65（12）：2580-6.
3) Shinagawa S, Adachi H, et al.：Characteristics of eating and swallowing problems in patients who have dementia with Lewy bodies. Int Psychogeriatr 2009；21（3）：520-5.
4) Mok PLH, Carr MJ, et al.：Multiple adverse outcomes associated with antipsychotic use in people with dementia：population based matched cohort study. BMJ 2024；385：e076268.

高齢者の特徴（6）
精神・心理機能

到達目標

- 加齢に伴う精神・心理機能を理解する．
- 高齢者の精神・心理機能における社会的なかかわりの重要性について理解する．
- 高齢者の精神・心理機能を良好に保つために，ゼロ次予防の観点からの理学療法士のかかわりについて考える．

この講義を理解するために

　世界で最も高齢化が進んでいる国である日本において，高齢者の介護予防・健康づくりをどのように進めていくかは重要な課題です．先進国や他のアジアの国々はこれから急速に高齢化が進む局面を迎えることもあり，日本の高齢化対策は世界各国からも注目されています．

　高齢期の健康課題の一つに精神・心理機能があり，これらを良好に保つには，理学療法士の専門の一つである運動も重要ですが，高齢者を多面的にとらえ，高齢者個人を取り巻く背景を理解してかかわることが重視されつつあります．

　この講義では，最初に，高齢者の精神・心理機能や社会とのかかわりについて，近年注目されている社会的孤立や孤独といった概念を盛り込みながら概説します．次に，ゼロ次予防などの新たな予防の考え方やその考え方の根本をなす健康の社会的決定要因について説明しながら，理学療法士が高齢者の精神・心理機能を良好に保つためにどんなことができるかについて一緒に考えていきたいと思います．

　この講義を学ぶにあたり，以下の項目を学習しておきましょう．

　　□ 健康日本 21 と第一〜三次の変遷について調べておく．

　　□ これまでの一次・二次・三次予防の概念を整理し，学習しておく．

講義を終えて確認すること

　　□ 加齢に伴う精神・心理機能について説明できる．

　　□ 高齢者の精神・心理機能における社会的なかかわりの重要性について説明できる．

　　□ 高齢者の精神・心理機能を良好に保つために，ゼロ次予防の観点からの理学療法士のかかわりについて自分の考えを述べることができる．

1．加齢に伴う精神・心理機能と社会との関係

1）精神・心理機能の低下とは

　精神・心理機能は，意識，注意，見当識，感情・気分，意欲，高次脳機能，発達精神，背景情報など非常に多様な要素から構成される．これらの機能が平均から偏った状態となり，職業・家庭・社会生活に支障をきたすと精神障害となる．精神障害に至らないよう，精神・心理機能の低下の予防，早期対応が求められる．

　精神・心理機能の低下の代表例として，"抑うつ"があげられる．抑うつとは，気分が落ち込み，何もする気になれないなど，活動を嫌っている状況であり，さまざまな精神症状や身体症状がみられる．抑うつは，気分・感情の問題であり，誰にでも起こりうる．この抑うつ状態が定期的，継続的に続き，著しい機能障害を引き起こすと"うつ病"として治療対象となる．

　近年，注目されている精神・心理機能として"孤独感"がある．孤独感は，他者や社会との関係・交流などの仲間づきあいに対する主観的な感情であり，「寂しい」，「自分がひとりである」と感じている状態のことである[1]．似たような言葉として，「社会的孤立」があるが，これは家族，友人，地域や社会などとほとんど接触のない状態のことをさす[2]．社会的孤立は他者や社会との交流の状況から客観的にとらえることができるが，孤独感はあくまで個人の主観的な感情である（図1）．日本政府は2021年2月に孤独・孤立対策担当室を設置，担当大臣も任命し，厚生労働省だけでなく，法務省や文部科学省，外務省など省庁を横断した孤独・孤立対策の重点計画を掲げ，取り組んでいる．

2）加齢と精神・心理機能の低下

　加齢に伴う精神・心理機能の低下は個人差が大きいことが特徴である．理由としては，中枢神経系が年齢を重ね変化する中で，身体・心理・環境的なストレスが加わ

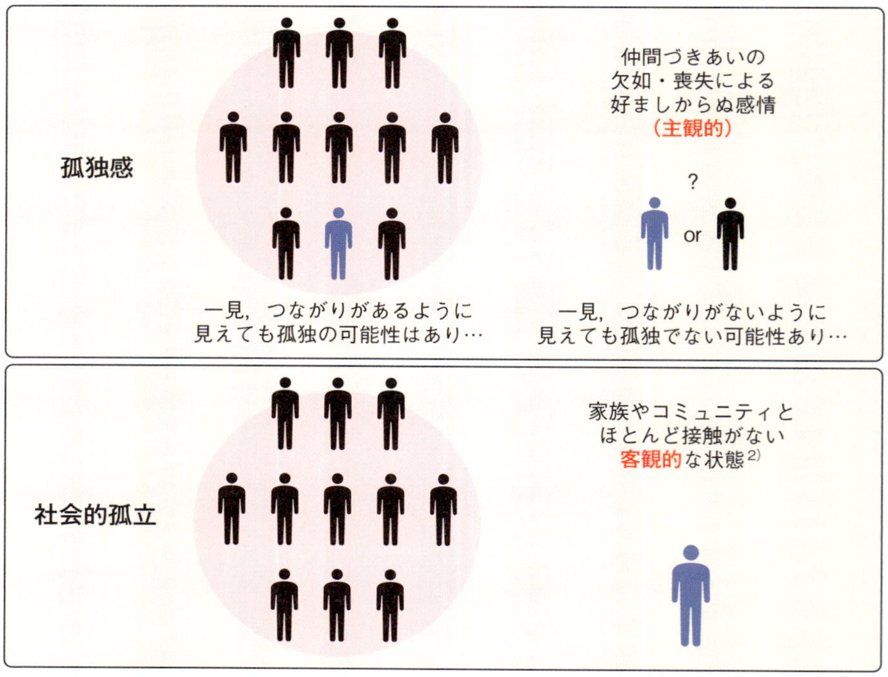

精神障害（mental disorder）

抑うつ（depression）

孤独感（loneliness）

社会的孤立（social isolation）

LECTURE 7

📖 **調べてみよう**
孤独・孤立対策担当室
社会的不安に寄り添い，深刻化する社会的な孤独・孤立の問題について総合的な対策を推進するための企画および立案ならびに総合調整に関する事務を処理するため，内閣府に設置された．具体的な取り組みについて調べてみよう．

図1　孤独感と社会的孤立

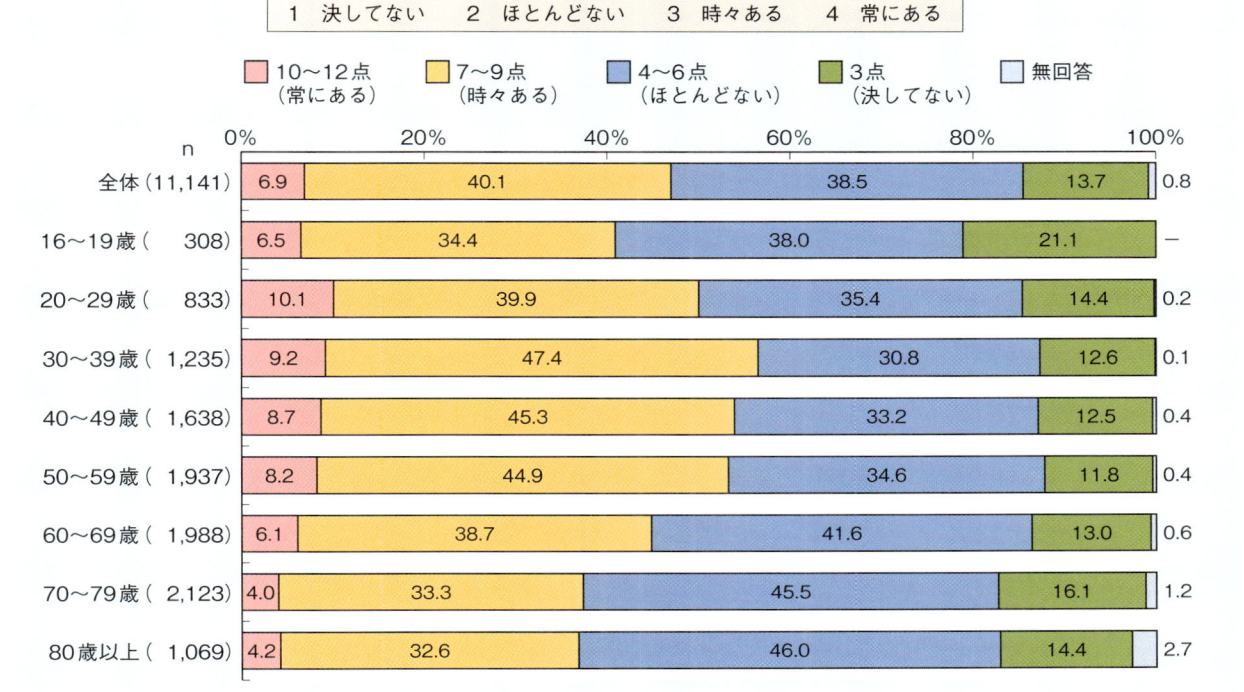

図2 年齢階級別孤独感（間接質問）
（内閣官房孤独・孤立対策担当室：人々のつながりに関する基礎調査〈令和5年〉調査結果の概要. 令和6年3月. p.7[3]）
主観的な感情を間接的な質問により数値的に測定するために考案した「UCLA孤独感尺度」[4] の日本語版[5] の3項目短縮版[6] に基づく.

り，それらのストレスの大きさやそれらへの対処能力が人によって異なることがあげられる．高齢者における精神・心理機能の低下には，このようにさまざまな背景があり，多様な疾患を合併している点が特徴である．

代表例としてあげた抑うつは，高齢者の2〜3割程度にみられ，高齢者における問題として認知機能の低下と並び重要な位置を占めている．また，人々のつながりに関する基礎調査（令和5年）の結果によると，孤独感を感じている人の割合は，年齢が高くなるほど増えているわけではなく，20〜50代で高くなっている（**図2**）[3].

3）加齢と社会とのかかわりの変化

社会とのかかわり，いわゆる社会参加はさまざまな分野により定義が異なる．高齢者の社会参加の定義に関するレビュー論文では，社会参加を"地域生活や重要な共有スペースで他者との交流を提供する活動への関与"と定義している[7]．友人や近所の人とのちょっとした交流，趣味活動をともにする集まり，地域におけるボランティア活動，そして就労なども社会参加である．また，その実態は単一的なものでもなく，さまざまな活動に重層的に参加していることが多い[8]．はたらきながら，地域のボランティア活動，そして趣味活動，友人・近所の人との交流をもっている高齢者の姿はイメージしやすいだろう．人々のつながりに関する基礎調査（令和5年）[3] では，社会活動への参加状況をスポーツ・趣味・娯楽・教養・自己啓発などの活動，PTA・自治会・町内会などの活動，子ども・障害者・高齢者など，家族以外の人を手助けする活動，ボランティア活動，その他の活動（同窓会，宗教や信仰上の活動など）でとら

📖 **調べてみよう**

社会参加（social participation）
自分が住んでいる自治体ではどのくらいの高齢者がボランティアや趣味活動などの地域組織に参加しているだろうか？ 自分の自治体の高齢者福祉計画を検索して確認してみよう.

LECTURE 7

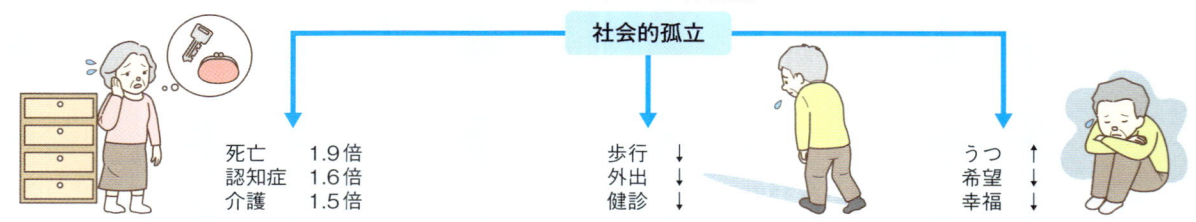

人や社会とのつながり
心身にさまざまな影響

全国3万4,187人（一部4万7,318人）
2016年から3年間追跡

社会的孤立

死亡	1.9倍
認知症	1.6倍
介護	1.5倍

歩行	↓
外出	↓
健診	↓

うつ	↑
希望	↓
幸福	↓

図3　社会的孤立と健康・well-being
（Nakagomi A, et al.：Soc Sci Med 2023；327：115937[10]をもとに作成）

試してみよう

就労している高齢者の割合は増加しており，重要な社会参加の一つである．高齢者がはたらき続けるにはどのような職場の環境整備が必要か，話し合ってみよう．

MEMO

well-being
個人の権利や自己実現が保障され，身体的，精神的，社会的に良好な状態にあることを意味する概念．

MEMO

日本老年学的評価研究
（Japan Gerontological Evaluation Study：JAGES）
健康長寿社会をめざした予防政策の科学的な基盤づくりを目的とした日本を代表する大規模研究の一つである．2010年より3年に1度，全国の複数市町村と共同で高齢者を対象とした質問紙の大規模郵送調査を実施している．

えている．これらのいずれかの社会活動に参加している者の割合は，男女ともに20代で最も低く，70代までは高齢になるほど参加割合が高まっている傾向にある[3]．近年，就労している高齢者の割合も増え続けており，15歳以上人口における年齢階級別の就業率は，2012年から2022年にかけて，65～69歳で37.1%から50.8%，70～74歳で23.0%から33.5%とそれぞれ13.7%ポイント，10.5%ポイント伸びている[3]．高齢者の社会参加状況をとらえるうえでは，就労は外すことはできない観点である．

　加齢に伴い，新たな友人・知人が増える，地域での新たな役割を担う，孫の誕生，退職，家族・友人などを亡くすなどのさまざまなライフイベントにより，高齢者本人と社会とのかかわりも変化していく．また，加齢に伴う機能低下により，要支援・要介護認定を受けた場合は，デイサービスの利用や施設への入所など，社会参加活動に受動的な側面も増えてくる[9]．人生のどの局面においても，社会とのつながりを喪失しないようなかかわりが理学療法士にも求められる．

　家族やコミュニティとほとんど接触がない，社会とのかかわりの乏しい状態である社会的孤立は高齢者の健康・well-beingにどのような影響を与えるのか，広範に検証した研究[10]を紹介する．この研究では，全国3万4,187人（一部4万7,318人）の高齢者を2016～2019年にかけて3年間追跡した日本老年学的評価研究のデータを活用し，社会的孤立と健康・well-beingとの関連を検証した[10]．社会的孤立は，配偶者，子ども，親戚，友人，地域組織という5つのつながりで評価し，それぞれのつながりがない場合，点数を加算し，0～5点の指標（点数が高いほど社会的孤立）とした[10]．その結果，0点と比較し，4点以上では，3年後の死亡リスク1.9倍，認知症発症リスク1.6倍，要介護認定リスク1.5倍となっていた（**図3**）[10]．そのほかにも抑うつ状態になりやすく，幸福感が低く，歩行時間が少ない，健康診断を受けないなど，さまざまな指標が悪化しており，特に，友人との交流や地域組織への参加がないことが大きく影響していた[10]．このことからも，高齢者における社会的孤立への対策は重要である．

4）健康アウトカム

　高齢者における精神・心理機能の低下は健康アウトカムにさまざまな負の影響をもたらす．代表的なものをあげると高齢期の抑うつ状態は認知症発症や要介護認定の主要な要因である．また，精神・心理機能の低下は，サルコペニアやフレイルの発症要因にもなりうる．逆に，フレイル高齢者はうつ病になりやすいことからも，フレイルと精神・心理機能の低下に関しては，互いにリスク要因であるともいえる．

5）関連要因

　高齢者の精神・心理機能の低下は，加齢による変化や経験，環境などさまざまな要

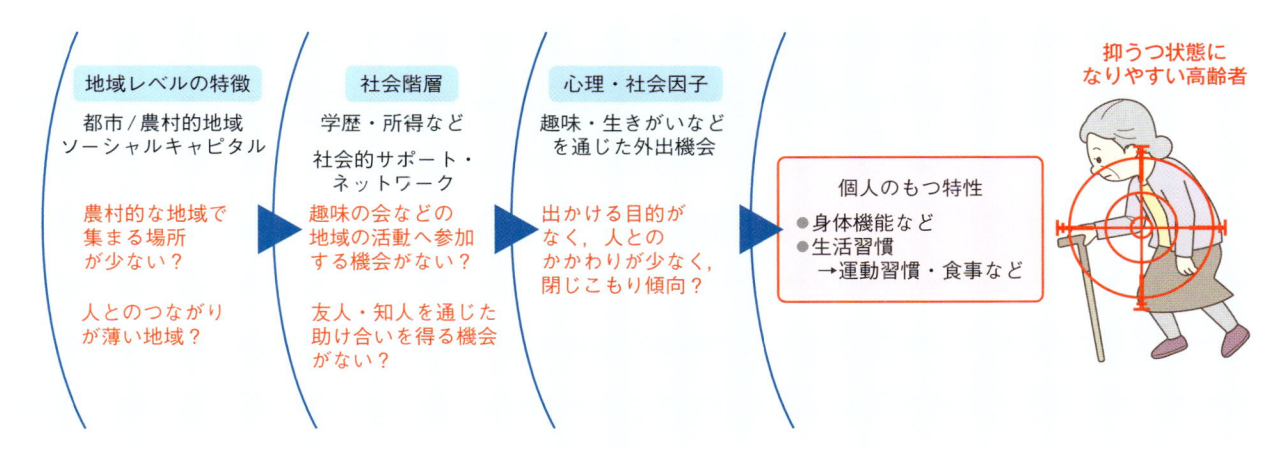

図4　精神・心理機能の低下にかかわる社会的決定要因のイメージ

因によってもたらされる．加齢による脳や身体の機能低下，視覚・聴覚の低下，病気などによる健康状態の悪化により，精神・心理機能の低下が引き起こされる．高齢期の精神・心理機能の低下に関連する経験の一つに喪失経験があげられる．具体的には，配偶者や友人など親しい人々との死別や定年退職，子どもの独立などによる社会的役割の喪失である．高齢期における喪失体験から，気分の落ち込み（抑うつ），意欲の低下，孤独感，閉じこもり傾向などが増すことで，高齢者は精神・心理機能の低下をきたしてしまう．高齢期の喪失体験は，ライフコースの中で避けることはできず，一つの通過点として受け止め，社会生活や人とのつながりを維持していくことが重要である．

　また，個人を取り巻くさまざまな社会経済・環境要因も個人の健康に影響を与える．短い教育年数や高齢期の低い所得，幼少期における社会経済状況が悪い場合などは，高齢期に抑うつ症状を発症しやすいことがわかっている．近隣に緑地が多い地域や交差点数が多く，道路の接続性が高い歩きやすい地域，スポーツやボランティアなどの地域組織の活動が盛んな地域，社会的サポート（助け合い）が豊かな地域に住む高齢者では抑うつが少ないとされている．このような個人または集団の健康状態に違いをもたらす経済的・社会的状況のことを「健康の社会的決定要因」という．

　社会経済・環境要因（社会的決定要因）から抑うつへ至るプロセスについて考えると，個人を取り巻く都市/農村的環境や，所得格差の大きさ，ソーシャルキャピタル（人々のつながり）の豊かさなどの地域レベルの社会経済因子から，学歴や所得などの社会階層，地域組織参加や就労などの社会活動とそこから得られる社会的サポート（助け合い）・ネットワーク（友人・知人とのつながり），趣味・生きがいなどの外出目的，機会の多さなどが要因となることがわかる（**図4**）．

　抑うつ状態にある，もしくはそのリスクの高い高齢者をとらえる際に，個人の心身機能，生活習慣のみに着目するのではなく，その背景に何があるのか，人間関係や社会参加のしやすさ，地域環境や社会経済要因などが影響を与えていないかも検討する．「木だけでなく森をみる」視点（生態学的な視点）も今後の理学療法士には必要となる．

2. 評価方法

1）具体的な方法

　高齢者の精神・心理機能の評価について，代表的なものを以下に紹介する．

（1）基本チェックリスト

　基本チェックリスト（**図5**）は，高齢者の普段の生活や心身機能に関する25の質問

■ MEMO
ライフコース
個人が生まれてから亡くなるまでの一生を家族経歴，職業経歴，居住経歴などのさまざまな経歴の流れとしてとらえたものがライフコースである．高齢期の健康は高齢になってから取り組みを始めるのではなく，胎児期，幼児期，学童期，青年期，中壮年期の各ステージの生活の影響を受けることが明らかになっている．

■ MEMO
健康の社会的決定要因（social determinants of health：SDH）
人や病気の背景には生物学的な要因だけではなく，社会的要因（教育・就業・生活環境・社会環境など）が存在するということを意味している．WHOは①社会格差，②ストレス，③幼少期，④社会的排除，⑤労働，⑥失業，⑦社会的支援，⑧薬物依存，⑨食品，⑩交通の10項目に分類している．

WHO（World Health Organization；世界保健機関）

■ MEMO
ソーシャルキャピタル
（social capital）
人々の協調行動が活発化することにより社会の効率性を高めることができるという考え方のもとで，人々がもつ信頼関係や人間関係（社会的ネットワーク）のことをさす．

No.	質問項目	回答 (いずれかに○を お付けください)	
1	バスや電車で1人で外出していますか	0. はい	1. いいえ
2	日用品の買い物をしていますか	0. はい	1. いいえ
3	預貯金の出し入れをしていますか	0. はい	1. いいえ
4	友人の家を訪ねていますか	0. はい	1. いいえ
5	家族や友人の相談に乗っていますか	0. はい	1. いいえ
6	階段を手すりや壁をつたわらずに昇っていますか	0. はい	1. いいえ
7	椅子に座った状態から何もつかまらずに立ち上がっていますか	0. はい	1. いいえ
8	15分くらい続けて歩いていますか	0. はい	1. いいえ
9	この1年間に転んだことがありますか	1. はい	0. いいえ
10	転倒に対する不安は大きいですか	1. はい	0. いいえ
11	6か月間で2〜3kg以上の体重減少がありましたか	1. はい	0. いいえ
12	身長（　）cm　　体重（　）kg（BMI＝　　　　）(注)	1. はい	0. いいえ
13	半年前に比べて固いものが食べにくくなりましたか	1. はい	0. いいえ
14	お茶や汁物等でむせることがありますか	1. はい	0. いいえ
15	口の渇きが気になりますか	1. はい	0. いいえ
16	週に1回以上は外出していますか	0. はい	1. いいえ
17	昨年と比べて外出の回数が減っていますか	1. はい	0. いいえ
18	周りの人から「いつも同じことを聞く」などの物忘れがあると言われますか	1. はい	0. いいえ
19	自分で電話番号を調べて，電話をかけることをしていますか	0. はい	1. いいえ
20	今日が何月何日かわからない時がありますか	1. はい	0. いいえ
21	（ここ2週間）毎日の生活に充実感がない	1. はい	0. いいえ
22	（ここ2週間）これまで楽しんでやれていたことが楽しめなくなった	1. はい	0. いいえ
23	（ここ2週間）以前は楽にできていたことが今ではおっくうに感じられる	1. はい	0. いいえ
24	（ここ2週間）自分が役に立つ人間だと思えない	1. はい	0. いいえ
25	（ここ2週間）わけもなく疲れたような感じがする	1. はい	0. いいえ

運動機能（No.6〜10）、栄養状態（No.11，12）、口腔機能（No.13〜15）、閉じこもり（No.16，17）、認知機能（No.18〜20）、抑うつ気分（No.21〜25）

(注) BMI [＝体重（kg）÷身長（m）÷身長（m）] が18.5未満の場合に該当とする

図5　基本チェックリスト

MEMO
介護予防・日常生活圏域ニーズ調査
自治体が，一般高齢者，介護予防・日常生活支援総合事業対象者，要支援者を対象に，日常生活圏域ごとに，地域の抱える課題の特定（地域診断）に資することなどを目的として実施する調査．家族や生活状況，からだを動かすこと，食べること，毎日の生活，地域での活動，助け合い，健康などに関する項目が含まれている．

に対して，「はい」か「いいえ」で回答する質問紙法である．市町村が実施する介護予防・日常生活支援総合事業の対象となるかを評価する際に用いられることが多い．質問は日常生活関連動作（No.1〜5），運動機能（No.6〜10），栄養状態（No.11，12），口腔機能（No.13〜15），閉じこもり（No.16，17），認知機能（No.18〜20）および抑うつ気分（No.21〜25）の7領域の質問群から構成される．各質問において，生活機能への問題があると考えられる場合に点数が1点加算され，25点満点で得点が高いほど生活機能障害が強いと評価する．抑うつ気分は，5問（No.21〜25）の質問で評価し，2点以上に該当した場合，抑うつ状態と判定する．

(2) 介護予防・日常生活圏域ニーズ調査

3年に1度，市町村が介護保険事業計画を策定する際に，地域の抱える課題の特定（地域診断）を行い，地域の実情を把握するために行う介護予防・日常生活圏域ニーズ調査（以下，ニーズ調査）[11]においても，うつ傾向の簡易な評価を実施している．

表1　老年期うつ病評価尺度（Geriatric depression scale 15：GDS15）

No.	質問事項	回答	
1	毎日の生活に満足していますか	いいえ	はい
2	毎日の活動力や周囲に対する興味が低下したと思いますか	はい	いいえ
3	生活が空虚だと思いますか	はい	いいえ
4	毎日が退屈だと思うことが多いですか	はい	いいえ
5	大抵は機嫌よく過ごすことが多いですか	いいえ	はい
6	将来の漠然とした不安に駆られることが多いですか	はい	いいえ
7	多くの場合は自分が幸福だと思いますか	いいえ	はい
8	自分が無力だなあと思うことが多いですか	はい	いいえ
9	外出したり何か新しいことをするより家にいたいと思いますか	はい	いいえ
10	何よりもまず，もの忘れが気になりますか	はい	いいえ
11	いま生きていることが素晴らしいと思いますか	いいえ	はい
12	生きていても仕方がないと思う気持ちになることがありますか	はい	いいえ
13	自分が活気にあふれていると思いますか	いいえ	はい
14	希望がないと思うことがありますか	はい	いいえ
15	周りの人があなたより幸せそうに見えますか	はい	いいえ

1，5，7，11，13には「はい」0点，「いいえ」に1点を，2，3，4，6，8，9，10，12，14，15にはその逆を配点し合計する．5点以上がうつ傾向，10点以上がうつ状態とされている．
（松林公蔵ほか：Geriatric Medicine 1994：32〈5〉：541-6[12]）

「この1か月間，気分が沈んだり，ゆううつな気持ちになったりすることがありましたか」，「この1か月間，どうしても物事に対して興味がわかない，あるいは心から楽しめない感じがよくありましたか」の2問の質問に対して，「はい」か「いいえ」で回答する質問紙法である．いずれか1つでも「はい」が該当するとうつ傾向と判定する．

（3）老年期うつ病評価尺度（GDS15）（表1）[12]

　老年期うつ病評価尺度は，高齢者の抑うつ症状のスクリーニング検査であり，15の質問に対して，「はい」か「いいえ」で回答する質問紙法である．15点満点で点数が高いほど，うつ症状が強いと判定する．カットオフ値としては，5点以上で抑うつ傾向，10点以上で抑うつ状態とされる．

2）対象者の範囲

　基本チェックリスト，ニーズ調査，GDS15に共通する対象者は，高齢者である．基本チェックリストは，多様な要介護リスクを評価することが可能であり，目的によって，対象者の範囲が変わりうる．評価対象のどのような要介護リスクを抱えているのかを評価したいという目的であれば，すべての高齢者が対象となる．しかし，市町村が実施する介護予防・日常生活支援総合事業の対象の判定の場合は，要介護認定を受けていない高齢者を対象とすることが多い．ニーズ調査は，厚生労働省が対象者自体を要支援・要介護認定を受けていない者〜要支援2までとしている点に注意が必要である[11]．

3）注意点

　口頭，もしくは自記式アンケートの記入方式で実施するため，失語症や重度の認知機能低下がある対象者には，実施が難しい．また，対象者の精神・心理状態を尋ねることになるため，事前に目的や理由について丁寧に説明しないと対象者に不快感を与える可能性がある．口頭で実施する場合は，対象者との信頼関係の構築，自記式アンケートで実施する際は，回答中は対象者の回答を直接確認しない，場合によっては，その場を離れるなどの配慮が必要である．

老年期うつ病評価尺度
（Geriatric depression scale 15：GDS15）

試してみよう
アンケートを実施する際は，最初から対象者に行うのではなく，自分でも回答して体験してから実施するようにしよう．

3. 予防方法（一次予防）

1）運動面における予防

「介護予防ガイド 実践・エビデンス編」[13] では、「高齢者のうつ症状の改善・または発症予防においては、運動の種類や強度にかかわらず効果が示されており、運動すること自体が重要と考えられている」とされている。うつ症状の改善・予防を考えるうえでは、少しの運動でも取り組む、継続してもらうことが重要である。筋力、バランス、柔軟性などの複数の体力要素を高めることができる運動（マルチコンポーネント運動）の要素を取り入れることも、飽きがなく、継続しやすい工夫となる。

2）日常生活における予防

「健康づくりのための身体活動・運動ガイド 2023」[14] では、身体活動を「安静にしている状態よりも多くのエネルギーを消費する、骨格筋の収縮を伴う全ての活動」と定義している。さらに、身体活動を日常生活における家事・労働・通勤・通学などに伴う「生活活動」と健康・体力の維持・増進を目的として、計画的・定期的に実施される「運動」の2種類に分類している。高齢者の健康づくりの観点では、強度が3メッツ以上の身体活動を週15メッツ・時以上行うことを推奨している。具体的には、歩行またはそれと同等以上の強度の身体活動を1日40分以上（1日約6,000歩以上に相当）実施することを勧めている。運動というと少しハードルが高いが、日常生活における家事・労働・通勤・通学などを含む生活活動も含めて、身体活動を考えると取り組みやすい。これらはあくまで推奨であり、可能なものから少しでも取り組むといった考え方が重要である。日常生活の中でのうつ症状の予防には、運動に限らず、人と社会のつながりを失わない孤立対策も重要である。日常生活における挨拶、ちょっとしたコミュニケーションや一緒に食事をすることなども高齢者のうつ症状の予防効果がある。

3）その他

「介護予防マニュアル」の「第7章 うつ予防・支援マニュアル」では、介護予防の各段階におけるうつ対策について、一次・二次・三次予防の観点からまとめている（図6）[15]。予防戦略におけるこれまでの一次～三次予防は、個人に着目したアプローチであった。しかし、今後は個人を取り巻く社会環境の整備を重視した「ゼロ次予防」の考え方も取り入れてほしい。WHOは「ゼロ次予防」を「原因となる社会経済的、環境的、行動条件の発生を防ぐための対策を取ること」と定義している。「ゼロ次予防」とは、そこに暮らしていれば、本人がさほど努力や我慢をせずとも、健康になってしまうような社会・地域環境づくりのことである。図6[15] は介護予防マニュアル「うつ予防・支援マニュアル」におけるうつ対策にゼロ次予防の概念を追加したものである。どのような状態にあっても、人とのつながりを失わない、うつ予防・改善に資する社会・地域環境を整備することが重要である。自然と運動したくなる、人とつながってしまうような取り組み、環境をさまざまな身体・精神・心理機能の高齢者に合わせて整備するという点で今後、理学療法士が貢献できる可能性は大いにある。2024年度から開始されている日本の健康づくり施策の最上位である健康日本21（第三次）[16] でも「自然に健康になれる環境づくりの取組」について言及している。

人や社会とのつながりを失わない取り組み、環境整備のうち、理学療法士がかかわる機会が多いものとして"通いの場"がある。通いの場とは高齢者をはじめとする地域住民が他者とのつながりの中で主体的に取り組む、介護予防に資する多様な活動の場であり、住民同士の交流や支え合いの機能、住民にとっての新たな役割の創出につながる場であることが期待されている[17]。2006年度から始まった日本の介護予防事

📖 **調べてみよう**

身体活動支援環境

適度な身体活動は健やかな人生のために不可欠だが、国民の身体活動は減少傾向にある。身体活動を促進するためには、個人の努力だけでなく、地域社会・職場・学校などの環境を変える必要もある。そのための環境整備の考え方として身体活動支援環境が「健康づくりのための身体活動・運動ガイド 2023」[14] にまとめられている。どのような環境があるか、調べてみよう。

「健康づくりのための身体活動・運動ガイド 2023」
▶ Lecture 1 参照.

✏️ **MEMO**

健康日本 21

厚生労働省が定める国民の健康増進の総合的な推進を図るための基本的な方針。正式名称は「二十一世紀における国民健康づくり運動」。2000～2012年度の第一次、2013～2023年度の第二次に続き、2024年度から第三次が告示された。個人の生活習慣、生活習慣病に重点をおいた第一次から、社会環境や地域間格差の縮小が盛り込まれた第二次を経て、第三次では自然に健康になれる環境づくりなどが盛り込まれている。

📖 **調べてみよう**

ゼロ次予防

うつに限らず，世界中でゼロ次予防の先進的な取り組みが始まっている．ゼロ次予防の取り組みにはどのようなものがあるか調べてみよう．

ゼロ次予防

原因となる社会経済的，環境的，行動条件の発生を防ぐための対策

一次予防	●うつに対する正しい知識の普及啓発を実施する ●高齢者の生きがいや孤立予防につながる活動を行い，主体的な健康増進とうつ予防をめざす ●心の健康問題に関する相談，うつのスクリーニングおよび受診体制を整備する
二次予防	●基本チェックリストなどを用いて，うつのアセスメントを行う ●うつの可能性が疑われた高齢者に「心の健康相談」を勧める
三次予防	●病気によって残った障害を最小限にし，その制約のもとで充実した生き方ができるように支援する

どのような状態にあっても，人とのつながりを失わない，
うつ予防・改善に資する社会・地域環境を整備

図6　うつ対策におけるゼロ次予防の位置づけ
（エビデンスを踏まえた介護予防マニュアル改訂委員会：介護予防マニュアル，第4版．令和4年3月[15] をもとに作成）

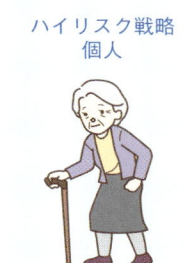

ハイリスク戦略
個人

〈4つの成功条件〉
①リスクがごく一部に限定
②リスクを同定可能
③長期にわたり，有効な介入方法確立
④実際に供給可能

▶ 当時の介護予防施策はこの条件を満たしていなかった

要支援・要介護認定に陥るリスクが高い
高齢者個人への対策

費用対効果

●ハイリスク者の把握がうまくいかなかった
　→健診，郵送調査などではリスク者は把握できない…
●ハイリスク者の数が多い（2014年：高齢者人口の9.3％）
●ハイリスク者：介護予防事業に参加しない（2014年：参加率8.8％）
●効果的なプログラムは一部，実施市町村も一部，長期効果は…

図7　ハイリスク戦略の限界
（林 尊弘ほか：総合リハビリテーション 2016；44〈4〉：281-6[18]，林 尊弘ほか：総合リハビリテーション 2013；41〈4〉：359-65[19] をもとに作成）

業は当初，基本チェックリストに該当した要支援・要介護となるリスクが高いハイリスク者に対する期間限定の教室を提供するようなハイリスク戦略が中心であった．しかし，図7[18,19] に示すようにハイリスク戦略による介護予防の限界が明らかとなり，2015年度より地域に住む高齢者全員を対象とするポピュレーション戦略中心の介護予防施策へと転換された．このポピュレーション戦略は「地域づくりによる介護予防」であり，その中心が通いの場であり，2022年時点で97.6％（1,699/1,741市町村）のほぼすべての市町村で実施されている．そして，2019年度の一般介護予防事業などの推進方策に関するとりまとめでは，通いの場の取り組みを進めるにあたり，多様性，機能強化，PDCAサイクルに沿った事業展開が求められている[20]．多様性では，これまでの自治体が介護保険による財政的支援を行っているものに限らない，有償ボランティアなど就労に類するような取り組みや医療機関や介護保険施設などが実施主体の取り組みのような多様な取り組みも通いの場に含まれることを明確化した．機能強化では，理学療法士を含む専門職などの効果的・効率的な関与が期待されている．こうした取り組みを自治体はPDCAサイクルに沿って進めていくことが求められる．

📖 **調べてみよう**

通いの場

通いの場とは，高齢者をはじめ地域住民が，他者とのつながりの中で主体的に取り組む，介護予防やフレイル予防に資する月1回以上の多様な活動の場・機会のことである．自分が住んでいる自治体ではどのような通いの場が展開されているだろうか？ 確認してみよう．

📝 **MEMO**

PDCAサイクル（plan-do-check-act cycle：PDCA cycle）
品質管理など業務管理における継続的な改善方法．Plan（計画）→ Do（実行）→ Check（確認）→ Act（改善）の4段階を繰り返して業務を継続的に改善する．

LECTURE **7**

　特に，ゼロ次予防の観点から理学療法士などのリハビリテーション専門職に求めたい観点としては，要介護リスクの悪化防止という点だけでなく，フレイルなどの機能低下，要支援・要介護認定を受けた状態の高齢者でも通い続けられるような包摂的な通いの場づくりである．通いの場の会場までのアクセス，会場内の設備，実施プログラムなどリハビリテーション専門職ならではの観点で，いつまでも通い続けられる，人とのつながりを保ち続けられる通いの場づくりにかかわってほしい．会場の入り口やトイレの段差解消や手すりなどの設置，機能低下の有無にかかわらず楽しめるプログラム（立位が難しい高齢者のための座位でのプログラム設定）の提供は，まさにリハビリテーション専門職の強みが活かせる点である．

■引用文献

1) 斉藤雅茂：高齢者の社会的孤立と地域福祉—計量的アプローチによる測定・評価・予防策．明石書店；2018.
2) Townsend P：The family life of old people. In：Townsend P, ed. An Inquiry in East London. Penguin Books；1963. p.188-205.
3) 内閣官房孤独・孤立対策担当室：人々のつながりに関する基礎調査（令和5年）調査結果の概要．令和6年3月．
https://www.cao.go.jp/kodoku_koritsu/torikumi/zenkokuchousa/r5/pdf/tyosakekka_gaiyo.pdf
4) Russell DW：UCLA Loneliness Scale (Version 3)：reliability, validity, and factor structure. J Pers Assess 1996；66 (1)：20-40.
5) 舛田ゆづり，田髙悦子，臺 有桂：高齢者における日本語版 UCLA 孤独感尺度（第3版）の開発とその信頼性・妥当性の検討．日本地域看護学会誌 2012；15 (1)：25-32.
6) Arimoto A, Tadaka E：Reliability and validity of Japanese versions of the UCLA loneliness scale version 3 for use among mothers with infants and toddlers：a cross-sectional study. BMC Womens Health 2019；19 (1)：105.
7) Levasseur M, Lussier-Therrien M, et al.：Scoping study of definitions of social participation：update and co-construction of an interdisciplinary consensual definition. Age Ageing 2022；51 (2)：afab215.
8) 藤原佳典：高齢者のシームレスな社会参加と健康の関連．予防精神医学 2018；3 (1)：71-85.
9) 藤原佳典：高齢者のシームレスな社会参加と世代間交流—ライフコースに応じた重層的な支援とは．日本世代間交流学会誌 2014；4 (1)：17-23.
10) Nakagomi A, Tsuji T, et al.：Social isolation and subsequent health and well-being in older adults：A longitudinal outcome-wide analysis. Soc Sci Med 2023；327：115937.
11) 厚生労働省老健局介護保険計画課，振興課ほか：介護予防・日常生活圏域ニーズ調査実施の手引き．2019年10月23日．
https://www.mhlw.go.jp/content/12301000/000560423.pdf
12) 松林公蔵，小澤利男：老年者の情緒に関する評価．Geriatric Medicine 1994；32 (5)：541-6.
13) 新井秀典，山田 実編：介護予防ガイド 実践・エビデンス編．国立長寿医療研究センター；2024.
https://www.ncgg.go.jp/ri/topics/pamph/documents/cgss2.pdf
14) 健康づくりのための身体活動基準・指針の改訂に関する検討会：健康づくりのための身体活動・運動ガイド 2023．令和6年1月．
https://www.mhlw.go.jp/content/001194020.pdf
15) エビデンスを踏まえた介護予防マニュアル改訂委員会：介護予防マニュアル，第4版．令和4年3月．
https://www.mhlw.go.jp/content/12300000/001238550.pdf
16) 厚生労働省：国民の健康の増進の総合的な推進を図るための基本的な方針の全部を改正する件．令和5年5月31日．
https://www.mhlw.go.jp/content/001102474.pdf
17) 植田拓也，倉岡正高ほか：介護予防に資する「通いの場」の概念・類型および類型の活用方法の提案．日本公衆衛生雑誌 2022；69 (7)：497-504.
18) 林 尊弘，近藤克則：地域づくりによる介護予防のエビデンス．総合リハビリテーション 2016；44 (4)：281-6.
19) 林 尊弘，近藤克則：エビデンスに基づいた転倒予防プログラムの実施状況と新規要介護認定者割合との関係．総合リハビリテーション 2013；41 (4)：359-65.
20) 厚生労働省：一般介護予防事業等の推進方策に関する検討会取りまとめ．令和元年12月13日．
https://www.mhlw.go.jp/content/12300000/000576580.pdf

LECTURE
7

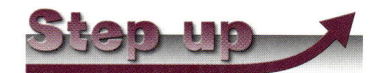

知的障害者の高齢化とその対策

1）知的障害者の高齢化

「令和6年版障害者白書」[1] に掲載されている年齢階層別障害者数の推移（知的障害児・者〈在宅〉）では，2016年の在宅の知的障害者96万2千人中，65歳以上の高齢者は14万9千人（15.5％）となっている（図1）[1]．同年の総人口に占める65歳以上人口の割合（高齢化率）が27.3％[2] であることを考えると，知的障害者における高齢者の占める割合は低い．これは，知的障害者の平均寿命が短いことに起因している．ただし，2005年の全体41万9千人中，65歳以上の高齢者1万5千人（3.7％）と比較すると，知的障害をもつ高齢者では約9.9倍増加している計算になる．知的障害者の増加は，知的障害への認知度が高まり，療育手帳取得者が増えていることも一因と考えられているが，知的障害者の高齢化対策は喫緊の課題とされてきた．

2）知的障害者の高齢化に伴う問題

知的障害者の高齢化に伴う問題は，第一に合併・併存疾患の多さである．知的障害者では，食事・運動習慣などの影響が大きいとされる生活習慣病の罹患者が多く，重度の知的障害者では，内臓奇形や重度の運動障害，難治性のてんかんを合併していることも多い．第二に身体・認知機能が早期に落ち込むこともわかっており，認知症も発症しやすいなど，同年代の高齢者よりも医療・介護負担，個別対応ニーズが高まる．最後に，キーパーソンである親・家族の高齢化，高齢に伴う機能低下に対する生活環境における環境整備なども問題となる．キーパーソンの高齢化に伴う問題（"親亡き後"）は深刻な問題であり，キーパーソンの認知機能低下が生じないうちに，今後の手続きなどを行う必要がある．具体的には，次のキーパーソンの決定（医療行為，契約などの実施者），成年後見制度の運用などがあげられるが，成年後見人は，医療についての決定権はもちえないこともあらかじめ認識しておく必要がある．本人やそのキーパーソンによるエンディングノートの作成も選択肢の一つとなりうる．

3）高齢化に伴う障害福祉から介護サービスへの移行

年齢を重ねるにつれて心身の機能低下に伴い，これまでの障害福祉のサービスへの利用・参加が難しくなることも生じてくる．本人やキーパーソンの意思を尊重し，個々の楽しみや生きがいを重視しながら，その人らしい生活

LECTURE

7

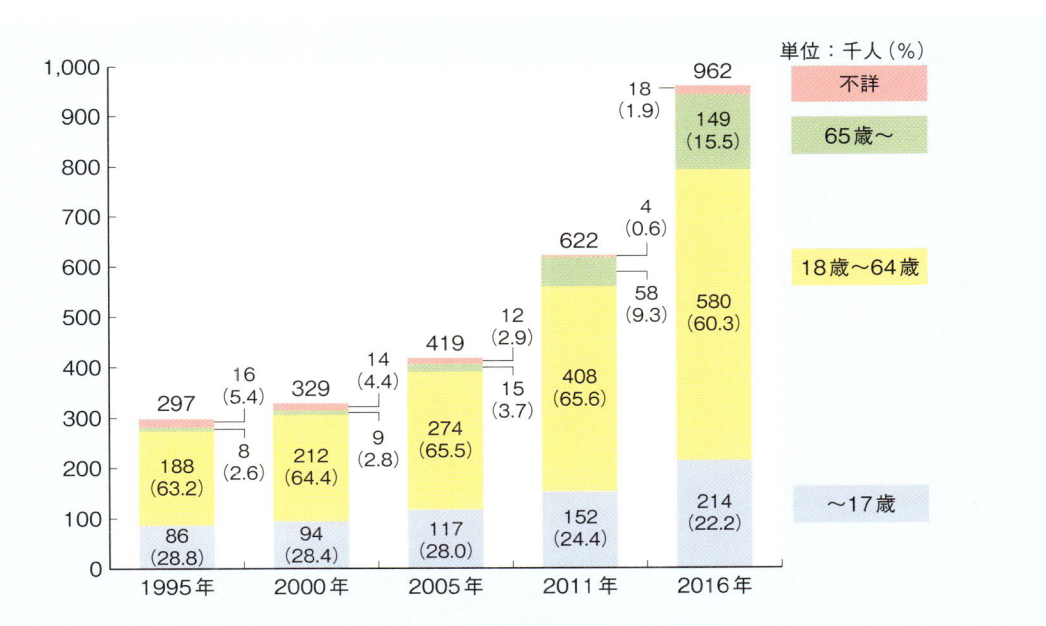

注：四捨五入で人数を出しているため，合計が一致しない場合がある．

資料：厚生労働省「知的障害児（者）基礎調査」（〜2005年），厚生労働省「生活のしづらさなどに関する調査」（2011・2016年）

図1 年齢階層別障害者数の推移（知的障害児・者〈在宅〉）
（内閣府：令和6年版障害者白書．p.227[1]）

のあり方を少しずつ，無理のないサービスやプログラムへ変更していく必要がある．具体的には，就労的活動を実施していた人を徐々に余暇的活動へシフトする，新たな生活環境・サービス設計などが求められる．これまで障害福祉サービスを利用していても，65 歳になると原則，介護保険サービスへの移行の問題が生じる．

　最初に，障害福祉サービスの相談員から介護保険サービスのケアマネジャーへ担当が変更される問題がある．慣れ親しんだ担当者の変更が利用者やその家族に与える不安を考慮し，準備期間をおいた丁寧な移行が必要となる．次に，介護保険サービスへの移行に伴う自己負担額の増加の問題がある．介護保険サービスは利用者の負担割合は所得に応じ 1〜3 割であり，上限額も介護度と所得により異なり，超過分は自己負担である．障害福祉サービスでは負担割合は原則 1 割で，利用上限額に上限がなく，収入により 0 円から最大 3 万 7,200 円である．加えて，障害福祉サービスで利用していたものが，介護保険サービスでは利用できないといった問題が起こりうる．介護保険サービスでは，介護者の付き添いは基本的には通院のみに限られるが，障害福祉サービスでは，外出時の介護・支援などで幅広く利用可能である．ただし，介護保険に相当するサービスがない同行・行動援護（行動・移動支援），重度訪問介護（居宅介護の支援に加え，見守りや外出支援などの長時間の支援），就労継続支援などについては，障害福祉サービスを引き続き利用可能である．しかし，訪問介護系のサービスにおいて，介護保険サービスでは，同居家族がいる場合の生活援助は時間単位で厳密に区切られ，日常ゴミは対応可能だが，粗大ごみは不可といった形で，細かく利用可能なサービスが制限されている．これに対し，障害福祉サービスでは制限が設けられておらず，利用者とヘルパーが△時間行動するといったサービス設定が可能である．このため，障害福祉サービスから介護保険サービスへの移行により，生活設計の大幅な変更が求められる可能性がある．

　通所系のサービスでは，障害福祉サービス事業所に通っていた利用者が 65 歳になったことで，これまでの事業所に行けなくなり，利用者や専門職との付き合いが断たれ，新たな関係構築が必要となる．受け入れる介護保険サービス側の事業者にとっても，医療・介護負担，個別対応ニーズの高い利用者であるため，受け入れに慎重にならざるをえない．入居系のサービスにおいても，高齢による機能低下に伴う住環境・支援体制の整備，介護技術などの専門性の確保などが求められるとともに，これまで入居していた障害福祉施設から高齢者用の施設への転所も必要となるケースが出てくる．

4）まとめ

　このように障害者が 65 歳になることで従来の障害福祉サービスを受けられなくなる「65 歳の壁」問題は知的障害者にかかわらず，すべての障害者に生じている．この「65 歳の壁」問題の是正に向け，国も対策を急いでいるものの，自治体・現場レベルでの個別事案ごとのサービス調整が現実には喫緊の課題であり，知的障害者における高齢化問題や「65 歳の壁」を意識した長期的な視点での障害者支援が求められる．

■引用文献

1）内閣府：令和 6 年版障害者白書.
　　https://www8.cao.go.jp/shougai/whitepaper/r06hakusho/zenbun/index-pdf.html
2）内閣府：平成 29 年版高齢社会白書（概要版）—第 1 章 第 1 節 高齢化の状況.
　　https://www8.cao.go.jp/kourei/whitepaper/w-2017/html/gaiyou/s1_1.html

運動器疾患（1）
急性期〜回復期

LECTURE
8

到達目標

- 加齢に伴う運動器の変化について理解する.
- 高齢者に多い大腿骨頸部骨折，変形性膝・股関節症，脊椎圧迫骨折の特徴を理解する.
- 大腿骨頸部骨折，変形性膝・股関節症，脊椎圧迫骨折の急性期〜回復期の理学療法の意義と役割を理解する.

この講義を理解するために

　超高齢社会を迎えている日本において，健康寿命を延伸するためには健全な運動器が維持されていることが必要となります.

　この講義では，大腿骨頸部骨折，変形性膝・股関節症，脊椎圧迫骨折といった高齢者で発症率が高い疾患の特徴と各疾患の急性期〜回復期の理学療法を学習します. 大腿骨頸部骨折，脊椎圧迫骨折はどちらも高齢者の四大骨折の一つであり，受傷を機に不動や寝たきりを招く疾患です. 変形性膝・股関節症は，加齢に伴う軟骨摩耗，関節破壊により疼痛や関節機能低下を起こし，活動量の減少や不動に至る運動器疾患です.

　この講義を学ぶにあたり，以下の項目を学習しておきましょう.

　　□ 骨・軟骨・筋・腱・靱帯などの運動器の基礎知識を学習しておく.
　　□ 高齢者に多い運動器疾患（大腿骨頸部骨折，変形性関節症，脊椎圧迫骨折）の特徴を学習しておく.
　　□ 運動器疾患全般に対する理学療法の内容を学習しておく.

講義を終えて確認すること

　　□ 加齢に伴う運動器の変化を理解できた.
　　□ 高齢者が発症する代表的な運動器疾患の概要や分類，治療方法を説明できた.
　　□ 大腿骨頸部骨折の理学療法の目的，評価，内容，リスク管理を説明できた.
　　□ 変形性膝・股関節症の理学療法の目的，評価，内容，リスク管理を説明できた.
　　□ 脊椎圧迫骨折の理学療法の目的，評価，内容，リスク管理を説明できた.

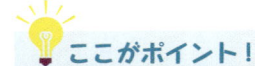

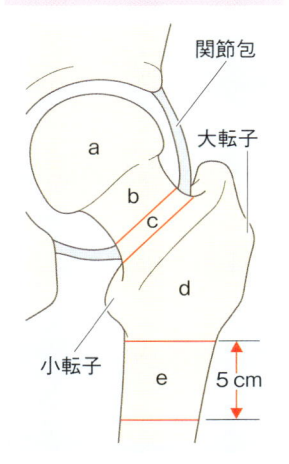

図1 大腿骨近位部骨折の分類
- 内側骨折：a. 骨頭骨折，b. 頸部骨折，c. 頸基部骨折
- 外側骨折：d. 転子部骨折，e. 転子下骨折

パウエル（Pauwels）分類

1. 加齢と運動器疾患

1）骨粗鬆症

正常と比べて骨密度の低下と骨質（骨の微細構造）の劣化がみられ，骨強度が低下する疾患である．主に閉経や加齢が原因になるため，日本でも高齢化とともに骨粗鬆症患者は増加しており，患者数は約1,590万人と推測されている[1]．骨粗鬆症による骨強度の低下により骨折しやすくなり，骨折によりADL機能が低下するため，骨粗鬆症は要介護・要支援状態に至る大きな要因である．

2）関節軟骨の変性とそれに伴う二次的変化

加齢に伴う軟骨細胞機能の低下，軟骨基質の変性，機械的刺激の増加により関節軟骨は摩耗し減少する．進行すると，軟骨下骨の骨硬化や関節軟骨辺縁部の骨棘の形成など骨の増殖性変化が起こる．これらの骨・軟骨組織の刺激により滑膜に炎症が生じ，関節内に腫脹や熱感をきたし，二次的な関節機能障害を招く場合がある．

3）転倒

加齢に伴い，転倒件数は年々増加してきており，要介護要因の10％が転倒や転倒に伴う骨折・外傷である．転倒の原因は筋量減少に伴う筋力低下や身体機能の低下（サルコペニア），認知機能低下が原因であり，いずれも高齢になるにつれて発症率が高まる疾患である．転倒・骨折により寝たきりやADL自立度の低下，QOL低下を招くため，高齢者における転倒予防は重要な課題である．

2. 急性期～回復期における代表的な運動器疾患

1）大腿骨頸部骨折

（1）概要

骨粗鬆症を基盤とした脆弱性骨折の一つであり，股関節の関節包内に骨折線がみられ，大腿骨骨頭下から転子間線近位までの骨折をさす．好発は70歳以上の骨粗鬆症を有する高齢者であり，超高齢社会の進行とともに今後も患者数が増加すると予測されている．受傷機転は側方への転倒が多いが，骨粗鬆症を有する高齢者では日常生活での荷重や急激な捻転動作でも受傷する場合がある．症状は，受傷直後から激しい疼痛が起こり，起立・歩行が困難となる．また，受傷後は股関節屈曲・外旋位をとり，患肢短縮，自動運動は不可となる．大腿骨頸部骨折は，関節包内の骨折，栄養血管の損傷，骨折部への剪断ストレス，加齢などの理由から，骨癒合が得られにくいことが特徴である．

（2）分類

ガーデン分類が最もよく用いられる（**表1**）[2]．その他に，骨折線の走行によるパウエル分類がよく用いられる．

（3）治療

ガーデン分類を参考に治療方法が選択される．ステージⅠ，Ⅱでは骨接合術，ステージⅢでは骨癒合術または人工骨頭置換術（**図2**）[3]，ステージⅣでは人工骨頭置換術が選択されることが多い．年齢に応じて治療方法を選択することも多く，高齢者の場合は二次的合併症や廃用症候群を予防するために早期離床が推奨されることから，保存療法よりも積極的な手術療法が選択される．

a. 保存療法

ベッド上で約4～6週間安静臥床をとることが多い．骨折部に短縮がみられる場合

表1　ガーデン分類

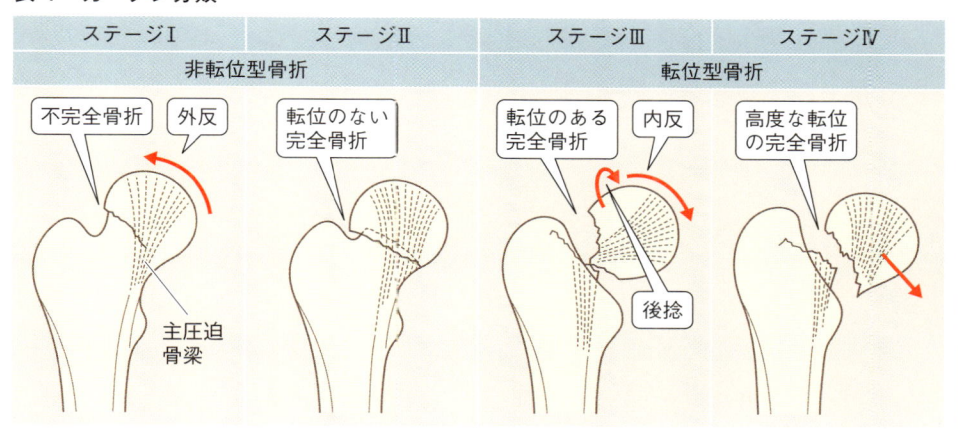

	ステージI	ステージII	ステージIII	ステージIV
	非転位型骨折		転位型骨折	
	不完全骨折　外反	転位のない完全骨折	転位のある完全骨折　内反	高度な転位の完全骨折

主圧迫骨梁

後捻

(Garden RS：J Bone Joint Surg Br 1961；43：647-63[2]）をもとに作成)

骨折部の転位の程度をX線正面像から4つのステージに分類したもので，ステージごとに治療方針の選択や予後予測がなされる．ステージⅢではヴァイトブレヒト支帯の連続性が保たれており，ステージⅣではヴァイトブレヒト支帯は完全に断たれている．

は，軽度の牽引も組み合わせる．

b. 手術療法

　年齢やガーデン分類に応じて骨接合術または人工骨頭置換術が選択される．骨接合術は適応に応じてハンソンピン，海綿骨螺子固定術，sliding hip screw（SHS），gamma locking nail などが用いられる．人工骨頭置換術は臼蓋側を置換せず，大腿骨側のみを置換する手術である．もともと臼蓋側も軟骨摩耗などの変形性関節症がある場合は人工股関節置換術を行う場合もある．

2) 変形性膝・股関節症

(1) 概要

　変形性関節症は加齢に伴う変性疾患であり，荷重関節である膝関節，股関節は変形性関節症の中でも好発部位である．変形性膝関節症を有する高齢者はX線上の潜在的な変形性関節症も含めると日本で約2,500万人[4]，変形性股関節症を有する高齢者は約500万人と推定されている．

　変形性関節症は原因が明確でない一次性と何らかの疾患・病態に続いて発症する二次性に分類され，膝関節は一次性，股関節は二次性が多い．症状は，初期では動作時痛（特に動作開始時），関節可動域制限がみられる．さらに進行すると，関節水腫や関節変形が生じる．関節変形は，軟骨破壊による関節裂隙の狭小・消失化や骨棘，骨硬化などの骨の増殖性変化によって生じ，膝関節は内反もしくは外反変形，股関節は骨頭の扁平化や患肢の短縮が生じる．

(2) 分類

a. 変形性膝関節症

　進行度を表す病期分類は，ケルグレン-ローレンス分類（K-L分類）が最もよく用いられる（表2）[5]．

b. 変形性股関節症

　進行度を表す病期分類では，X線像から前股関節症，初期股関節症，進行期股関節症，末期股関節症に分類される（表3）．病期分類に従って治療方針の選択や予後予測がなされる．

(3) 治療

a. 変形性膝関節症

　進行度にかかわらず，まずは保存療法を実施することが多い．

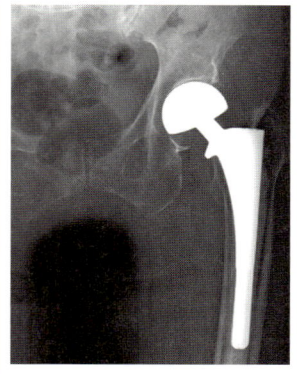

図2　人工骨頭置換術
（河村廣幸責編：15レクチャーシリーズ 運動器障害理学療法学I，第2版．中山書店；2021．p.53[3]）

人工骨頭置換術（bipolar hip arthroplasty：BHA）

ヴァイトブレヒト（Weitbrecht）支帯

ガーデン（Garden）分類

📖 **調べてみよう**
海綿骨螺子固定術（cannulated cancellous screw：CCS），ハンソンピン，sliding hip screw（SHS），gamma locking nail について調べておこう．

👁 **覚えよう！**
変形性関節症（osteoarthritis：OA）の好発部位は，荷重関節（膝・股関節）や脊椎（頸椎，腰椎）である．

関節可動域（range of motion：ROM）

ケルグレン-ローレンス（Kellgren-Lawrence：K-L）分類

LECTURE
8

表2 ケルグレン-ローレンス分類（K-L 分類）

	Grade 0（正常）	Grade 1（疑い）	Grade 2（軽度）	Grade 3（中等度）	Grade 4（高度）
画像変化					
関節裂隙狭小化	—	疑い	可能性	明確	著明
骨棘	—	可能性	明確	中等度，複数	著明
骨硬化	—	—	—	可能性	高度
骨端部変形	—	—	—	可能性	明確

（Kellgren JH, et al.：Ann Rheum Dis 1957：16〈4〉：494-502[5]をもとに作成）
X 線像から関節裂隙の狭小化・消失，骨棘，骨硬化，関節変形を評価し，Grade 0〜4 の5段階に分類される．

表3 変形性股関節症の病期分類

	前股関節症	初期股関節症	進行期股関節症	末期股関節症
画像変化				
関節裂隙狭小化	—	軽度，中等度	高度，部分的消失	広範囲の消失
骨構造の変化	—	臼蓋の骨硬化	臼蓋や骨頭の骨嚢胞	中等度，複数
臼蓋・骨頭の変化	—	軽度の骨棘	骨棘，臼底の増殖性変化	著明な骨棘，臼底の二重像，臼蓋の破壊

📖 **MEMO**

● **関節鏡視下デブリードマン**
関節鏡で関節内を観察し，疼痛を起こしている原因となる滑膜や軟骨，半月板を除去する手術．

● **高位脛骨骨切り術（high tibial osteotomy：HTO）**
脛骨近位部の骨を切除し変形を矯正し，軟骨の変性が及んでいない関節面へ荷重を分散させることで疼痛軽減を図る手術．比較的若年者が適応となる．

📖 **MEMO**

● **人工膝関節全置換術（total knee arthroplasty：TKA）**
● **人工股関節全置換術（total hip arthroplasty：THA）**
それぞれ末期の患者に対し，前者は傷んでいる大腿骨，脛骨の関節面を，後者は臼蓋，大腿骨頭を取り除き，人工関節（金属）に置換することで除痛，身体機能の改善が期待できる手術．

● **保存療法**：薬物療法，装具療法，運動療法，ADL 指導がある．

● **手術療法**：保存療法でも症状が軽快せず日常生活に支障をきたす場合に選択する．K-L 分類 Grade 1〜2 では関節鏡視下デブリードマン，Grade 2〜3 では高位脛骨骨切り術，Grade 3〜4 は人工膝関節全置換術が選択されることが多い．

b．変形性股関節症

● **保存療法**：疼痛，炎症抑制のための薬物療法，関節可動域運動や筋力増強運動などの運動療法，関節保護を目的とした ADL 指導があげられる．前・初期股関節症であれば選択される．

● **手術療法**：骨盤や大腿骨を骨切りする関節温存術と人工関節置換術や人工股関節全置換術に大別される．前・初期股関節症で症状が重度の場合，骨盤・大腿骨の骨切り術などの手術療法が選択される．進行期股関節症では，骨盤・大腿骨骨切り術や高齢者であれば人工股関節全置換術が選択される．末期股関節症では人工股関節全置換術が選択される．

3）脊椎圧迫骨折

（1）概要

　高齢者の骨粗鬆症を基盤とした脊椎の脆弱性骨折の一つであり，脊椎椎体部への屈曲または回旋方向の圧迫力が加わり発症する（**図3**）．好発は 60 代以上の骨粗鬆症を

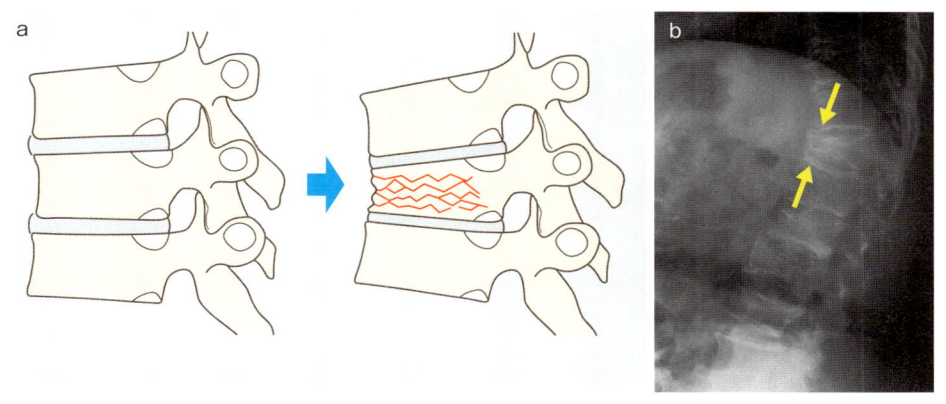

図3 脊椎圧迫骨折のシェーマ（a）とX線像（b）
（b：河村廣幸責編：15レクチャーシリーズ 運動器障害理学療法学Ⅰ．第2版．中山書店；2021．p.58[3]）

表4 脊椎圧迫骨折の保存療法

	安静	患者教育	運動療法	装具療法	薬物療法
急性期〜回復期	△	○	△	◎	◎
慢性期	×	◎	◎	△	○

◎：良い適応，○：時に適応，△：注意して実施，×：適応外．

有する高齢者であり，女性に多い．好発部位は第12胸椎〜第2腰椎の胸腰椎移行部で最も多く，中位胸椎，腰椎が続く．受傷機転は後方への転倒や重量物の把持が多く，骨粗鬆症を有する高齢者では軽微な外力でも骨折する場合がある．症状は，急性期では受傷直後から腰背部痛が出現し，安静時痛，運動時痛，叩打痛，圧痛を認める．これらの症状によって，寝返り動作や起き上がり動作などの基本的動作が障害される．

（2）分類

単純型と破裂型に分類される．単純型は，椎体中央部は骨折を認めるが椎体の形状は比較的保たれている．破裂型は，椎体の破壊や圧潰により椎体の形状を認めない骨折であり，脊髄や馬尾神経が圧迫され，脊髄症状，馬尾症状が生じる場合がある．

（3）治療

- **保存療法**：治療の第一選択である．安静，患者教育，運動療法，装具療法，薬物療法などを急性期〜回復期，慢性期ごとに適切に選択する（**表4**）．
- **手術療法**：圧潰・破壊が著明な場合や脊髄症状が出現している場合に選択される．椎体の前方または後方の固定術や，圧潰された椎体を元の形状に戻す経皮的椎体形成術が選択される．

3. 急性期〜回復期における運動器疾患の理学療法

1）大腿骨頸部骨折

多くの場合，手術療法が選択されるため，術後の理学療法について説明する．

（1）目的

急性期〜回復期の理学療法の目的は，早期離床を図ることで廃用症候群を予防し，心肺機能，身体機能，ADLの低下を最小限にとどめることである．

（2）評価

- **全身状態**：血圧・脈拍計測は運動前後に実施し，不整脈や頻脈，徐脈などの変化を確認する．また，受傷部位だけでなく，他関節機能（関節拘縮，筋萎縮など）やバランス機能，心肺機能，精神機能も併せて評価する．

> 💥 **気をつけよう！**
> 椎体が圧潰されている場合は，脊髄症状によるしびれが生じる場合もある．

LECTURE 8

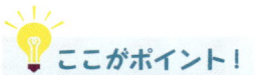

ここがポイント！
多疾患併存（multimorbidity）
2つ以上の慢性疾患が併存している状態を多疾患併存（マルチモビディティ）とよぶ.

MEMO
転倒のリスク因子
鎮静作用のある薬物の使用（複数）, 認知機能の低下, 下肢機能の低下, 歩行能力の低下などがあげられる.

MEMO
● **NRS（numerical rating scale；数値的評価スケール）**
0が痛みなし, 10が想像できる最大の痛みとして, 0〜10までの11段階に分けて, 現在の痛みがどの程度かを指し示す段階的なスケール.
● **VAS（visual analogue scale；視覚的アナログ目盛り法）**
10 cmの黒い線（左端が「痛みなし」, 右端が「想像できる最大の痛み」）から, 現在の痛みがどの程度かを指し示す視覚的なスケール.
● **FPS（Face Pain Scale；フェイス・ペイン・スケール）**
患者の表情によって疼痛の強さを評価する方法. VASやNRSで答えることが困難な場合に用いる.
▶ Lecture 9・図2参照.

FIM（functional independence measure）

バーセルインデックス（Barthel Index：BI）

開放運動連鎖（open kinetic chain：OKC）

閉鎖運動連鎖（closed kinetic chain：CKC）

LECTURE 8

- **併存疾患**：高齢者は高血圧, 糖尿病, 骨粗鬆症, 変形性関節症, 脳梗塞, うつ病など, さまざまな他疾患を併存（多疾患併存）している場合が多く, 術後の身体機能回復の遅延や合併症の発症など予後が悪い. また, 転倒予防の観点からも多疾患併存の有無や治療状況の把握が重要である.
- **疼痛**：安静時痛, 動作時痛, 荷重時痛の有無を評価する. 骨折部の疼痛の程度はNRSやVAS, FPSを用いて評価する.
- **関節可動域, 筋力**：炎症, 疼痛の増悪に留意しながら股関節周囲の関節可動域, 筋力を測定する. 起き上がり, 立ち上がり, 歩行などの動作の制限因子になっている可能性がある場合は, 膝関節や足関節などの他関節や反対側（非術側）も併せて測定する.
- **ADL**：入院中, 退院時のADLの自立度をFIMやバーセルインデックスを用いて評価する.

（3）理学療法プログラム

手術までの待機期間は, 深部静脈血栓症予防のための足関節底背屈運動や患部外（両上肢, 健側下肢）の筋力トレーニングを行う. 術後, 全身状態が安定すれば可及的早期に離床を行い, 理学療法を開始する.

- **関節可動域運動**：急性期は疼痛, 炎症の増悪に留意しながら愛護的な自動介助運動から開始し, 徐々に自動運動, 他動運動へ移行する.
- **筋力トレーニング**：血圧や脈拍などのバイタルサインの変動, 疼痛の増悪に留意し, 低負荷の等尺性収縮運動, 非荷重位での開放運動連鎖（OKC）トレーニングから開始する. 術後の経過に応じて徐々に等張性収縮運動や荷重位での閉鎖運動連鎖（CKC）トレーニングに変更し, 負荷量を増大する.
- **荷重・歩行トレーニング**：骨接合術の場合, 骨癒合に応じて荷重量を免荷→1/3荷重→1/2荷重→2/3荷重→全荷重へと移行する. 高齢者では健側や上肢の支持性低下, 認知機能低下により自身での荷重コントロールが困難な場合があり, 体重計などを用いて視覚的フィードバックを与えながら指導する. 人工骨頭置換術の場合, 明確な荷重制限はなく疼痛に応じて荷重量を増大する.
- **脱臼予防指導**：人工骨頭置換術後の場合, 急性期〜回復期は脱臼リスクが高い時期であるため, その予防指導が必要である.

（4）リスク管理

- **全身状態**：理学療法介入前にバイタルサインや血液検査データを確認する.
- **脱臼**：人工骨頭置換術後は, 股関節が許容された可動範囲を超えると脱臼する危険性がある. そのため, 寝返り動作, 立ち上がり動作, 床上動作, 入浴動作など脱臼の危険肢位や回避動作を口頭指示やパンフレットを用いて指導する.
- **再骨折, ゆるみ**：骨接合術の場合, 再骨折を予防するために定期的にX線画像で骨癒合を確認しながら荷重スケジュールを決定する. また, 転倒予防も再骨折, ゆるみ予防には重要である. 転倒予防には身体機能の向上を図るだけでなく, 屋内・外の適切な環境整備, 身体機能に合わせた歩行補助具や福祉用具の選択も有効である.

2）変形性膝・股関節症

保存療法と人工膝関節置換術などの手術療法後の理学療法に大別される.

（1）目的

保存療法の急性期〜回復期の理学療法の目的は, 炎症・疼痛軽減, 筋力や関節可動域の維持・向上, 変形性関節症の進行抑制である. 手術療法後の急性期〜回復期の理学療法の目的は, 炎症・疼痛軽減, 身体機能の回復, ADL向上である.

（2）評価

a．変形性膝関節症

- 視診・触診：腫脹，熱感，圧痛の有無を確認する．
- 疼痛：安静時痛，運動時痛，歩行時痛を VAS，NRS，FPS で確認する．
- 関節可動域，関節の柔軟性：罹患関節，反対側や他関節の関節可動域，脊柱の柔軟性を評価する．
- 筋力：膝関節伸展筋力や股関節外転筋力を測定する．ハンドヘルドダイナモメータを用いて客観的に評価するのが望ましいが，術後急性期～回復期では筋力が疼痛により十分に発揮されないため，徒手筋力検査や臥位での膝伸展位挙上（SLR），エクステンションラグ（**図 4**）で筋力を評価することが多い．
- 大腿周径：膝蓋骨直上，上縁 5，10，15 cm を評価する（**表 5**）．
- X 線画像：関節裂隙の狭小（消失），骨棘，骨硬化，骨嚢胞の有無を確認する．
- 下肢アライメント：大腿脛骨角と下肢機能線（ミクリッツ線）を評価する（**図 5**）．
- 整形外科的テスト：膝蓋跳動テスト（**図 6**）で腫脹（液貯留）の有無を評価する．
- 歩行：歩行速度の測定や，立脚期の膝関節動揺（スラスト）や歩行時のダブルニーアクションが減少する歩容（stiff-knee gait）を評価する．立ち上がり・着座動作，歩行動作が安定していれば，TUG test で測定するのもよい．

b．変形性股関節症

- 視診・触診：腫脹，熱感，圧痛の有無を確認する．
- 疼痛：安静時痛，運動時痛，歩行時痛を VAS，NRS，FPS で評価する．また，代償による腰椎の過度な前彎により腰痛が生じている場合もあるため確認する．
- 脚長差：棘果長，転子果長，臍果長の左右差を評価する（**図 7**）．
- 関節可動域，関節の柔軟性：罹患関節，反対側や他関節の関節可動域，脊柱の柔軟性を評価する．人工股関節全置換術後の急性期は脱臼リスクを考慮し，股関節内転，内旋，伸展可動域の測定には留意する．脱臼リスクが高い症例の場合は 0° ま

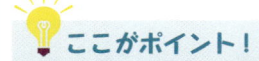

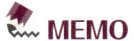

ここがポイント！

基本的に術後急性期，回復期とも同様の評価を実施するが，後者では疼痛管理と膝関節伸展筋力の回復が特に重要となる．前者の疼痛や筋力は短期間で変化するため，頻繁に評価する．

MEMO

ハンドヘルドダイナモメータ（handheld dynamometer：HHD）
筋力を客観的な数値で評価するための機器．持ち運びができるため，臨床でもよく用いられている．

徒手筋力検査
（manual muscle test：MMT）

エクステンションラグ
（extension lag）

大腿脛骨角
（femorotibial angle：FTA）

ミクリッツ（Mikulicz）線

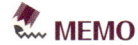

MEMO

スラスト（thrust）
変形性膝関節症患者では立脚中期で前後への動揺（anterior thrust）や外側方への動揺（lateral thrust）が出現する．

LECTURE 8

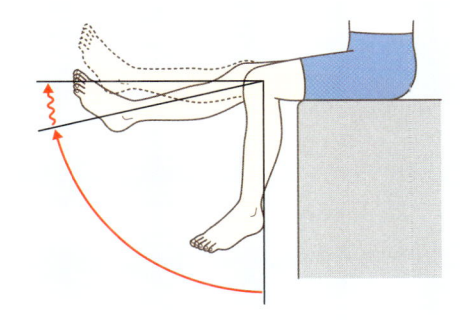

図 4　エクステンションラグ
自動と他動の伸展可動域の差．

表 5　大腿周径の計測による評価

膝蓋骨上縁からの距離	評価内容
0 cm	関節水腫
5 cm	内側広筋の筋量
10 cm	外側広筋を含めた大腿前面筋の筋量
15 cm	大腿部後面を含めた大腿全体筋の筋量

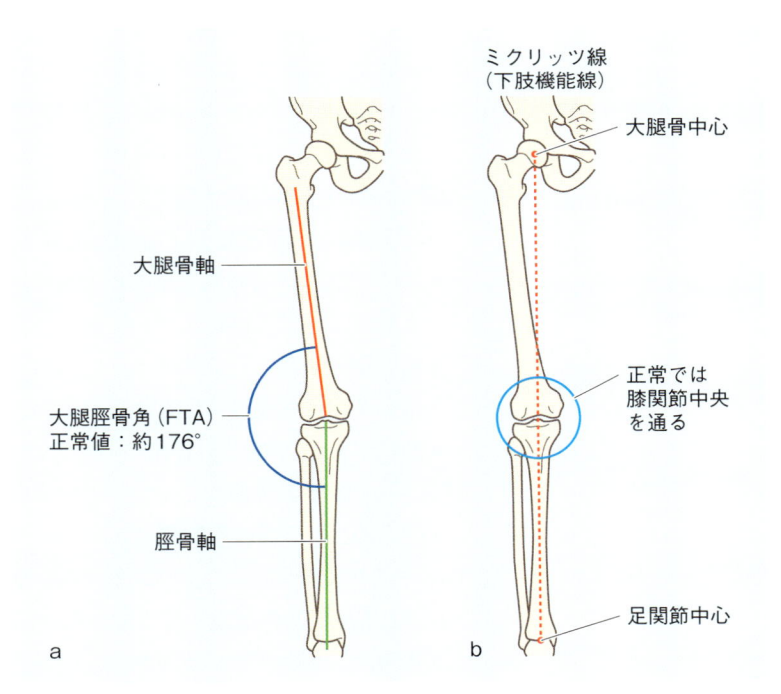

図 5　下肢アライメント
a．大腿脛骨角は正常では 176°，内側型変形性膝関節症の場合は 180°以上となる．
b．ミクリッツ線は大腿骨頭中心と足関節中心を結んだ線であり，内側型変形性膝関節症では膝関節中心の内側を通過する．

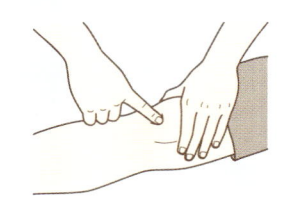

図6 膝蓋跳動テスト (ballottement of patella test)
膝関節包を上部から圧迫した状態にて膝蓋骨を手指で押す. これによって膝蓋骨が沈み込んだ場合, 膝関節の腫脹を疑う. 上部から膝関節包を圧迫するのは, 関節包内の滲出液を膝蓋骨付近に集めるためである.

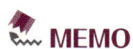 **MEMO**

TUG (Timed Up and Go) test
動的なバランス能力, 移動能力を評価できる. 転倒のカットオフ値としても用いられ, 地域在住高齢者では 13.5 秒とされている[6].

📖 **調べてみよう**

その他の脚長差に以下がある.
①構造的脚長差＝両側の涙痕を結んだ線と小転子との垂直距離の差
②自覚的脚長差 (見かけ上の脚長差) ＝5 mm の板を短縮側の足底に入れていき, 両脚の高さが揃ったところの板の厚さ
③機能的脚長差＝自覚的脚長差－構造的脚長差
③は骨盤アライメントの違いを反映しており, 理学療法介入により改善が見込める.

トーマス (Thomas) テスト

パトリック (Patrick) テスト

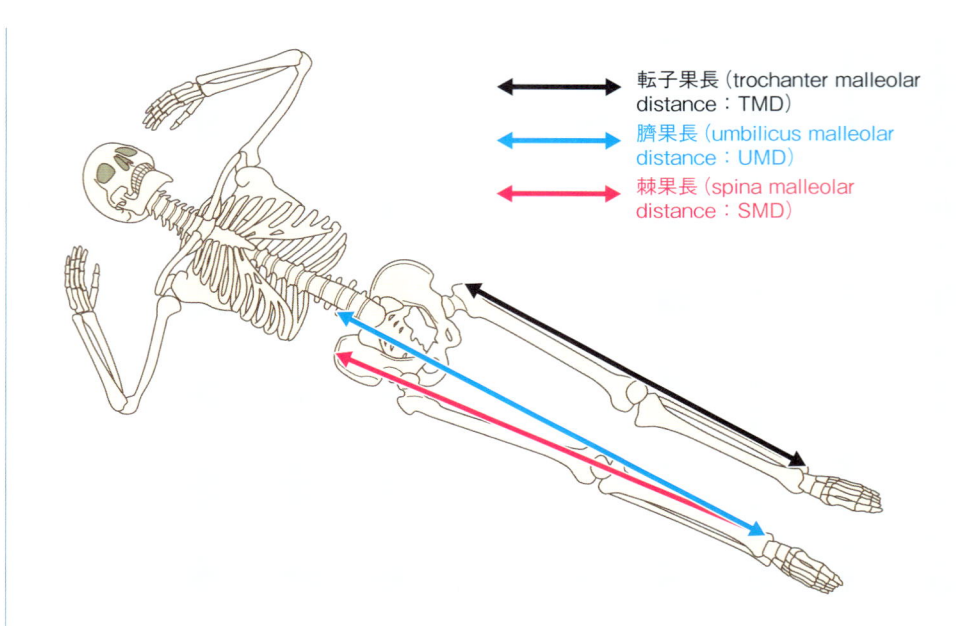

転子果長 (trochanter malleolar distance：TMD)
臍果長 (umbilicus malleolar distance：UMD)
棘果長 (spina malleolar distance：SMD)

図7 下肢長
各下肢長の測定結果の違いは以下のとおりである.
● 転子果長：下肢アライメントの影響 (股関節は含まない)
● 臍果長：骨盤・下肢アライメントの影響 (骨盤, 股・膝アライメントを含む)
● 棘果長：下肢アライメントの影響 (股関節, 一部骨盤を含む)

での測定にとどめる.

● 筋力：罹患関節周囲の徒手筋力検査を評価する.

● X 線画像：関節裂隙の狭小 (消失), 骨棘, 骨硬化, 骨嚢胞, 臼蓋の二重骨底の有無を確認する.

● 臼蓋・大腿骨アライメント：臼蓋アライメントはシャープ角, CE 角 (**図 10** 参照), 臼蓋骨頭被覆率, 大腿骨アライメントは頸体角や前捻角を X 線画像から評価する.

● 整形外科的テスト：トーマステスト (股関節屈筋の短縮をみる), パトリックテスト (股関節病変や仙腸関節障害で疼痛が誘発される) を評価する.

● 歩容：前額面上ではデュシャンヌ徴候やトレンデレンブルグ徴候, それらが混在している歩行パターンが観察される (**表 6**). 矢状面上では立脚後期での股関節伸展動作の減少がみられる (**図 8**).

(3) 理学療法プログラム

a. 保存療法 (変形性膝・股関節症共通)

● 物理療法：疼痛軽減を目的としたホットパックや超音波療法, 極超短波療法などの温熱療法, 低周波電気刺激療法を実施する.

● 筋力増強運動：軽負荷の等尺性運動から開始する. 荷重位でのトレーニングや関節運動を伴う等張性運動を実施する場合は疼痛や関節への負荷増大に留意する.

● 関節可動域運動：制限因子となっている軟部組織の短縮や筋緊張亢進に対しストレッチや筋緊張抑制で可動域拡大を図る.

● 装具療法 (変形性膝関節症)：サポーターや足底挿板を使用する. 足底挿板は足底に楔状板を挿入し, 下肢アライメント修正による疼痛軽減を図る (**図 9**).

b. 人工膝関節全置換術後の急性期～回復期

● 物理療法：急性期～回復期は手術侵襲による炎症が生じているため, 炎症抑制を目的とした寒冷療法を実施する. また, 人工膝関節全置換術後急性期の膝伸展筋力低下の改善には低周波電気刺激療法を併用した大腿四頭筋トレーニングが有効である[7].

● 筋力トレーニング：非荷重位で等尺性収縮の開放運動連鎖 (OKC) トレーニングか

表6 歩容異常パターン

デュシャンヌ徴候	トレンデレンブルグ徴候	デュシャンヌ＋トレンデレンブルグ	デュシャンヌ＋逆トレンデレンブルグ
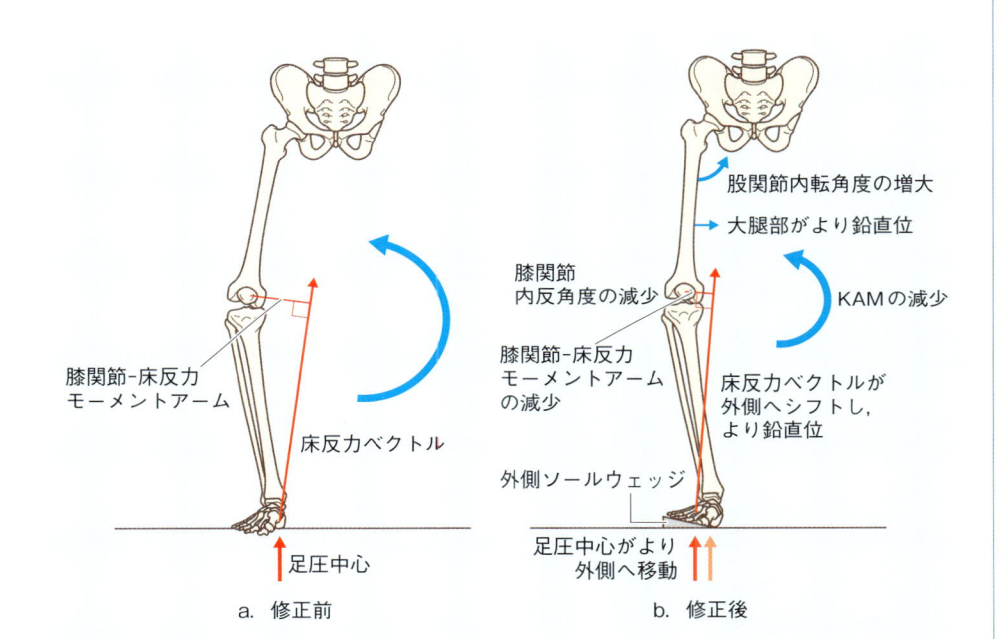			
体幹支持側傾斜	骨盤非支持側傾斜	体幹支持側傾斜＋骨盤非支持側傾斜	体幹支持側傾斜＋骨盤支持側傾斜

デュシャンヌ（Duchenne）徴候

トレンデレンブルグ（Trendelenburg）徴候

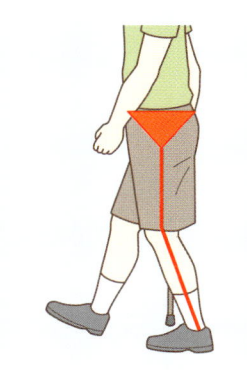

図8 立脚後期の股関節伸展動作の減少

🔵 **覚えよう！**

● **シャープ角（図10）**
涙痕下縁と臼蓋外側上縁を結んだ線と，両側の涙痕下縁を結んだ線がなす角度．正常値約40°で，値が大きいと臼蓋形成不全とされる．

● **CE角（center-edge angle）**
大腿骨頭中心の垂線と臼蓋外側上縁を結ぶ線のなす角．正常約25°，値が小さいと臼蓋形成不全．

● **臼蓋骨頭被覆率（acetabular head index：AHI）**
（大腿骨頭内側縁から臼蓋外側上縁までの距離【A】）÷（大腿骨頭内側縁から大腿骨頭外側縁までの距離【H】）×100 正常は約80%．

膝関節-床反力モーメントアーム

床反力ベクトル

足圧中心

a. 修正前

股関節内転角度の増大

大腿部がより鉛直位

KAMの減少

膝関節内反角度の減少

膝関節-床反力モーメントアームの減少

床反力ベクトルが外側へシフトし，より鉛直位

外側ソールウェッジ

足圧中心がより外側へ移動

b. 修正後

図9 楔状板挿入による下肢アライメント修正
足底挿板は内側型変形性膝関節症であれば外側楔状板を，外側型変形性膝関節症であれば内側楔状板を挿入する．楔状板挿入による下肢アライメント修正で膝関節内反角度の減少，膝関節内転モーメント（KAM）の減少により疼痛軽減が期待できる．

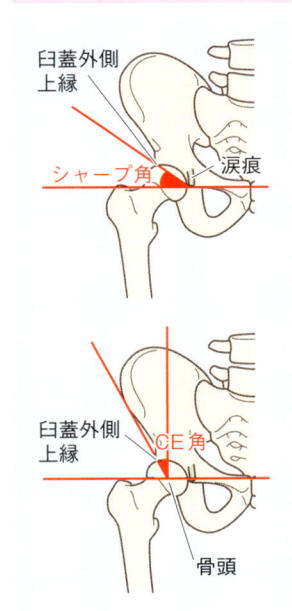

臼蓋外側上縁

シャープ角

涙痕

臼蓋外側上縁

CE角

骨頭

図10 シャープ角とCE角

ら開始し，徐々に荷重位で等張性収縮の閉鎖運動連鎖（CKC）トレーニングに移行する．

● **関節可動域運動**：疼痛や腫脹に配慮し，自動介助での屈曲・伸展運動から開始する．また，膝蓋大腿関節の可動性低下に対し関節モビライゼーションを実施する．

● **歩行練習**：患肢への荷重量増大やニーアクション出現を目的とした練習を実施する．

● **ADL練習**：患肢への負担に配慮した方法の階段昇降動作や床上動作を実施する．人工膝関節全置換術後は深屈曲動作が困難となるため，洋式での生活を推奨し，シャワーチェアの使用など環境調整についても指導する．

c. 人工股関節全置換術後の急性期～回復期

- **物理療法**：人工膝関節全置換術と同様に，炎症抑制を目的とした寒冷療法を実施する．
- **筋力トレーニング**：運動中の疼痛，脱臼に留意しながら実施する．非荷重位で等尺性収縮の開放運動連鎖（OKC）トレーニングから開始し，徐々に荷重位で等張性収縮の閉鎖運動連鎖（CKC）トレーニングに移行する．
- **関節可動域運動**：侵襲部位の疼痛や出血に配慮し自動介助運動から開始する．また，二関節筋に留意したストレッチ関節可動域運動を愛護的に実施する．脱臼肢位に近い方向への可動域運動は最低限にとどめる．
- **歩行練習**：疼痛に応じて患肢への荷重量増大を図る．デュシャンヌ徴候やトレンデレンブルグ徴候，立脚後期の伸展動作の減少など，歩容の改善を図る．
- **ADL 練習**：脱臼肢位回避のために，寝返り・起き上がり・立ち上がり動作，更衣・整容動作，入浴動作，階段昇降動作を練習する（**図 11**）．侵入方法が前方の場合は，股関節の伸展・内転・外旋の複合動作，後方の場合は，股関節の過屈曲や屈曲・内転・内旋の複合動作が脱臼肢位になるため留意する．

（4）リスク管理

- **全身状態**：理学療法介入前にバイタルサインや血液検査データを確認する．
- **疼痛**：荷重位での筋力トレーニングは疼痛に配慮しながら実施する．変形性関節症に対して筋力トレーニングを行う際は，対象関節をまたいで抵抗をかけないように留意する．
- **深部静脈血栓症**：人工膝・股関節全置換術後の主要な合併症である．予防には，術後早期からの足関節底背屈運動や弾性ストッキングの装着，間欠的空気圧迫法，早期離床，抗凝固薬，脱水予防が有効である．
- **脱臼（人工股関節全置換）**：高齢者では，術後の口頭指示では退院時に適切な脱臼肢位を理解することが困難な場合もあるため，術前からパンフレットなどを用いながら脱臼の危険肢位や禁忌動作を繰り返し説明する．同居の家族がいる場合は，家族へも脱臼指導を実施するのが望ましい．
- **感染**：手術後は罹患関節で感染が生じる可能性がある．高齢になると免疫機能の低下から感染リスクが高くなるため，全身状態，栄養状態を適切に管理し，良好な状態を維持することが重要である．

3）脊椎圧迫骨折

（1）目的

脊椎圧迫骨折後の急性期～回復期の理学療法の目的は，受傷前の ADL 再獲得，転倒予防，再骨折予防である．

（2）評価

- **疼痛**：安静時痛，運動時痛，歩行時痛を VAS，NRS，FPS で評価する．また，骨折部周囲の圧痛や叩打痛を確認する．
- **感覚**：下肢のしびれや感覚異常を評価し，脊髄症状，馬尾症状の有無を確認する．
- **筋力**：筋力発揮時の疼痛出現や代償動作に注意し，体幹や下肢の筋力を測定する．
- **関節可動域**：脊柱・股関節の可動域を測定する．疼痛により測定時に背臥位が困難な場合もあるため，柔軟に測定肢位を変更する．
- **脊柱アライメント**：受傷部位を中心に，X 線画像評価と視診・触診から脊柱後彎変形を確認する．
- **ADL**：入院中，退院時の ADL を FIM やバーセルインデックスを用いて評価する．

⚡気をつけよう！

変形性膝関節症患者に対し股関節外転筋群の筋力増強運動を実施する場合，抵抗部位に注意が必要である．図 12b のように下腿部に抵抗を加えると膝関節内反を助長し，疼痛が出現する危険があるため注意が必要である．

📖 調べてみよう

深部静脈血栓症
（deep vein thrombosis：DVT）
骨折，人工関節置換後に最もよく起こる合併症の一つ．術後安静や固定により静脈還流不全が起こり，深部静脈に血栓が生じる．下腿部や大腿部の疼痛，腫脹，浮腫，発赤などの症状を呈する．

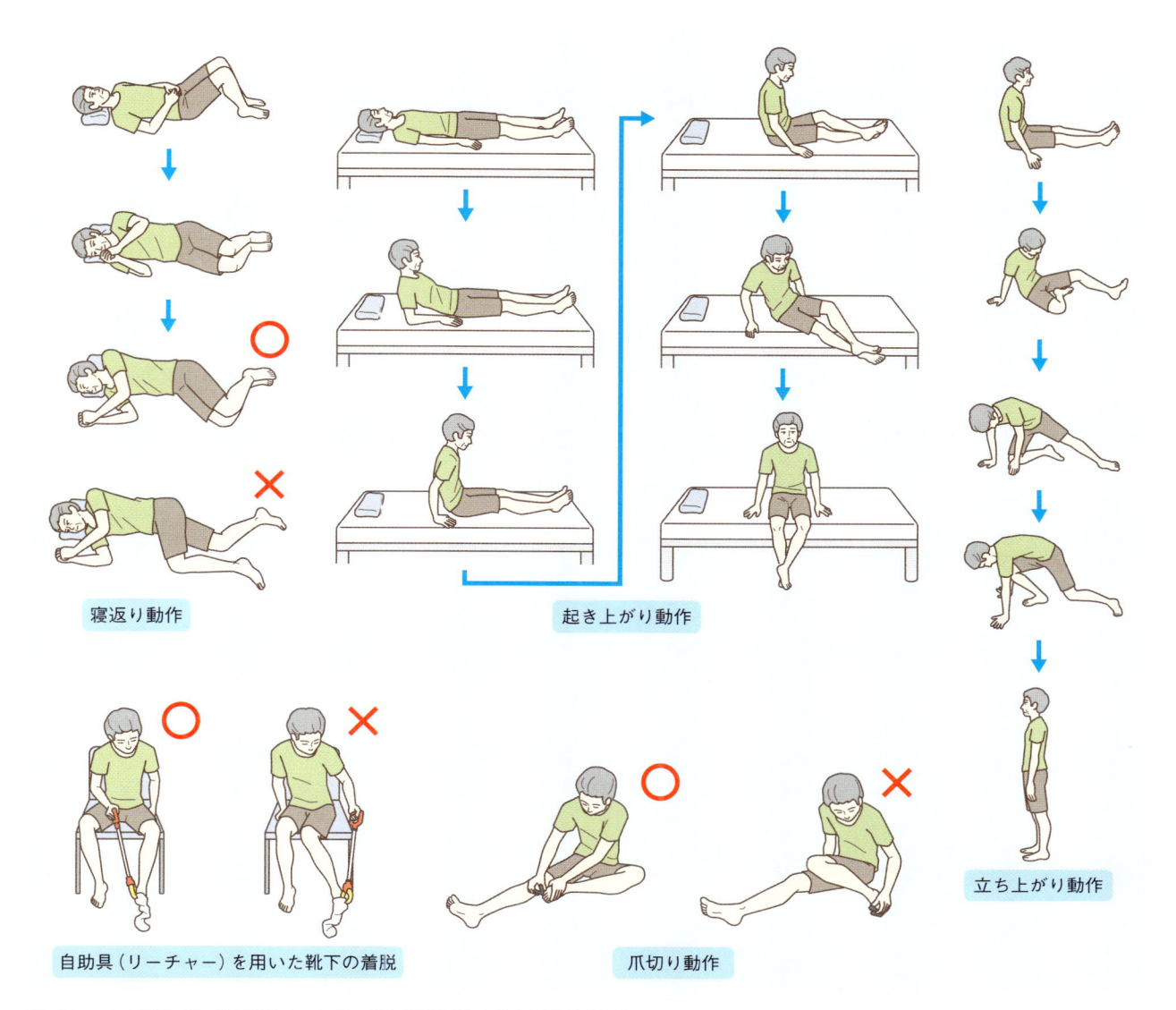

寝返り動作

起き上がり動作

立ち上がり動作

自助具（リーチャー）を用いた靴下の着脱

爪切り動作

図11　人工股関節置換術後の ADL 指導の例（左側が患側の場合）
● 寝返り動作：患側の股関節が内転しないように注意する．背臥位の状態からクッションなどを挟んで寝返ることを指導する方法もある．
● 起き上がり動作：背臥位から上体を起こし，両上肢は体幹の後方におき，長座位となる．端座位になる場合は，健側の下肢を患側の下肢の膝裏に滑り込ませて，支えるように持ち上げながら，下肢をベッド端へおろす．上肢を使って下肢を介助する際は，外側からではなく内側から支える（外側から支えると股関節の内転・内旋につながる危険性がある）．
● 立ち上がり動作：健側の股関節を屈曲・外転・外旋させ，膝関節を屈曲し，健側方向に体幹を回旋させて両上肢を床につける．両上肢と健側の膝で三角形の支点をつくるように身体を支えて，健側の膝を伸展させて立ち上がる．患側の股関節の可動域を少なくし荷重を減らすことが重要である．

a

b

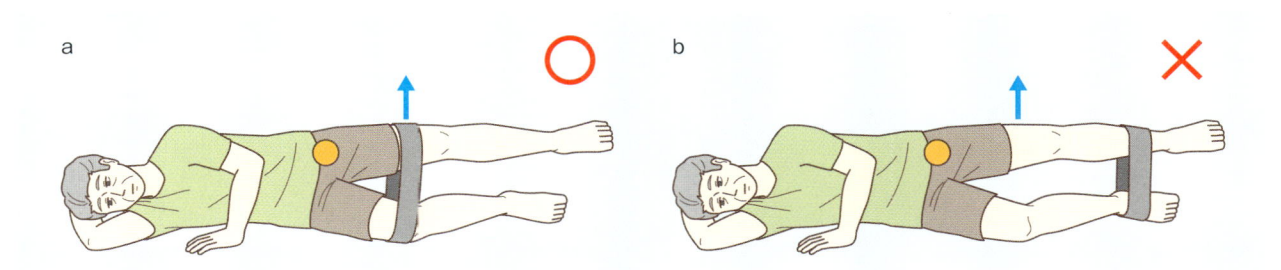

図12　抵抗運動による股関節外転筋群の筋力増強運動
ゴムチューブなどを用いた抵抗運動を行う際には，抵抗を加える部位に注意する．下腿部への抵抗は膝関節内反を助長するおそれがある．

表7 転倒リスク因子

内的要因	加齢に伴う筋力低下や平衡機能の低下，疾患の影響による歩行能力や移動能力の低下
外的要因	段差や履物などによる物的環境や薬剤の複数使用
行動要因	患者の「一人で歩きたい」などの欲求に基づく行動や，介護者の「患者一人で歩いてほしい」などの希望的観測に基づく行動

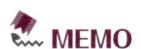

MEMO

脊椎圧迫骨折では，起居動作や歩行動作が許可された場合でも，骨癒合が完了するまでの間，椎体の屈曲や回旋方向の動きを制限するためにコルセットの装着が必要である．コルセットは，体幹を固定することで脊椎にかかる負担を軽減し，骨癒合を促進する役割をもつ．骨折部位と重症度に応じて，軟性コルセット，硬性コルセット，胸腰仙椎装具（thoraco-lumbo-sacral orthosis；TLSO）が選択される．

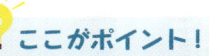

ここがポイント！

脊椎圧迫骨折では，廃用症候群の予防が重要であり，コルセットが装着可能になった時点で，可能な限り早期の離床を促すことが求められる．早期離床を実現するためには疼痛管理が欠かせず，薬物療法や物理療法による炎症や疼痛の抑制，さらに理学療法による筋緊張の軽減を図ることが重要である．

LECTURE 8

（3）理学療法プログラム

- **物理療法**：疼痛軽減を目的に，ホットパックなどの温熱療法や低周波電気刺激療法を実施する．
- **筋力トレーニング**：腹圧向上を目的とした腹式呼吸や廃用症候群の予防目的の下肢筋力トレーニングを疼痛がない範囲で実施する．
- **関節可動域運動**：過度な脊柱後彎拘縮や骨盤後傾偏位を予防するために，骨癒合に応じて脊柱伸展運動や股関節可動域運動を実施する．
- **装具療法**：脊椎後彎の矯正，腹腔内圧上昇を目的にコルセットを装着し，骨癒合経過に応じて除去する．

（4）リスク管理

- **廃用症候群**：急性期〜回復期は疼痛が強いため安静が必要だが，高齢者では臥床による廃用症候群が懸念される．そのため，過度な安静には気をつける必要がある．
- **再転倒・再骨折**：転倒リスクアセスメントを実施する．転倒のリスク因子は，①内的要因，②外的要因，③行動要因の3つに大別される（**表7**）．これらのリスク因子を把握し，転倒リスクに応じた対策を講じる．

■引用文献

1) Yoshimura N, Iidaka T, et al.：Trends in osteoporosis prevalence over a 10-year period in Japan：the ROAD study 2005-2015. J Bone Miner Metab 2022；40（5）：829-38.
2) Garden SR：Low-angle fixation in fracture of the femoral neck. J Bone Joint Surg Br 1961；43：647-63.
3) 河村廣幸責編：15レクチャーシリーズ理学療法テキスト 運動器障害理学療法学I. 第2版. 中山書店；2021. p.53, 58.
4) Yoshimura N, Muraki S, et al.：Prevalence of knee osteoarthritis, lumbar spondylosis, and osteoporosis in Japanese men and women：the research on osteoarthritis/osteoporosis against disability study. J Bone Miner Metab 2009；27（5）：620-8.
5) Kellgren JH, Lawrence JS：Radiological Assessment of Osteo-Arthrosis. Ann Rheum Dis 1957；16（4）：494-502.
6) Shumway-Cook A, Brauer S, Woollacott M：Predicting the probability for falls in community-dwelling older adults using the Timed Up & Go Test. Phys Ther 2000；80（9）：896-903.
7) 和田 治，飛山義憲ほか：電気刺激を併用した大腿四頭筋トレーニングがTKA術後早期の膝伸展筋力と歩行能力に与える影響. 理学療法ジャーナル 2018；52（3）：264-70.

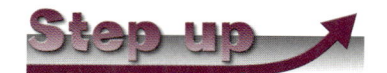

疼痛管理

　日本では，医療費削減や臥床による二次性の廃用症候群予防の観点から，手術後の入院期間の短縮が図られており，運動器疾患においても例外ではない．入院期間の短縮には早期離床，早期歩行が重要であり，そのためには急性期からの適切な疼痛管理が必須である．本項では，運動器疾患の術後急性期，回復期，慢性期の疼痛管理とその対策について説明する．

1）術後痛の要因

　Chimenti らは，疼痛のメカニズムを5つのカテゴリーに分類している（図1）[1]．

①侵害受容性疼痛（nociceptive pain）：手術などの侵襲によって起こる疼痛．

②神経障害性疼痛（neuropathic pain）：末梢神経の病変や損傷によって起こる疼痛．

③中枢神経系の感作由来の痛覚変調性疼痛（nociplastic pain）：侵害受容器の活性化を引き起こす組織損傷がない，または体性感覚系の病変や障害がないにもかかわらず引き起こされる疼痛．中枢性感作（繰り返しの疼痛刺激により疼痛閾値が低下し，弱い刺激でも誘発される疼痛）が該当する．

④運動器性疼痛（motor pain）：軟部組織性の疼痛など機能障害に関連する疼痛．防御性収縮や代償によって生じる筋スパズムなどが該当する．

⑤心理社会性疼痛（psychological pain）：痛みに対する破局的な思考など，疼痛に対する情動面の問題によって生じる疼痛．

　臨床では単一ではなく複数の要因が混在している場合が多いため，多面的側面から疼痛をとらえる必要がある．

2）運動器疾患の疼痛の原因と対策方法

（1）急性期

a．疼痛の原因

　急性期は手術侵襲による炎症によって起こる侵害受容性疼痛と，防御性収縮や代償によって生じる軟部組織性の運動器性疼痛の占める割合が大きい．

b．対策方法

　炎症を抑制させるための徹底した疼痛管理と膝関節周囲筋の筋スパズム改善に焦点を当てた理学療法を積極的に実施する．炎症抑制のための疼痛管理には，ブロックアイスや氷枕を用いた寒冷療法，活動量調節や歩行補助具使用などの生活指導が有効である．寒冷療法は，米国理学療法ガイドラインでも急性期の疼痛管理のために積極的に実施することが推奨度「中」で記載されている．

（2）回復期

a．疼痛の原因

　回復期では侵害受容性疼痛，運動器性疼痛に加え，創部や腫脹の癒着などによる神経障害性疼痛，痛みに対する

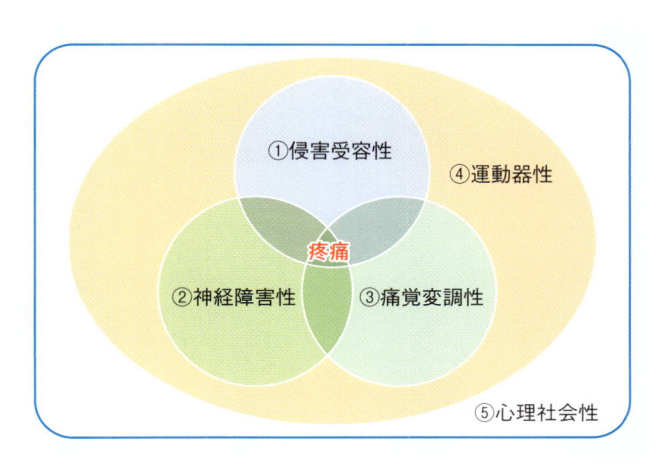

図1　疼痛メカニズムの分類
（Chimenti RL, et al.：Phys Ther 2018；98〈5〉：302-14[1]）

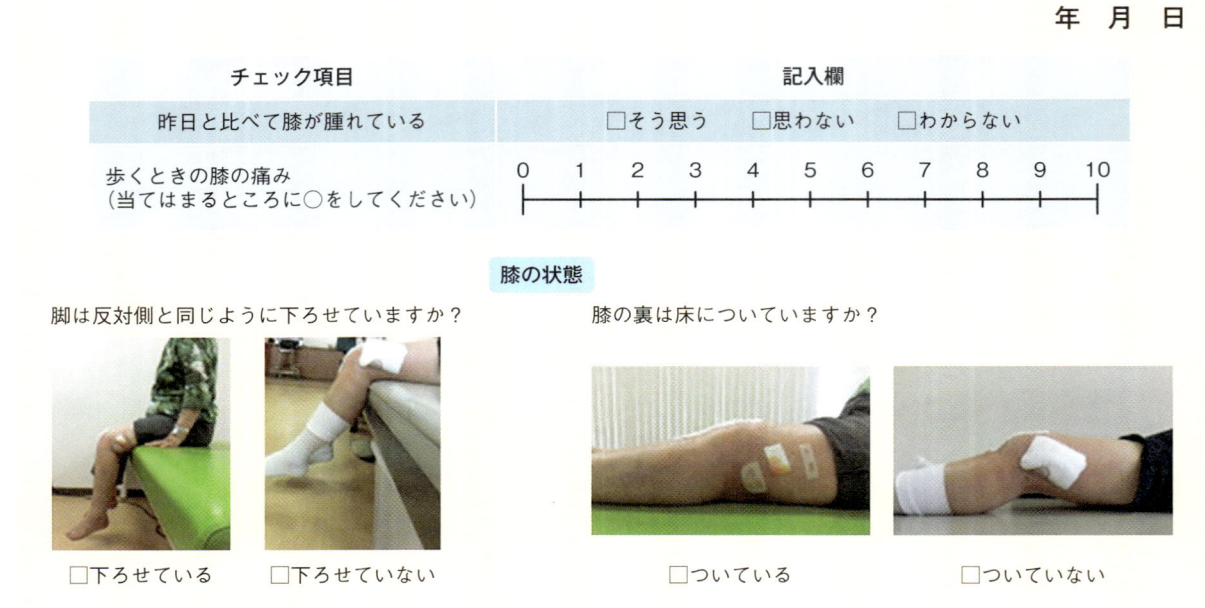

年　月　日

チェック項目	記入欄
昨日と比べて膝が腫れている	□そう思う　　□思わない　　□わからない

歩くときの膝の痛み
（当てはまるところに○をしてください）

0　1　2　3　4　5　6　7　8　9　10

膝の状態

脚は反対側と同じように下ろせていますか？

□下ろせている　　　□下ろせていない

膝の裏は床についていますか？

□ついている　　　　□ついていない

図2　セルフチェックシートの一例

破局的思考や運動恐怖などの心理社会性疼痛の影響も大きくなる．

b．対策方法

回復期の理学療法では創部や長期化している腫脹部位の癒着および筋間の滑走不全の改善が重要である．回復期の疼痛管理の課題として，退院後の疼痛増悪があげられる．対策として，人工膝関節全置換術（TKA）患者では退院後にセルフチェックシート（図2）を用いた自己疼痛管理を実施する．このセルフチェックシートの活用で退院後の疼痛増悪が予防できたと報告されている[2]．退院後に疼痛が増悪する患者は，自己の身体の疼痛や膝機能の悪化に気づかない場合が多い．セルフチェックシートを用いて毎日自己の身体の状態を確認することで，身体の悪化に早く気づき，増悪時の対処方法をとることで疼痛増悪を防止できる．日本では，今後さらなる入院期間の短縮が予想されるため，入院中だけでなく退院後に自己で疼痛管理を行えるようにする工夫も必要である．

（3）慢性期

術後の慢性痛は遷延性術後痛（chronic persistent surgical pain：CPSP）とよばれる．これは「術後3か月以上持続する疼痛」と国際疼痛学会で定義されており，身体機能，ADL，QOL を低下させる主要因である．

a．疼痛の原因

侵害受容性疼痛の影響は少なくなり，運動器性疼痛，神経障害性疼痛，痛覚変調性疼痛，そして，痛みに対する破局的思考，運動恐怖などの心理社会性疼痛の割合が多くなる．

b．対策方法

心理社会性疼痛の改善には運動療法と認知行動療法を併用して実施することが有効である．認知行動療法の一環として，パンフレットや DVD を用いて患者教育を実施している施設が多い．患者教育により術後に生じる疼痛を正しく認識し，疼痛に対するネガティブな感情や不安が軽減することで，術後の疼痛管理が行いやすくなる．

■引用文献

1）Chimenti RL, Frey-Law LA, Sluka KA：A Mechanism-Based Approach to Physical Therapist Management of Pain. Phys Ther 2018：98（5）：302-14.
2）岡 智大，飛山義憲，和田 治：人工膝関節全置換術患者の早期退院後のセルフチェックシートを用いた疼痛管理は術後早期の疼痛および関節可動域増悪の防止に有効である．理学療法学 2016：43（6）：461-8.

運動器疾患（2）
慢性期

到達目標

- 高齢者に多い代表的な運動器疾患について理解する.
- 慢性期における高齢者の運動器疾患に対する理学療法の意義と役割について理解する.
- 高齢者の運動器疾患の再発予防について理解する.
- 慢性期における高齢者の運動器疾患のリスクについて理解する.

この講義を理解するために

　超高齢社会を迎えた日本において，運動器疾患は高齢者の生活の質（QOL）を大きく左右する重要な課題です．加齢に伴う骨や関節，筋肉の変性は，日常生活活動（ADL）や社会参加能力の低下を引き起こし，健康寿命を短縮させる要因となります．高齢者の運動機能を維持・向上し，自立した生活を支援することが重要となります．

　この講義では，高齢者における慢性期の運動器疾患の病態と症状について学び，患者像の特徴を把握します．次に，慢性期における代表的な運動器疾患の特徴を理解し，理学療法，再発予防，リスク管理について学習します.

　この講義を学ぶにあたり，以下の項目を学習しておきましょう.

　　□ 筋，骨の加齢による生理的変化について学習しておく.

　　□ 加齢による身体特性，運動の変化について学習しておく.

　　□ 関節可動域検査や徒手筋力検査などの評価法について復習しておく.

　　□ 脊椎，四肢関節の解剖学，運動学を復習しておく.

講義を終えて確認すること

　　□ 慢性期における代表的な高齢者の運動器疾患について説明できる.

　　□ 高齢期運動器疾患の慢性期における理学療法の目的が理解できた.

　　□ 高齢期運動器疾患の慢性期における評価，理学療法について理解できた.

　　□ 高齢期運動器疾患の慢性期におけるリスク管理について理解できた.

　　□ 転倒予防を含め，再発予防の重要性が理解できた.

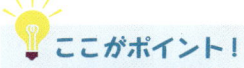

覚えよう！

高齢者四大骨折として、橈骨遠位端骨折、上腕骨近位端骨折、大腿骨近位部骨折、脊椎圧迫骨折がある。

関節可動域
（range of motion：ROM）

変形性関節症
（osteoarthritis：OA）

QOL（quality of life：生活の質）

ここがポイント！

関節変形や筋力低下が進行すると、代償動作を用いた動作パターンを学習していることが多い。

LECTURE **9**

1. 慢性期における運動器疾患の病態と症状

　高齢者における慢性期の運動器疾患は、その病態と症状が複雑で、複数の疾患が併存していることも少なくない。高齢者の自立には立つ、歩くといった基本的動作が重要となるが、長期間の力学的負荷による器質的変化から基本的動作に影響を及ぼしており、疾患部位だけでなく、基礎的な筋力、柔軟性が低下している場合も多く、再発予防を含めた包括的なアプローチが必要となる。どの疾患においても転倒は重要なリスクとなるため、転倒予防は必須となる。本項では、慢性期における代表的な運動器疾患について解説する。

2. 慢性期における代表的な運動器疾患

1）大腿骨頸部骨折

　高齢者での受傷が多く、高齢者四大骨折のうちの一つである。高齢者の大腿骨頸部骨折の受傷機転のほとんどは転倒で、超高齢者ほど軽微な外傷が原因となり、高頻度で合併症を発症する。転倒のリスク因子として、服用している薬剤や加齢による動作能力の低下などがあげられる。大腿骨頸部骨折患者の術後合併症では精神疾患が最も多く、内科的合併症として肺炎や心疾患が多い。大腿骨頸部骨折の慢性期は、骨壊死や認知機能の低下、肺炎など、二次障害のリスクを伴う複雑な状態である。

2）変形性膝・股関節症

　関節や関節周囲組織の退行性変化を基盤として発症する。変形の進行速度には個人差があるものの、進行すると骨棘形成や骨破壊が進み、関節可動域制限や安静時、夜間時にも強い疼痛が出現することが多い。

（1）変形性膝関節症

　変形性関節症のなかでも最も頻度が高い。日本における有病者数は、X線画像で明らかな変形性膝関節症が約2,500万人であり、うち約800万人が痛み症状を有する症候性変形性膝関節症と推計される[2]。加齢とともに有病率は上昇し（**図1**）[3]、高齢者においてもQOLを大きく低下させる重大な疾患といえる。また、変形性膝関節症と変形性腰椎症の合併率は42%、変形性膝関節症と変形性股関節症の合併率は7.2%と報告されている[4]。慢性期進行例の変形性膝関節症では、骨棘形成や骨破壊が進み、著明な関節可動域制限や安静時、夜間時にも強い疼痛が認められることが多い。可動域制限では、特に伸展制限（屈曲拘縮）をきたすことが多く、大腿四頭筋（特に内側広筋）の筋萎縮、筋力低下を伴うことが多い。

（2）変形性股関節症

　多くが先天性股関節脱臼や臼蓋形成不全などに由来する二次性股関節症であるが、高齢化が進み一次性股関節症も増加している。慢性期の変形性股関節症では症状が強く出現し、ADLを制限する。特に、多くの場合で主訴となる股関節痛は夜間にも出現し、睡眠障害をきたす場合もある。また、長期間の跛行や代償動作のため、殿筋群の廃用性の筋萎縮や筋力低下を認めるだけでなく、腰部、膝関節部などの隣接関節にも疼痛やアライメント異常が認められる。

3）脊椎圧迫骨折

　高齢者四大骨折のうちの一つである。胸腰椎移行部での受傷が多く、骨粗鬆症が進行すると骨折が連続して生じたり、同時に複数の骨折が生じたりする。尻もちなどの後方転倒など、受傷機転がはっきりしているものだけでなく、くしゃみや咳嗽などに

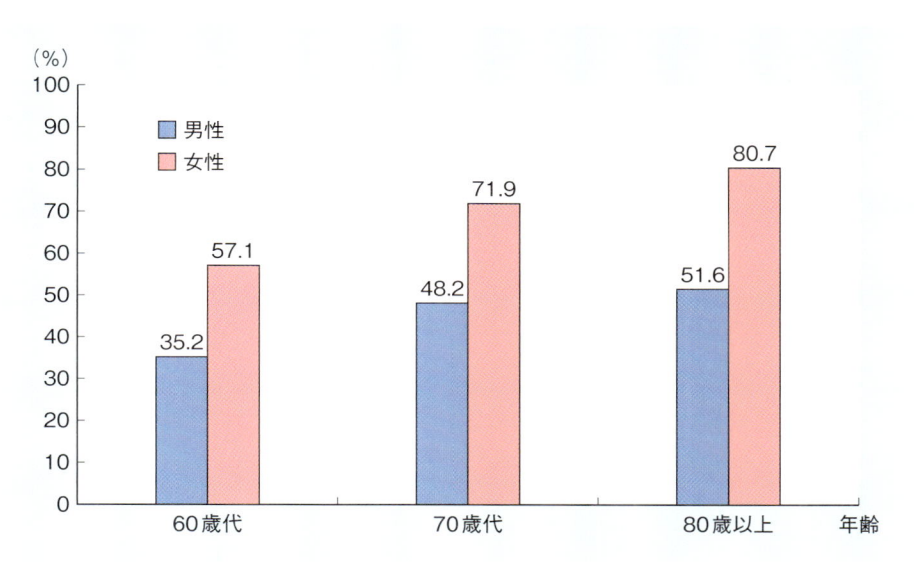

図1　高齢者の変形性膝関節症の有病率
（Yoshimura N, et al.：J Bone Miner Metab 2009；27〈5〉：620-8[3]をもとに作成）

より本人が無意識のうちに受傷している場合もある．慢性期では疼痛のピークを脱していることが多いが，アライメント不良や体幹機能低下などが残存していることが多い．骨粗鬆症を合併している場合が多いため，骨癒合を確認しながら再発予防を含めて介入する．

4）腰椎椎間板ヘルニア

高齢者では症状が慢性化しやすく，長期間にわたって神経症状が持続し，筋力や運動機能の低下をきたす．若年者と比較して症状に個人差が大きく，症状は若年者より強くないが持続性があり，治療に対する抵抗性がある場合が多い．また，手術的治療のリスクが高まるため，保存的治療が優先されることが多く，薬剤の長期服用や疼痛，動作への不安感など，総合的なアプローチが必要となる．

5）脊柱管狭窄症

高齢者では画像上多くの場合で脊柱管狭窄症を有するが，無症状の場合が多い．長期間にわたる疼痛や不快感のため，体幹前傾位などの特定の姿勢をとることで症状を軽減しようとし，姿勢の変化や脊柱変形が生じている場合も多い．また，疼痛やしびれによる歩行距離の短縮や活動量の低下に伴い，二次性の筋力低下や運動機能の低下をきたしている場合も多くみられる．

3. 慢性期における運動器疾患の理学療法

1）大腿骨頸部骨折

（1）目的

活動量の低下により生じた全身の筋力低下，関節可動域制限を改善し，歩行能力および ADL 能力を向上させ，受傷前の動作レベルの再獲得を目指す．

（2）評価

- 疼痛：疼痛部位，強度，性質，生じる状況（安静時，動作時，夜間）を評価する．疼痛強度の評価には VAS や NRS を用いて評価する．理解力の問題で視覚的にイメージして判断するほうがよい場合には，フェイス・ペイン・スケール（**図2**）[5]が便利である．また，他の炎症所見の有無も評価する．
- 関節可動域：過度な力に留意して愛護的に測定する．股関節だけでなく，膝関節や体幹の可動性，骨盤傾斜なども評価する．

LECTURE 9

💡 ここがポイント！
歩行距離を評価する際に，どのような理由で歩行距離が短縮しているのかをきちんと評価し，筋持久力低下など廃用性によるものなのか，脊柱管狭窄症の神経障害によるものなのかを見極めることが重要である．

VAS（visual analogue scale；視覚的アナログ目盛り法）

NRS（numerical rating scale；数値的評価スケール）

フェイス・ペイン・スケール（Faces Pain Scale：FPS）

💡 ここがポイント！
疼痛を訴えている場合，炎症の残存によるのか，他の要因によるのかを鑑別する．炎症所見が残存しているかどうかで，理学療法プログラムの組み立てが変わってくる．

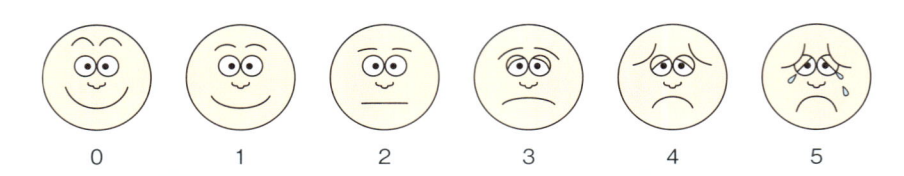

| 0 | 1 | 2 | 3 | 4 | 5 |

図2 フェイス・ペイン・スケール (FPS)
認知機能の問題などで数値の教示では理解が乏しい場合，現在感じている痛みがどの表情に近いか
を聴取し，疼痛強度を数値化する．
（厚生労働省研究班：痛みのコンテンツ[5] より改変）

形態測定
▶ Lecture 8 参照.

TUG（Timed Up and Go）test

バーセルインデックス
（Barthel Index：BI）

FIM（functional independence
measure；機能的自立度評価法）

- **徒手筋力**：活動量低下による廃用の影響も考慮して，股関節周囲筋以外も測定する．
- **形態測定**：脚長差や周径（大腿，下腿）を測定する．
- **動作能力**：10 m 歩行テスト，バランス能力も含めた TUG test などで評価する．
  また，ADL の評価は，バーセルインデックスや FIM を使用して評価する．

(3) 理学療法プログラム

慢性期においても，関節可動域および筋力を維持・向上させ，歩行能力，ADL 能
力を向上させる．受傷前の動作レベルによって目標を設定し，理学療法を実施する．

a. 関節可動域練習

高齢者の場合，受傷前から股関節伸展制限のある場合も多い．骨盤後傾が強い場
合，股関節伸展運動時の過負荷に注意する．人工股関節置換術を施行している場合，
術後日数が経過していても，受傷前の筋力が弱い場合やアライメント不良がある場合
は脱臼リスクも高まることを念頭において実施する．また，脊柱や膝関節，足関節な
どに二次的な可動域制限を生じている場合は，必要に応じて実施する．

b. 筋力増強トレーニング

股関節周囲筋のなかでも，外転筋群（中殿筋，小殿筋など）は側方安定性に大きく
寄与し，歩行安定性に重要な役割を担う．脊柱変形やアライメント不良が併存してい
る場合も多いため，股関節外転での筋力増強を実施する際は，代償動作が出現しない
よう環境設定に留意する．また，円背拘縮がある場合の大殿筋などの股関節伸展筋の
トレーニング時も，脊柱への過負荷に配慮する（**図3**）．

c. バランス練習

立位でのリーチ動作練習や方向転換を含めた歩行練習など，動的なバランス練習も
段階的に取り入れる．

d. 生活指導

生活様式を和式から洋式に変更し，必要に応じて手すりを設置することが望まし

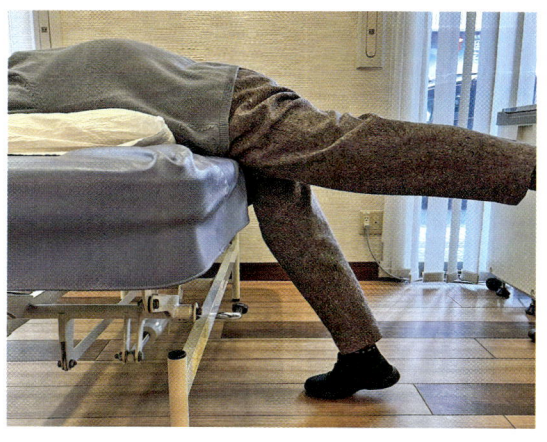

**図3 ベッドで体幹制御しながらの
股関節伸展運動**

い．また，人工股関節置換術を施行している場合は，急性期で実施された脱臼肢位の説明を理解できているか確認する．

（4）リスク管理

廃用性の機能低下の予防のため，地域コミュニティへの参加状況や1日の活動パターンを把握して過度な安静を避ける．また，転倒リスクの高い場所に手すりを設置するなど，家屋の環境も含めて再転倒のリスクを軽減する．

2）変形性膝・股関節症

（1）目的

疼痛軽減および歩行，立ち上がりといった動作能力を維持・向上させる．また，関節変形の進行や症状増悪を遅らせる．

（2）評価

- **画像所見**：X線画像での関節裂隙の広さ，骨棘の形成程度，骨硬化像の程度などから重症度（ケルグレン-ローレンス分類）を確認する．また，変形性膝関節症では，内外反の程度の評価として，大腿脛骨角を計測する．慢性期では，内反変形を伴った屈曲拘縮を有している場合が多い．
- **疼痛**：部位，強度，性質，生じる状況を評価する．また変形が進行すると，限局した圧痛を認めることも多く，変形性股関節症では大転子部や鼠径部，変形性膝関節症では関節裂隙や膝蓋腱周囲などの圧痛も評価する．膝蓋跳動テストで関節液の貯留の有無も確認する．関節液が貯留すると，関節運動時の疼痛が急増する．
- **形態測定**：転子果長，棘果長を測定し，機能的脚長差を評価する．筋萎縮の評価として大腿周径，下腿周径を測定し，大腿周径では，膝蓋骨上縁より0，5，10，15 cm の位置で測定する．
- **関節可動域**：疼痛や防御収縮に留意しながら実施する．慢性期の変形性膝関節症では，膝関節の不安定性がある場合も多いため，内外反テストを用いて膝関節の動揺性も評価する．
- **徒手筋力**：体幹などの代償動作に留意して実施する．
- **動作能力**：歩行や立ち上がりなどの動作能力を評価する．動作が不安定な場合も多いため，転倒に十分注意して実施する．

（3）理学療法プログラム

患者背景を十分に理解し，目標設定に合わせた理学療法を実施する．また，リハビリテーション室だけでなく，自宅でも自主的に運動できるよう，実施表や実施メニューの図などを作成し，わかりやすいように工夫する．ホームエクササイズを提示する場合は種目を少なくし，継続して実施できることを優先して選択し，フィードバックの際は，継続して実施することに重点をおき，ポジティブフィードバックを中心に実施する．

a．関節可動域練習

両変形性関節症とも，該当関節のみでなく隣接関節への影響を確認する．変形性股関節症では股関節伸展制限を生じている場合が多いが，股関節伸展可動域運動をする際には，腰椎の過度な前彎に注意する．

b．筋力増強トレーニング

閉鎖運動連鎖（CKC）トレーニングは筋力増強効果が高いが，関節への負担も高いことを留意する．疼痛が強い場合，開放運動連鎖（OKC）トレーニングから実施する．

変形性股関節症では，股関節外転筋の筋力低下，筋萎縮が生じている場合が多く，疼痛に合わせて歩行や立ち上がりなどの閉鎖運動連鎖トレーニングを取り入れる．

変形性膝関節症では，大腿四頭筋，特に内側広筋の筋力低下，筋萎縮が生じている

気をつけよう！
患者の理解が乏しい場合は，家族も含めて再指導する．

MEMO
ケルグレン-ローレンス（Kellgren-Lawrence：K-L）分類
Grade 1〜4 の変形性膝関節症の重症度分類．主に関節軟骨の減少程度，骨棘の形成程度によって分類する．関節軟骨の評価は関節裂隙の広さで間接的に判断する．そのため，膝関節の正確な評価には立位でのX線撮影が重要である．また，膝蓋骨軸位像で膝蓋大腿関節も確認する．
▶ Lecture 8・表2参照．

大腿脛骨角（femorotibial angle：FTA）

気をつけよう！
立位と臥位では大腿脛骨角も変化するため，測定の際は立位にて測定する．

MEMO
関節液貯留が疑われる場合は，関節穿刺の依頼を検討する．
▶ Lecture 8・図6参照．

気をつけよう！
防御収縮とは，痛みや不快感を生じる際に身体が無意識に筋肉を収縮させる反応のことをいう．関節を動かす際の持ち方や動かし方で誘発してしまう場合があるため，支持面を広く愛護的に動かすようにする．

ここがポイント！
関節裂隙の狭小化，骨破壊だけでなく，屈曲拘縮がある場合にも転子果長，棘果長は短縮する．

閉鎖運動連鎖（closed kinetic chain：CKC）

開放運動連鎖（open kinetic chain：OKC）

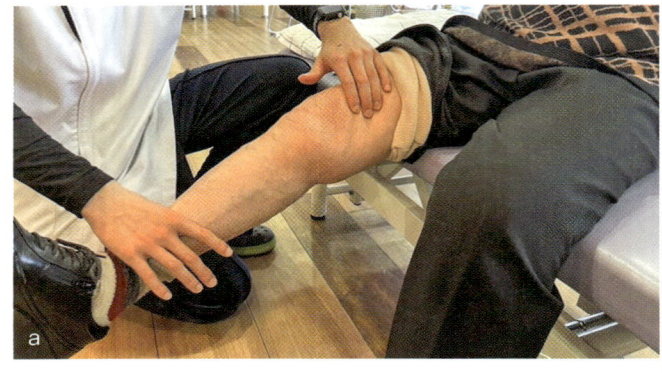
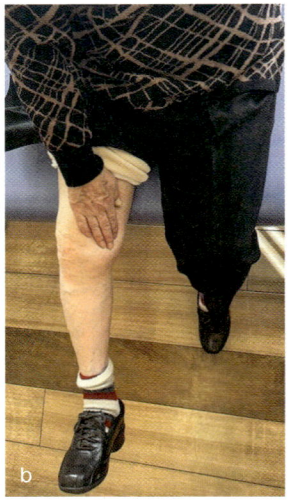

図4　内側広筋トレーニング
触覚でフィードバックを加えて内側広筋の収縮を触知しながら実施する。最初は理学療法士が触知し（a），収縮を確認した後，患者自身で触知してもらう（b）。

🖐️ **試してみよう**
内側広筋は膝伸展最終域で強く活動する。自身の内側広筋を触知し，軽度屈曲位と最終伸展域での収縮の違いを確認する。

下肢伸展挙上（straight leg raising：SLR）

💡 **ここがポイント！**
変形性膝関節症で関節変形が進むと，膝蓋大腿関節での可動性も低下し，疼痛や膝関節屈曲・伸展の制限因子となる。

⚡ **気をつけよう！**
急激な活動量の増加は症状の増悪を誘発するため，疲労感や疼痛増悪の有無を確認しながら実施する。

LECTURE 9

場合が多い。慢性的に内側広筋を使用しておらず，収縮感がわからない場合も多いため，フィードバックを有効活用して実施する（**図4**）。変形が強く，関節運動時痛が強い場合には，膝関節運動の少ない下肢伸展挙上運動などから開始する。

c. 動作練習

疼痛に合わせて立ち上がり，歩行，階段昇降の動作など，ADLを取り入れて実施する。家屋環境，能力・症状の現状，設定した目標を考慮して取り組む動作を選択する。また，全身的な筋力低下や関節可動域制限を有している場合が多く，転倒には十分に注意する。

d. 補助具および装具療法

運動療法以外にも関節への負担軽減のため，T字杖やシルバーカーの使用を検討する。また，変形性膝関節症においては，サポーターや足底挿板（インソール）などで関節への負担が軽減できる。日本人に多い内反変形膝では，外側楔状板（けつじょう）が有用となる。

（4）リスク管理

慢性期の変形性関節症では，関節変形も進み骨の脆弱性を有していることが多く，過負荷による疼痛増悪や骨折などには十分に注意する。また，過体重による機械的負荷の増加は，変形性膝・股関節症ともに増悪要因の一つとなるため，エアロバイクや水中ウォークの選択，体重減量に向けての生活指導を行う。

3）脊椎圧迫骨折

（1）目的

急性期での固定で生じた廃用性の機能低下を改善するとともに，再発を予防する。

（2）評価

● 疼痛：骨折部周囲の疼痛評価だけでなく，下肢への放散痛やしびれの有無を評価する。

● 感覚：体幹，下肢の感覚障害や膀胱直腸障害の有無，程度，経過を評価する。

● 関節可動域：四肢の関節可動域制限の有無を評価する。コルセットが除去されていれば，過負荷にならないよう留意して体幹可動性を評価する。骨癒合速度には個人差があること，骨粗鬆症を有している場合が多いことに留意する。

● 徒手筋力：下肢を中心に，廃用性の筋力低下の有無を評価する。

● ADL：寝返りや立ち上がりなど，基本的な動作能力を中心に評価する。

（3）理学療法プログラム

下肢の廃用性の筋力低下が生じている場合が多いため，歩行安定性，動作安定性を得られるよう下肢筋力増強トレーニングを実施する。脊椎圧迫骨折では後彎変形を生じやすく，ADL低下，転倒リスク上昇につながるため，体幹伸展可動域・筋力を維

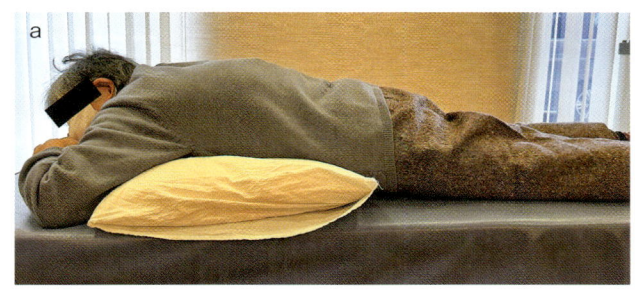
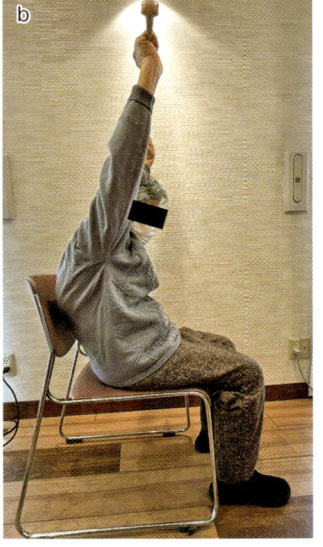

図5　体幹伸展運動
a. 腹臥位をとる場合，枕などを下に敷いて過度な負荷がかからないようにする．
b. 棒やタオルを使用した上肢挙上運動．

持し，姿勢異常の改善・悪化防止が重要である．体幹の関節可動域運動を実施する際は，過負荷にならないよう肢位を選択し，環境設定する．胸郭，上肢可動性も考慮した運動を選択して実施することも効果的である（**図5**）．

（4）リスク管理

高確率で骨粗鬆症を有しており，重度の場合，着座動作や咳嗽，起居動作で受傷するため，動作指導が重要である．適切な骨癒合が得られなければ，偽関節となる場合もある．過活動の予防が必要だが，過度な安静もしないよう指導する．

4）腰椎椎間板ヘルニア

（1）目的

姿勢改善指導や自宅でのセルフエクササイズを含め，適切な運動療法を実施し，痛みの軽減，筋力強化および ADL 能力を改善する．また，患者の QOL の向上と自立性の促進を目指す．

（2）評価

- **画像所見**：MRI で高位レベルや椎間板の脱出程度，脱出方向を確認する．
- **神経系**：膝蓋腱反射，アキレス腱反射を評価する．また，下肢伸展挙上テストを用いて，坐骨神経障害の有無を評価する．下肢伸展挙上テストの結果と臨床症状は正の相関関係にあり，下肢挙上の角度が腰椎椎間板ヘルニアの重症度を表すとされている[6]．
- **疼痛**：疼痛，しびれの分布領域を評価する．また，坐骨神経痛を訴える場合も多く，動作による変化も含めて評価する．
- **感覚**：障害神経の支配領域を中心に感覚検査を実施する．
- **徒手筋力および関節可動域**：腰部および下肢を中心に筋力，筋萎縮，関節可動域を評価する．脊柱に構築性の変形拘縮を有している場合は肢位に留意して実施する．
- **運動耐容能**：6分間歩行テストなどを用いて評価する．

（3）理学療法プログラム

画像所見，動作による症状の変化をもとにリスク肢位を把握したうえで，運動療法や動作指導を実施する．神経圧迫によるしびれなどの感覚障害が持続している場合，薬物療法の併用，また筋力低下や感覚障害の重症度に応じて手術療法が検討される．

腰痛や下肢痛により活動量が低下し，全身性の筋力低下や耐久性の低下をきたしている場合も多い．筋力トレーニングを実施して筋力増強を行うとともに，自転車エルゴメータでのトレーニングなどを利用し，運動耐容能を向上させる．

ここがポイント！
円背や体幹前傾がある場合，補助具の高さが低すぎると円背や前傾姿勢を助長してしまうことがある．

ここがポイント！
体幹筋力や歩行耐久性に応じて，シルバーカーや歩行器などの補助具の使用を検討する．

気をつけよう！
ハムストリングスの伸張性の低下による伸張痛を訴える場合も多いため，混同しないようにする．

MEMO
しびれの評価法
疼痛の評価と同様に，部位，強度，性質，症状が出現する状況を評価する．

ここがポイント！
脊柱の変形拘縮のため背臥位をとれない場合は，体幹の運動は座位での運動を中心に実施する．下肢の運動についても，治療台などを使用して，脊柱に過度な負荷がかからないようにする．

LECTURE
9

（4）リスク管理

骨粗鬆症，変形拘縮を有している場合が多く，過度なストレスによる骨折などに十分に留意する．負荷量の設定だけでなく，実施環境，肢位も考慮して実施する．

5）脊柱管狭窄症

（1）目的

持続的な疼痛軽減と症状の悪化を防止し，筋力低下，能力低下を予防して動作能力を維持，向上させる．

（2）評価

殿部から下肢への疼痛やしびれなどの症状が，歩行や立位で増悪し，座位や前屈で軽減する．高齢者のほとんどで加齢性の脊柱管狭窄を有しており，症状の原因となっている狭窄部位および症状との整合性を確認する．間欠跛行は腰部脊柱管狭窄症に特徴的な症状であるが，必発するわけではない．また，患者申告の歩行可能距離は正確性が低く，60歳以降は過少申告することが多いため[7]，間欠跛行は，末梢動脈疾患などの血管性間欠跛行との鑑別が重要である．

歩行能力の評価として，6分間歩行テストやシャトルウォーキングテストなどが有用である．また，ロコモティブシンドロームの評価に使用される，立ち上がりテストや2ステップテストと腰部脊柱管狭窄症の重症度レベルとの関連も報告されている[9]．

（3）理学療法プログラム

腰椎椎間板ヘルニア同様，脊柱に過度な負荷がかからないよう肢位を設定する．構築性拘縮を有している場合は，座位での棒体操や自動運動での体幹運動が効果的である．慢性的に疼痛を有していることも多いため，電気療法や温熱療法などの物理療法も併用して実施する．

日常生活での姿勢指導として，座位や立位の姿勢，物を持ち上げる際の姿勢などを指導する．加えて，同一肢位で過ごす時間を減少させることや，歩行補助具の高さ設定など，体幹屈曲が助長される動作の改善を指導する．

（4）リスク管理

脊柱への過度な負荷により，神経症状などの症状悪化を引き起こす場合がある．また，急激な姿勢変化を試みることで，転倒リスクも高まる．これらのため，環境設定や負荷量設定を注意深く行う．具体的には，座位での運動から開始し，肢位の変化による症状悪化に注意することなどがあげられる．

■引用文献

1) 厚生労働省：2022（令和4）年 国民生活基礎調査の概況．p.23.
　https://www.mhlw.go.jp/toukei/saikin/hw/k-tyosa/k-tyosa22/dl/14.pdf
2) Muraki S, Oka H, et al.：Prevalence of radiographic knee osteoarthritis and its association with knee pain in the elderly of Japanese population-based cohorts：The ROAD study. Osteoarthritis Cartilage 2009；17（9）：1137-43.
3) Yoshimura N, Muraki S, et al. Prevalence of knee osteoarthritis, lumbar spondylosis, and osteoporosis in Japanese men and women：the research on osteoarthritis/osteoporosis against disability study. J Bone Miner Metab 2009；27（5）：620-8.
4) Yoshimura N, Muraki S, et al.：Epidemiology of the locomotive syndrome：The research on osteoarthritis/osteoporosis against disability study 2005-2015. Mod Rheumatol 2017；27（1）：1-7.
5) 厚生労働省研究班：痛みの教育コンテンツ．
　https://mhlw-grants.niph.go.jp/system/files/2013/133141/201323003A/201323003A0002.pdf
6) 伊藤俊一：腰椎椎間板ヘルニア 理学療法診療ガイドライン．理学療法学 2015；42（6）：530-55.
7) Okoro T, Qureshi A, et al.：The accuracy of assessment of walking distance in the elective spinal outpatients setting. Eur Spine J 2010；19（2）：279-82.
8) 日本整形外科学会，日本脊椎脊髄病学会監：腰部脊柱管狭窄症診療ガイドライン 2021．改訂第2版．南江堂；2021.
9) Fujita N, Sakurai A, et al.：Lumbar spinal canal stenosis leads to locomotive syndrome in elderly patients. J Orthop Sci 2019；24（1）：19-23.

📖 調べてみよう

血管性間欠跛行では，足背動脈または後脛骨動脈の拍動の有無や足関節上腕血圧比（ankle brachial pressure index：ABI）を確認する．この際，上記動脈は正常でも触知できない場合があることに留意する．足背動脈の触知不良でABIが低く，ブロック治療に反応しにくい患者では閉塞性動脈硬化症の危険があるので注意を要する[8]．

📖 調べてみよう

ロコモティブシンドローム（運動器症候群）
運動器の障害のために移動機能の低下をきたした状態のことをさす．
▶ Lecture 2 参照.

LECTURE 9

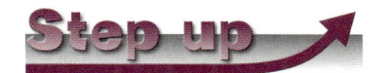

症例紹介：両変形性膝関節症と診断され，外来でのリハビリテーション開始となった症例

　80歳代の女性．8年前より膝痛を有していたが，湿布などで様子をみていた．2週間前から疼痛が増悪し，軽減がみられないため受診した．

1）基本情報
- 身長：155 cm，体重：63 kg，BMI：26.2
- 職業：主婦
- 主訴：距離を歩くと右膝が痛い．
- Hope：痛みなく歩けるようになって旅行に行きたい．これ以上悪くならないようにしたい．

2）理学療法評価（検査所見を含む）

（1）画像所見
　大腿脛骨角（FTA）は右185°，左183°，ケルグレン–ローレンス（K-L）分類は，両側ともグレードⅡ．右膝蓋骨はやや外側偏位がみられる（図1）．

（2）疼痛評価（NRS）
- 安静時痛：右膝内側部（3/10）
- 夜間時痛：なし
- 動作時痛：歩行時は右膝内側部（5/10），階段降段時は右膝内側部（7/10）．
- 圧痛：右膝関節裂隙内側部

（3）関節可動域検査（単位：°，右/左）
- 体幹（屈曲/伸展）40/10
- 股関節：屈曲 110/110，伸展 0/10
- 膝関節：屈曲 100/120，伸展 −5/−5
- 足関節：背屈 15/15，底屈 30/40

（4）徒手筋力検査（右/左）
- 股関節：屈曲 4/4，伸展 4/5，外転 3/4
- 膝関節：屈曲 4/5，伸展 3/4
- 足関節：背屈 5/5，底屈 3/4

（5）形態測定
- 大腿周径：膝蓋骨上5 cmで1.0 cmの左右差あり（右＜左）
- 下腿周径：左右差なし

（6）動作能力の評価
- TUG test：8.7秒
- 歩行：歩幅は狭小化し，踵接地時の膝伸展不足，足関節背屈不足が認められ，ヒールロッカー機能が低下している．右荷重時には，外側スラストを認めた．
- 階段昇降：手すりを使用し，昇段は1足1段にて可能だが，降段は2足1段となる．手すりへの荷重が大きい．

（7）膝関節の評価
- 膝蓋跳動テスト：陰性
- ラックマン（Lackman）テスト：陰性
- 内反ストレステスト：陽性
- 臥位と座位でのFTA差あり（図2）．

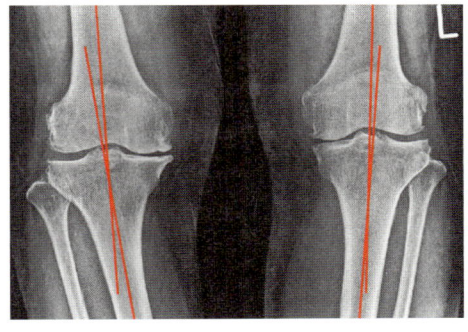

図1　X線画像

LECTURE
9

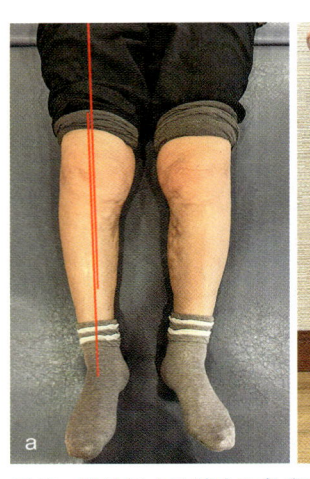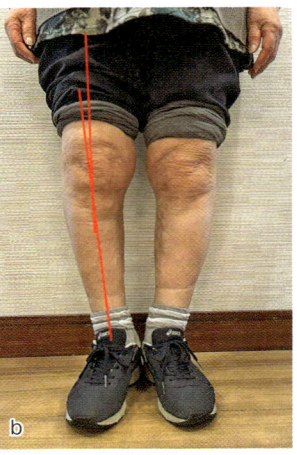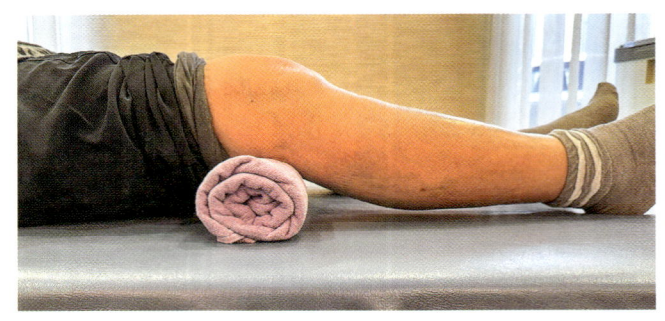

図3　タオルを使用したセッティング
自宅でもできるようにタオルを使用して実施した. タオルを押しつ
ぶす感覚を覚える.

図2　肢位による膝内反角度の違い
a. 座位, b. 立位.

3）理学療法プログラム

（1）関節可動域練習

　理学療法評価より, 屈曲, 伸展ともに両側可動域制限を認めた. 右膝最終屈曲位では膝前面に伸張痛の訴えがあ
り, 軟部組織の伸張性の低下が疑われた. 膝蓋骨の可動性も低下していたため, 膝蓋骨モビライゼーションも併用
して実施した. 伸展可動域練習は, 持続伸張も用いて実施した. また, 足関節背屈可動域練習も実施し, セルフエ
クササイズとしてアキレス腱ストレッチを指導した.

（2）筋力増強トレーニング

　内側広筋に着目して実施した. 自身で内側広筋を触知してフィードバックをしながら実施するほか, セッティン
グや下肢伸展挙上トレーニングから実施した. セッティングは, 自宅でもできるよう, タオルを使用した運動方法
を用いた（図3）. その他にも, 腹臥位での膝屈曲トレーニング, 座位での足関節背屈トレーニングを実施した.

（3）動作練習

　歩行練習では, 踵接地時の膝関節伸展, 足関節背屈を意識し, 歩幅を確保しての歩行練習を反復して実施した.
疼痛強度に合わせて, 休息を挟みながら実施した.

4）経過

　3か月後, 膝関節屈曲可動域（右/左）は125° /125°まで改善した. 内側広筋の筋出力が改善し, 歩行時の疼痛も
軽減した（NRS 2/10）. 筋力増強トレーニングは閉鎖運動連鎖でのハーフスクワットを疼痛なく実施できており,
階段昇降練習を実施している. 自主トレーニングではプールでの歩行練習も開始している（2〜3回/週）.

5）その他

　セルフエクササイズの実施表を作成し, 自身で記録したものをもとに外来リハビリテーションの際にフィード
バックを実施した.

6）考察

　本症例は, 加齢とともに緩徐に膝関節が変形し, 症状が進行していったと考えられる. 伸展制限のため, 内側広
筋の筋力, 筋出力が低下しており, 歩行時にも最終伸展域まで動かせていなかった. 内側広筋を中心に筋力トレー
ニングを実施することで, 筋出力が改善したことで膝関節の安定性が向上し, 疼痛軽減, 動作改善につながったと
考えられる.

　歩行時の膝関節の伸展不足には, 足関節の背屈不足も影響しており, これらのためヒールロッカー機能が低下し
ていると考えられる. そのため, 膝関節だけでなく, 足関節へもアプローチすることで, 普段の歩行での可動性確
保につながると考える.

　本症例は, K-L分類でグレードⅡであるが, 筋力を改善することで, 進行を遅らせることができる. 外来リハビ
リテーションの場合, リハビリテーション時の運動だけでなく, 普段の生活に運動を取り入れることが重要であ
る. そのため, セルフエクササイズ指導やプールでの運動などで, モチベーションを保ちながら運動を促すことが
重要である. 今後は, 運動実施や疼痛コントロールなど, 自身でできるよう介入していく必要がある.

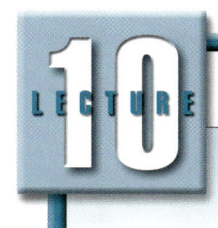

内部障害疾患（1）
急性期～回復期

到達目標

- 高齢者に多い代表的な内部障害疾患について理解する．
- 高齢者における内部障害疾患に対する理学療法を実施するうえでの留意点について説明できる．
- 内部障害疾患の障害像や症状，予後など，疾患の特徴について説明できる．
- 急性期～回復期における高齢者の内部障害疾患の理学療法プログラムを立案できる．

この講義を理解するために

　この講義では，はじめに加齢に伴う内部障害疾患の変化について学習し，呼吸・循環・代謝などの生理機能の変化について学習します．また，加齢に伴って合併しやすい疾患の特徴や症状について学びます．次に高齢者に多い慢性閉塞性肺疾患（COPD），間質性肺炎，心筋梗塞を取り上げ，その病態，症状と急性期～回復期における経過と理学療法を行ううえでのリスク管理，また具体的な理学療法について学習します．高齢者は単一疾患だけでなく，重複疾患を抱えていることが多く，併存疾患にも留意しながら評価，理学療法プログラムを立案する必要があり，多面的な評価について学習します．

　この講義を学ぶにあたり，以下の項目を学習しておきましょう．

　　□ 肺や心臓の解剖学を復習しておく．

　　□ 呼吸器系・循環器系・内分泌代謝系の生理学を学習しておく．

　　□ 高齢者の特徴であるフレイルやサルコペニアについて学習しておく（Lecture 2，3）．

　　□ 代表的な内部障害疾患の疫学，症状，診断，予後について学習しておく．

　　□ 運動時の呼吸・循環応答について学習しておく．

講義を終えて確認すること

　　□ 高齢者における生理機能の変化が理解できた．

　　□ COPD の病態と高齢者への急性期～回復期での理学療法の流れが理解できた．

　　□ 間質性肺炎の病態と高齢者への急性期～回復期での理学療法の流れが理解できた．

　　□ 心筋梗塞の病態と高齢者への急性期～回復期での理学療法の流れが理解できた．

　　□ 高齢者における内部障害疾患の理学療法プログラムの組み立てが説明できる．

　　□ 高齢者における内部障害疾患のリスク管理，運動中止基準が説明できる．

1. 加齢と内部障害疾患

心臓，呼吸，腎臓などの内部機能の障害は死亡原因の上位，あるいはそれに関連する疾患であり，日本では身体障害者総数に占める内部障害者の割合が増加している（**図1**）[1]. 高齢者の健康管理において，内部障害疾患は重要な位置を占めるとともに，内部障害を含めいくつかの疾患が併存している場合（重複障害）が少なくない．内部障害の発生や増悪により治療が必要となる急性期～回復期にかけては病態のみならず，加齢変化や併存疾患も十分に理解した対応が求められる．また，急性期～回復期にかけては ADL や QOL が大きく変化する時期でもある．本項では，高齢者における内部障害疾患の病態と症状，特に急性期～回復期における特徴に焦点を当てて解説する．

1）加齢に伴う呼吸機能の変化

呼吸器は数ある器官のなかでも加齢変化の影響を非常に大きく受け，ADL や QOL に直結することが多い．慢性・急性疾患を有していなくても加齢に伴い生理的な退行変化が起こる（**図2**）．そのなかでも肺弾性力の低下や呼吸筋力の低下，胸郭の柔らかさを示す胸郭コンプライアンスの低下が顕著にみられる．加えて，肺は他の臓器と異なり，外界の空気に直接触れるため，長期的な喫煙や粉塵，大気汚染などの影響も蓄積され加齢に伴い呼吸機能が低下する．感染のリスクも高まるが，加齢により免疫機能も低下するために感染症，特に肺炎が起こりやすくなるのも大きな特徴である．

呼気は肺弾性力によって規定されているために，弾性収縮力が低下することで，残気量が増大する．胸郭コンプライアンスの低下も重なり，肺活量の低下や1秒量の低

ADL（activities of daily living；日常生活活動）

QOL（quality of life；生活の質）

📕 MEMO
呼吸筋力の低下
骨格筋のような単独評価は難しいため，口腔内圧を測定して代用することが多い．最大吸気圧は加齢に伴い減少し，70歳以上では若年者と比べて30～40%低下する．呼吸筋力測定器を用いると計測することができる．また，最大咳嗽流量や最大呼気流量の評価も有用である．近年，呼吸筋力，筋量が四肢骨格筋量とともに減少する病態は呼吸サルコペニアと定義されており，高齢者における評価にも使用できる（**図3**）[2].

LECTURE
10

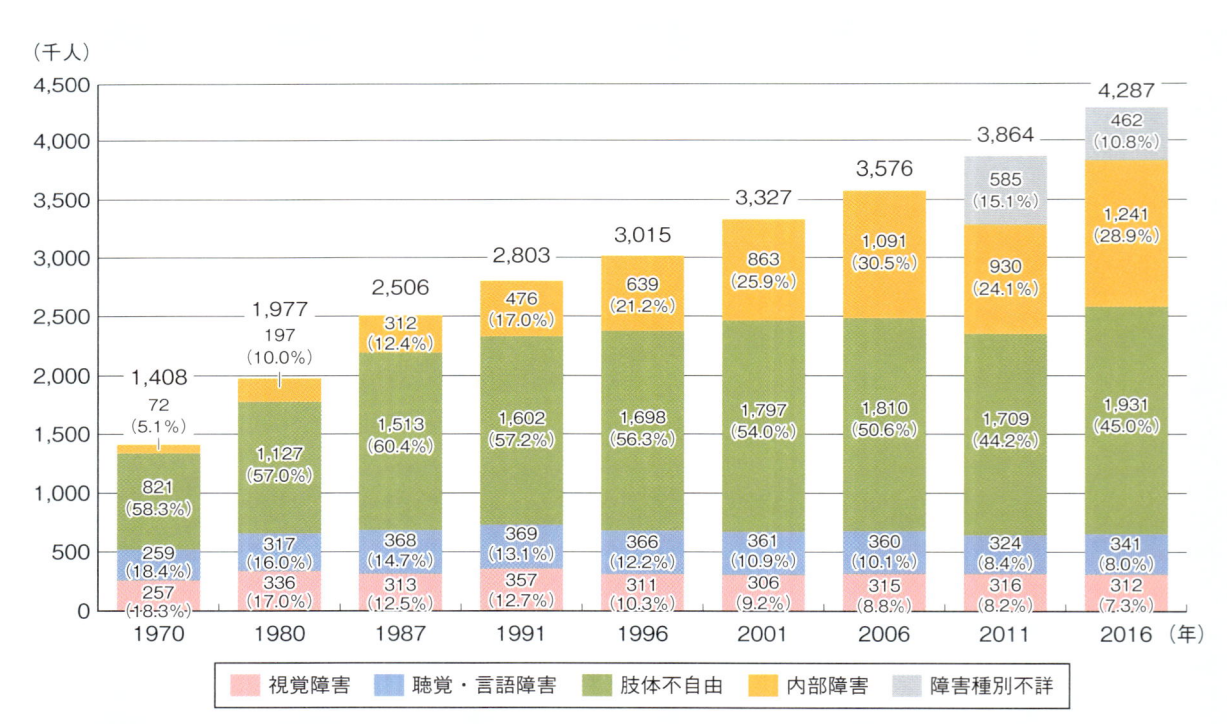

図1 種類別障害者数（身体障害児・者〈在宅〉）の推移
（厚生労働省：平成30年度版厚生労働白書[1]）

資料：厚生労働省社会・援護局障害保健福祉部「身体障害児・者等実態調査」（1970年，1980年，1987年，1991年，1996年，2001年，2006年）
　　　厚生労働省社会・援護局障害保健福祉部「生活のしづらさなどに関する調査（全国在宅障害児・者等実態調査）」（2011年，2016年）
（注）：1980年は身体障害児（0～17歳）に係る調査を行っていない．

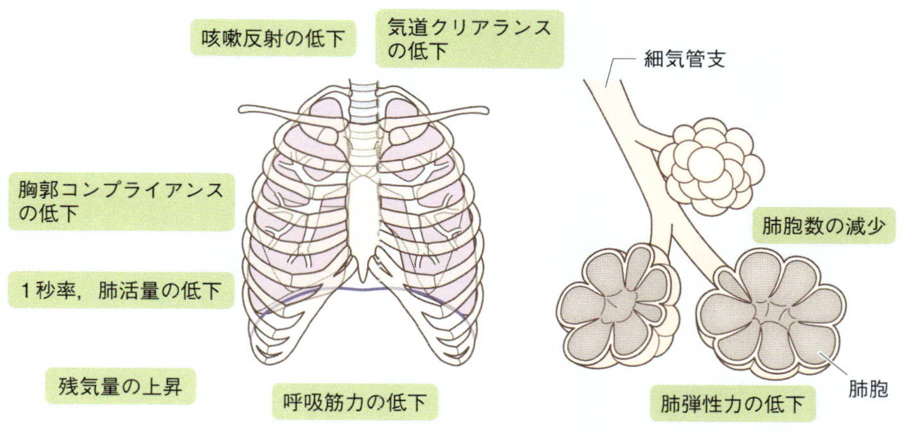

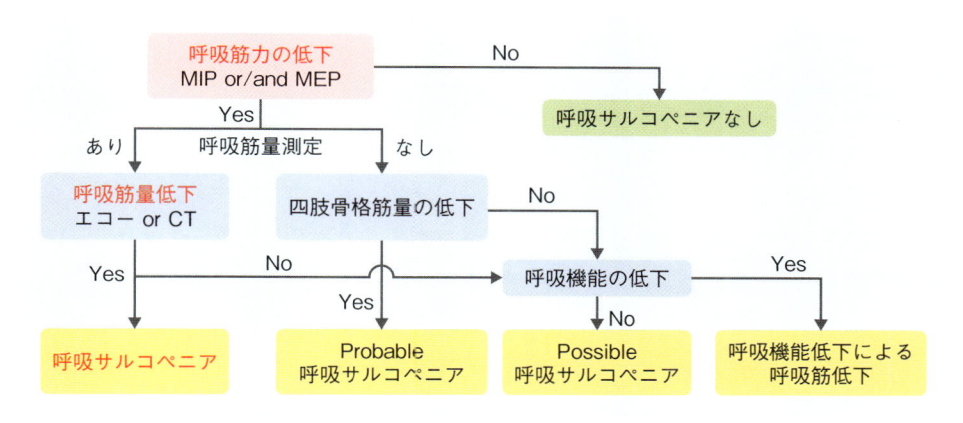

図2　加齢に伴う呼吸機能の変化

図3　呼吸サルコペニア

（Sato S, et al.：Geriatr Gerontol Int 2023；23〈1〉：5-15[2] をもとに作成）

MIP：maximal inspiratory pressure（最大吸気圧），MEP：maximal expiratory pressure（最大呼気圧）

下がみられる．加齢によって閉塞性変化，拘束性変化のどちらも生じることとなるが，換気障害の基準とされる1秒率70％未満，％肺活量80％未満まで加齢変化のみで起こることはまれであるため，スパイロメトリーにて基準値を下回っている場合は，何らかの換気障害を疑う（**図4**）．

2）加齢に伴う循環機能の変化

一般的に加齢に伴い動脈硬化がみられるが，これは心筋についても同様で，左室が硬くて広がりにくくなる拡張障害が起こる（**図5**）．一方，心機能としてよく用いられる全身へ血液を送り出す収縮機能は，加齢による障害は起こりにくいとされている．そのため，高齢者では収縮機能が保たれた心不全（HFpEF（ヘフペフ））がよくみられる．心臓の拡張が障害された結果，左室の容積は減少し，左室拡張末期圧が上昇することにより，代償的に左房が拡大することとなる．左房が拡大し，容量も増大することにより，上室性の不整脈や心房細動が高齢者では起こりやすくなることも特徴である．HFpEF では高血圧，糖尿病，心房細動，肥満，脂質異常症などを合併することが多く，重複障害によるさまざまな病態が心筋の加齢変化をより複雑にしている．

また，加齢に伴い心臓弁は生理的に変化し，弁輪の拡張や弁尖（べんせん）の肥厚がみられる．大動脈弁や僧帽弁では肥厚，石灰化が起こりやすく，閉鎖不全症，狭窄症といった心臓弁膜症を引き起こす．弁膜症の原因として，以前はリウマチ性が多くを占めていたが，現在は加齢に伴うものが大部分を占めており，弁膜症は高齢者の抱える疾患の代

気をつけよう！

肺活量が低下するのと同時に残気量は増加するので，全肺気量には変化がないことにも注意が必要である．

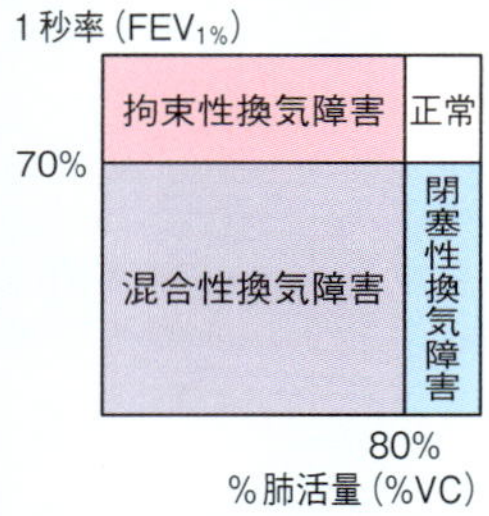

図4　換気障害の診断基準

収縮機能が保たれた心不全（heart failure with preserved ejection function：HFpEF）

気をつけよう！

起立性低血圧

高齢者では血管の伸展性の低下によって起立性低血圧が起こりやすくなる．起立性低血圧は臥位から座位，立位への体位変換後，収縮期血圧の20 mmHg 以上の低下と定義され，立ち眩み，めまい，嘔気，発汗などを呈する．特に，急性期～回復期にかけては薬剤により脱水や溢水（いっすい）になりやすいため注意が必要である．高齢者は圧受容体反射の低下や下肢筋の萎縮によりポンプ機能の低下，循環血漿量の低下などがみられやすく，離床時には注意が必要である．

LECTURE 10

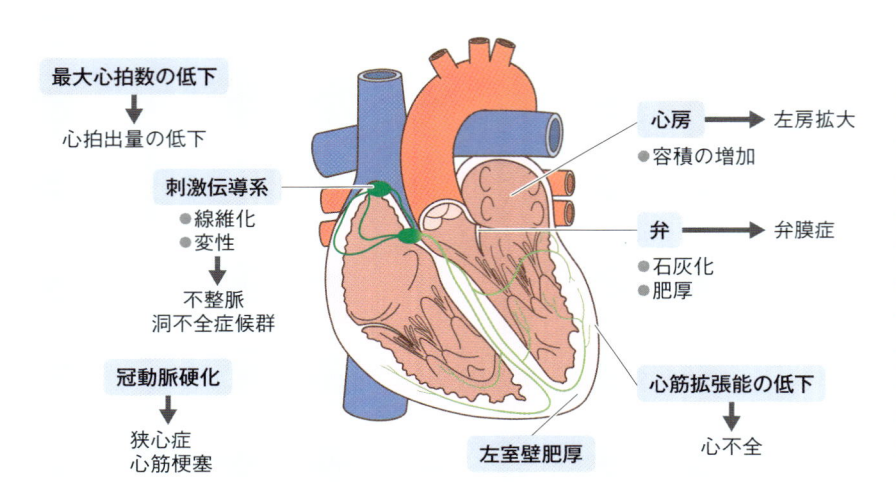

最大心拍数の低下
↓
心拍出量の低下

刺激伝導系
- 線維化
- 変性
↓
不整脈
洞不全症候群

冠動脈硬化
↓
狭心症
心筋梗塞

心房 → 左房拡大
- 容積の増加

弁 → 弁膜症
- 石灰化
- 肥厚

左室壁肥厚

心筋拡張能の低下
↓
心不全

表1 加齢に伴う内分泌代謝機能の変化

血糖値（空腹時）	不変もしくは軽度上昇
血糖値（糖負荷後）	軽度上昇
インスリン分泌能	軽度低下
インスリン抵抗性	増大
糖新生	不変
成長ホルモン	減少
副甲状腺ホルモン	増加
腎機能	低下
食事摂取量	減少
基礎代謝量	減少

図5 加齢に伴う循環機能の変化

推算糸球体濾過量（estimated glemerular filtration rate：eGFR）

慢性閉塞性肺疾患（chronic obstructive pulmonary disease：COPD）

表格ともいえる．

　加齢に伴い刺激伝導系も線維化が進むと，不整脈が生じやすくなる．心房細動のみならず，心臓の歩調取りである洞房結節での線維化が著しくなると，洞房結節が機能不全に陥る洞不全症候群がよくみられる．洞房結節と並んで房室結節が障害された結果生じる房室ブロックも高齢者に多い不整脈であり，両者ともにペースメーカ移植術が検討される．

　血管に関しては，加齢に伴う動脈硬化によって動脈の柔軟性が低下する．そのため，急激な血圧上昇の緩和や血圧低下の予防効果が減弱し，その結果，収縮期血圧の上昇が頻繁にみられる．動脈硬化の初期に起こる血圧変化は拡張期血圧の低下であるが，動脈硬化が一定以上進行すると，血管抵抗が増加し，拡張期血圧も上昇する．

3）加齢に伴う内分泌代謝機能の変化

　加齢に伴い内分泌代謝機能は経時的に低下し，基礎代謝量が低下するのはもちろんのこと，骨・脂質・糖など多岐にわたって内分泌代謝機能の低下がみられる（**表1**）．インスリン抵抗性は加齢とともに増大し，インスリン分泌能もインスリン抵抗性ほど顕著ではないものの加齢に伴って低下する．これは加齢に伴い肝臓のはたらきが低下し，骨格筋量が減少すること，そして，インスリンシグナル伝達系の機能低下がインスリン抵抗性の増大に寄与しているとされている．一方，成長ホルモンや甲状腺ホルモン，性腺ホルモンなど，さまざまなホルモンが分泌される内分泌器官も加齢の影響を受ける．その結果，筋量の減少や骨密度の低下，脂肪量の低下などがみられる．また，腎機能の指標である推算糸球体濾過量は基礎疾患がなくとも年間1%程度低下する．加えて，若年時に腎機能低下があると，加齢に伴い加速度的に腎機能は低下する．急性期では治療に伴う急性腎障害を呈することもあり，注意が必要である．

2. 急性期～回復期における代表的な内部障害疾患

1）慢性閉塞性肺疾患（COPD）

　「タバコ煙を主とする有害物質を長期に吸入曝露することで生じた肺の炎症性疾患」と定義され，非可逆的な気流閉塞を示す．これは呼吸器疾患であると同時に全身性の炎症性疾患でもあり，COPDによる全身への影響としてフレイルやサルコペニア，栄養障害，骨粗鬆症などがあげられる．急速な高齢化が進む日本で，老年症候群と密接に関連するCOPDを早期に発見し，適切な治療につなげていくことは極めて重要である．

　一方，COPDと適切に診断・治療されている患者は少なく，相当数の未受診や未診

表2 COPDの病期分類

Ⅰ期	軽度の気流閉塞	%FEV₁≧80%
Ⅱ期	中等度の気流閉塞	50%≦%FEV₁<80%
Ⅲ期	高度の気流閉塞	30%≦%FEV₁<50%
Ⅳ期	きわめて高度の気流閉塞	%FEV₁<30%

（日本呼吸器学会 COPD ガイドライン第 5 版作成委員会編：COPD〈慢性閉塞性肺疾患〉診断と治療のためのガイドライン 2018，第 5 版．メディカルビュー社：2018．p.50[3]）
% FEV₁：対標準 1 秒量．

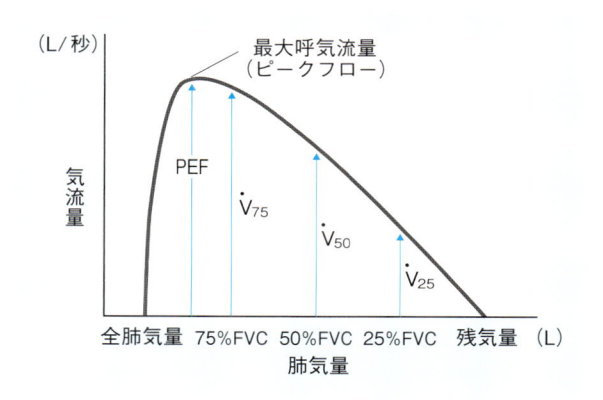

図6　フローボリューム曲線（正常）
FVC：努力性肺活量．

断例の存在が考えられている．そのため，長期の喫煙歴のある高齢者は本疾患を疑い，問診，フィジカルアセスメントを行う必要がある．

（1）病態

末梢気道病変と気腫性病変がみられる．末梢気道病変では気道壁の線維化が起こり，気流閉塞の原因となり，閉塞性換気障害が起こる．これは呼吸機能検査では 1 秒率の低下として表れ，1 秒率が 70% 未満の閉塞性換気障害を呈する．また，フローボリューム曲線では，下に凸の形を示すことも特徴的である．1 秒率によって気流閉塞を分類した病期分類がよく用いられる（**表2**）[3]．気腫性病変では終末細気管支以下の気道壁破壊による気腔の非可逆的拡大がみられる．肺の弾性収縮力の低下により末梢気道は虚脱し，呼気時の空気のとらえ込み現象が起こる結果，肺の過膨張が引き起こされる．そのため，全肺気量は増加するにもかかわらず，肺活量は低下し，呼吸困難をきたす．X 線写真では肺野の透過性亢進，血管陰影の細小化，横隔膜の平坦化などがみられる．

（2）症状

労作時の呼吸困難が特徴的であり，咳嗽や痰の増加もみられる．横隔膜が平坦化することで腹式呼吸が困難となり，胸式呼吸優位の呼吸パターンがみられ，病期が進むにつれて胸腹部の協調性の異常であるシーソー呼吸や呼吸補助筋の過活動，樽状胸郭もみられる．また，COPD を中心とした閉塞性換気障害では呼吸筋力の低下も認め，換気効率が低下するため，呼吸筋の酸素消費量が増大する．急性期においては，全身性の炎症も加わり，安静時エネルギー消費量が大きく増大する．そのため，一般的に推奨されている食事摂取量だけでは必要エネルギー量が不足し，体重減少，低栄養やるい痩が進行していくことも高齢者における特徴である．COPD では実測安静時エネルギー消費量の 1.5 倍以上が必要とされ，さらに高蛋白質の摂取が推奨される．

2) 間質性肺炎

肺野の間質の炎症や線維化病変があり，画像所見にて両側のびまん性の陰影を認める疾患の総称である．原因は多岐にわたり，職業や環境，薬剤によるものがある．また，膠原病などに付随して起こる二次性の間質性肺炎と，原因の特定ができない特発性間質性肺炎の 2 つに大きく層別化される．後者のなかでも特発性肺線維症は頻度も非常に高く，高齢者に好発し，予後も極めて不良である．

（1）病態

間質性肺炎では正常な肺組織が線維組織に置き換わり，この過程は線維化とよばれる．その結果，肺組織が硬くなり，肺の柔軟性が失われ，肺の拡張性が低下する．こ

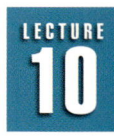**MEMO**
フローボリューム曲線
肺活量と気流の関係を表したもので，肺の健康状態を視覚的に理解するのに役立つ（図6）．各肺気量レベルでの呼出障害を把握できる．

安静時エネルギー消費量
（resting energy expenditure：REE）

MEMO
シーソー呼吸
吸気に胸が陥没し，腹部が膨らむ呼吸のことであり，まるでシーソーのように胸部と腹部が反対方向に動く．横隔膜がうまく収縮せず，代わりに補助呼吸筋を使うため，このような呼吸になる．

間質性肺炎
（interstitial pneumonia：IP）

特発性間質性肺炎（idiopathic interstitial pneumonia：IIP）

特発性肺線維症（idiopathic pulmonary fibrosis：IPF）

LECTURE 10

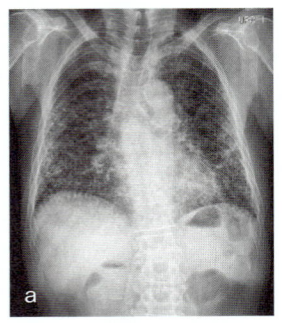
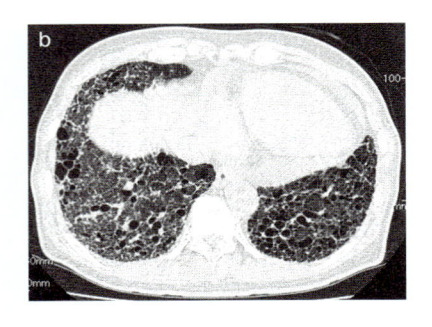

間質性陰影
- すりガラス影
- 網状影
- 牽引性気管支拡張・容量減少
- 蜂巣肺

慢性経過，線維化の進行

図7　間質性肺炎の画像所見の特徴
a．X線像，b．CT像．
（玉木 彰責編：15レクチャーシリーズ理学療法テキスト 内部障害理学療法学 呼吸，第3版．中山書店：2022．p.72[4] より画像提供）

吸入気酸素

$A\text{-}aDO_2 = P_AO_2 - PaO_2$

静脈 → P_AO_2 → 動脈

PaO_2

図8　A-aDO₂（肺胞気-動脈血酸素分圧較差）
P_AO_2：肺胞気酸素分圧，PaO_2：動脈血酸素分圧．

LECTURE 10

れは呼吸機能検査で拘束性換気障害として現れる．呼吸機能検査では肺活量が低下し，フローボリューム曲線でも最大吸気量および最大呼気流量が減少することが特徴である．また，線維化に伴い，ガス交換が困難となり，拡散能の低下が認められるようになる．画像所見（**図7**）[4] では，すりガラス影，網状影，牽引性気管支拡張・容量減少，蜂巣肺などが特徴的で，線維化の進展に伴いより顕著になり，呼吸不全が引き起こされる．特発性間質性肺炎の中には比較的長期的な病状の安定が期待できるものもある一方，高齢者に多い特発性肺線維症は治療しても進行性，非可逆性であり，診断後の平均生存期間は約3年と予後が極めて不良である．

（2）症状

労作時呼吸困難を特徴とし，乾性咳嗽，運動誘発性低酸素がみられる．しかし，初期では，臨床所見のみで診断することは困難であるため，画像所見と併せて診断する．聴診では特徴的な断続性副雑音である捻髪音がみられる．軽労作でも強い呼吸困難を呈することが特徴で，ADLや運動療法の実施が難しい場合も多い．緩徐な進行を示すことが多いが，急性増悪時は急性呼吸不全が生じ，急性呼吸促迫症候群と類似した病態となる．急性増悪時は，呼吸困難のみならず，喀痰の増加，発熱などの症状を呈する．

3）心筋梗塞

心筋の酸素不足によって心筋の機能が障害されて生じる疾患群を虚血性心疾患とよぶ．可逆的な心筋の虚血を狭心症，不可逆性の心筋の壊死を心筋梗塞とよび区別するが，狭心症と心筋梗塞を一括りとして考え，急性冠症候群とよぶことが多い（**図9**）．急性心筋梗塞患者における80歳以上の割合は年々増加しており，2020年では，全体の40%を占めるに至っている．心筋梗塞では治療として冠動脈を再開通する処置（冠動脈バイパス手術や経皮的冠動脈インターベンション）が主流となっている．侵襲を伴う処置であるが，高齢者のみを対象とした臨床試験においても冠動脈再開通処置の有効性は証明されており，基本的に高齢者に対しても若年者と同様の治療戦略をとることが多い．ガイドラインでは，侵襲的治療を行うにあたって「年齢とフレイルを踏まえて侵襲的治療戦略を考慮する」と推奨されており[5]，今後，高齢者の治療選択の際はフレイルの有無や程度により左右される可能性がある．

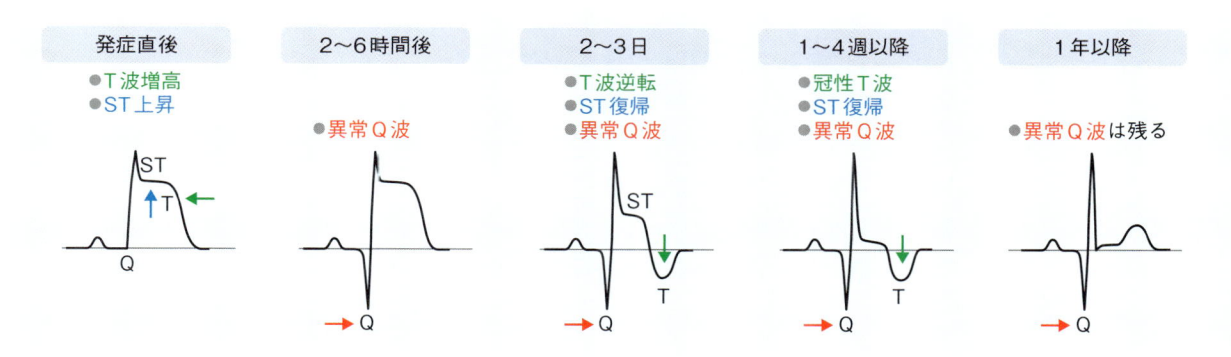

図 9　狭心症と心筋梗塞（急性冠症候群）

発症直後	2〜6時間後	2〜3日	1〜4週以降	1年以降
●T波増高 ●ST上昇	●異常Q波	●T波逆転 ●ST復帰 ●異常Q波	●冠性T波 ●ST復帰 ●異常Q波	●異常Q波は残る

図 10　心筋梗塞の時間経過と心電図波形

（1）病態

　心筋梗塞は冠動脈の完全閉塞により心筋が壊死に陥った部分の心臓の壁運動が低下，消失した状態をさす．冠動脈の閉塞は，冠動脈の血管内膜に脂質（プラーク）などが沈着し，そのプラークが破綻することで，血栓ができることが原因である．心筋梗塞の心機能障害の重症度分類をキリップ分類とよび，リスクの層別化に使用される．

（2）症状

　発症時の激しい胸痛を主訴とすることが多く，圧迫感や締め付け感として認識されることもある．痛みは，腕，首，顎，背中に放散することもあるが，高齢者ではこれらの症状が典型的でないことも多く，胸痛が少なかったり，疲労感や呼吸困難のみであったりする．特に，糖尿病を合併している場合は症状がみられないことも多く，無症候性心筋虚血ともよばれ，リハビリテーションの現場においても注意を要する．

3. 急性期〜回復期における内部障害疾患の理学療法

1）慢性閉塞性肺疾患（COPD）

（1）目的

　呼吸困難の軽減，ADL の拡大，運動耐容能の改善，QOL の向上があげられる．呼吸リハビリテーションは非薬物療法の中心を占めるもので，大きく運動療法とコンディショニングに分類される．COPD の急性増悪は肺炎や上気道炎などの呼吸器の炎症が原因となっているために，炎症によりさらに重症化しやすく，高齢者においては筋力低下や ADL 低下が進んでしまうことも多い．そのため，急性期では ADL 改善を目的とした呼吸リハビリテーションは必須であり，エビデンスレベルも高く位置づけられている．急性期を脱してからは，包括的呼吸リハビリテーションとして患者教育

覚えよう！

心筋梗塞の心電図変化
心筋梗塞を発症すると壊死の程度に応じて，異常Q波，ST上昇，冠性T波が出現し，心電図は時間とともに変化する．心電図をみると発作直後から急性期，亜急性期，慢性期の判断ができるため（図 10），評価し，経時的に観察することが重要である．

キリップ（Killip）分類

無症候性心筋虚血（silent myocardial ischemia：SMI）

呼吸リハビリテーション（pulmonary〈respiratory〉rehabilitation）

LECTURE
10

表3 COPD の評価

情報収集
● 現病歴　● 既往歴
● 喫煙歴：Brinkman 喫煙指数

病態評価
● 胸部X線写真
● 動脈血ガス分析
● スパイロメトリー
● 経皮的酸素飽和度（SpO₂）
● フィジカルアセスメント（聴診，打診，触診，視診）
● 呼吸困難：mMRC

身体機能評価
● ADL　● 上下肢筋力
● フィールド歩行試験
● 筋量評価（サルコペニア）
● 握力　● 身体活動量

その他
● 栄養評価　● QOL

mMRC：modified Medical Research Council Dyspnea Scale, SpO₂：saturation of percutaneous oxygen（経皮的動脈血酸素飽和度）.

🔖 MEMO
骨格筋の評価
筋量の評価は（DXA〈dual-energy X-ray absorptiometry；二重エネルギーX線吸収法〉もしくはBIA〈bioelectrical impedance analysis；生体電気インピーダンス法〉）の計測が望ましいが，困難な場合には下腿周径で代用することも可能である．COPD患者は頻繁にCTを撮像していることも多く，胸部CTを用いて大胸筋の筋量を評価する方法もある．筋力は徒手筋力検査では詳細な変化をとらえるのが困難であり，可能であれば，等速性・等尺性運動機器を用いて評価する．また，全身筋力を反映するとされる握力は経時的に評価する．

LECTURE 10

や，重症化予防への介入を行い，長期的な機能予後の改善を目標とする．

（2）評価

運動療法を実施するために患者の状態を詳細に評価する必要があり，特に詳細なフィジカルアセスメントが極めて重要となる．表3に評価すべき項目を示す．急性呼吸不全を呈している状態は総じて重症であり，呼吸リハビリテーションの実施においては病態の詳細な把握が必須である．臨床経過や血液検査，画像所見と併せて，呼吸数，呼吸様式，呼吸補助筋の過緊張の有無などのフィジカルアセスメントをふまえて評価を行う．COPDでは肺弾性収縮力の減少により，肺が過膨張する動的肺過膨張が特徴的であり，横隔膜の平坦化，腹式呼吸の阻害を助長する．その結果，呼吸数を増加させることになり，労作時呼吸困難の増大，運動耐容能の低下につながる．そのため，呼吸困難の評価やシャトルウォーキングテスト，6分間歩行試験などの運動負荷試験による運動耐容能の評価は，病態を把握するうえで極めて重要である．また，COPD患者における呼吸困難の主たる要因が身体活動量の低下による骨格筋機能障害にあることから，骨格筋や身体活動量の評価も必要である（図11）[6]．加えて，高齢者においてはフレイルやサルコペニアもCOPD患者の30％以上で合併しているとされるため，老年症候群の評価も重要である．

（3）理学療法プログラム

急性期では薬物療法や患者の重症度，症状や活動性に合わせた個別性の高いプログラム設定が必要となり，運動療法とコンディショニングを患者ごとに組み合わせる．急性期の状態が安定するまではコンディショニングが中心となるが，それだけでは呼吸困難の軽減と活動性の向上には限界があるため，患者の状態をみて可及的早期にADLトレーニング，全身持久力トレーニングに移行する（図12）[7]．ADLトレーニングでは動作ごとの呼吸法を指導し，動作の簡略化，消費エネルギーの軽減，呼吸困難を誘発しやすい動作を回避し，効率的な動作方法を習得させる．運動療法は，頻度（Frequency），強度（Intensity），時間（Time），種類（Type）を考慮する（FITTの原則）．高齢者においては連続した運動ができなかったり，低強度でのトレーニングができなかったりすることが多い．しかし，FITTだけでなく，一日全体をとおした運動量（Volume），そして運動量を漸増（Progression）する（FITT-VP）ことで，効果的な運動療法の提供は可能である（表4）[7]．重症のCOPDでは多くの患者で体重減少がみられ，その背景には栄養不良があるとされる．栄養摂取量が足りていない状態で運動療法を行ってもその効果は半減するため，栄養状態や食事摂取量の評価を行い，栄

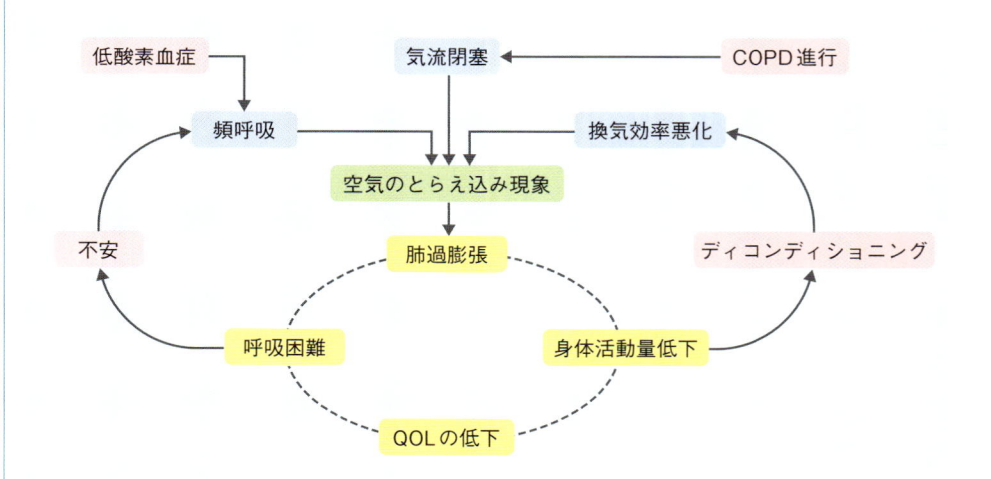

図11 COPDの身体活動量と呼吸困難の負の循環
（Troosters T, et al.：Respir Res 2013；14〈1〉：115[6]をもとに作成）

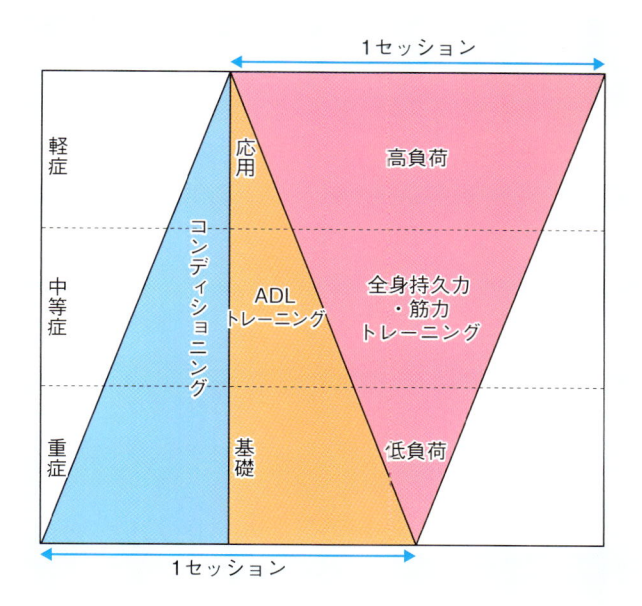

図12　呼吸リハビリテーションプログラムの構成
縦軸は重症度，横軸はプログラム開始時における1セッション内で推奨される各トレーニングの割合を示す.
（日本呼吸ケア・リハビリテーション学会ほか編：呼吸リハビリテーションマニュアル—運動療法. 第2版. 照林社；2012. p.35[7]）

表4　COPDの運動処方

頻度（Frequency）	連日もしくは週3回以上
強度（Intensity）	peak VO$_2$の40〜80% 〈peak VO$_2$の予測法〉 ① 6分間歩行距離からの予測式 ● peak VO$_2$=0.0197× 距離（m）+ 3.38 ②心拍数からの推定 ●（220−年齢）×運動強度 カルボーネン法 ● 年齢別予測最大心拍数−安静時心拍数 × 定数 + 安静時心拍数 定数：0.4〜0.8 〈自覚強度からの予測法〉 修正Borg scale 4〜5
時間（Time）	20分/1回以上
種類（Type）	自転車エルゴメーター，トレッドミル，平地歩行
運動量（Volume）	1日の総運動量が20分以上
漸増（Progression）	5分程度のセッションから開始し漸増する

（日本呼吸ケア・リハビリテーション学会ほか編：呼吸リハビリテーションマニュアル—運動療法. 第2版. 照林社；2012. p.35[7]）
peak VO$_2$：最高酸素摂取量.

養障害を認めた場合には栄養療法を併用した運動療法が求められる. 生活指導に関しては禁煙，適切な栄養摂取，ストレス管理などの生活習慣の改善を促し，COPDの進行を遅らせ，患者のQOLを改善できるような介入を行う.

（4）リスク管理

急性期の呼吸状態が不安定な状態での運動療法は病態を悪化させることもあり，注意が必要である. 積極的な運動療法の中止基準を**表5**[7]に示す. 特に運動中はSpO$_2$や脈拍を適宜モニタリングし過負荷を避けるとともに，運動時低酸素血症を認める場合には酸素投与・増量を考慮する. 継続した運動療法が困難な場合にはインターバルトレーニングを検討し，休息時間の調整を行うことが効果的である. 運動処方さらには運動療法の効果判定のために，患者評価を経時的に行う必要があり，一般的には運動療法を開始したのち，2〜3か月ごとに評価を行うことが望ましいとされている. しかし，病態や治療が大きく変わる急性期においてはより細かい頻度での評価が求められる. また，COPDの増悪予防のリスク管理として感染症予防の方法を教育し，冬季など感染症のリスクが高い時期には，各種予防接種を励行する. 心疾患や骨粗鬆症などの合併症およびその対処方法を教育することも重要なリスク管理となる.

2）間質性肺炎

（1）目的

急性増悪時には強い呼吸困難と低酸素血症により離床が制限されることも多い疾患である. そのため，急性期には安静臥床に伴う合併症の予防とADLの維持や改善，QOLの改善を目的とする. 間質性肺炎では，肺の線維化が進行し，呼吸困難や酸素交換の効率が進行性に低下する. 理学療法は，これらの症状の管理と，患者の予後もふまえADLの維持に重点をおく必要がある.

（2）評価

急性期にはステロイド治療をされていることが多い. 薬物療法の治療方針を理解したうえで，運動耐容能や骨格筋力，QOLの評価を行う. 具体的な評価内容はCOPDの評価（**表3**）と重なる部分も多いが，炎症所見や間質性肺炎の活動性を反映する指標

MEMO
修正ボルグスケール（修正Borg scale）
循環器領域では，数値を10倍すると心拍数を推計できる6〜20段階のボルグスケールを用いるが，呼吸器疾患領域では，一般的な使いやすさから呼吸困難の程度を10段階で示す修正ボルグスケールを用いる.
▶ Lecture 15・表9参照.

LECTURE 10

表5　運動療法の中止基準

呼吸困難感
修正ボルグスケール7〜9
その他の自覚症状
胸痛，動悸，疲労，めまい，ふらつき，チアノーゼ
心拍数
年齢別最大心拍数の85%（肺性心では65〜75%）
呼吸数
30回/分以上
血圧
高度な収縮期血圧低下，拡張期血圧の上昇
SpO$_2$
90%以下

（日本呼吸ケア・リハビリテーション学会ほか編：呼吸リハビリテーションマニュアル—運動療法. 第2版. 照林社；2012. p.55[7]）

MEMO

● ハフィング

「ハッ，ハッ」と短く息を吐き出す呼気による排痰法である．声門を開いた状態で最大吸気位から呼出を続け，中枢気道に貯留した痰の排出を促す．

● アクティブサイクル呼吸法（active cycle breathing technique：ACBT）

以下の3つのステップを繰り返すサイクルから成る．

1. 呼吸コントロール（安静呼吸）：呼吸をゆっくりと落ち着かせる．
2. 胸郭拡張（深呼吸）：肺に空気を十分に取り込むように，深く呼吸する．
3. 強制呼出（ハフィング）：息を勢いよく吐き出すことで，気道に溜まった痰を動かす．

心臓リハビリテーション（cardiac rehabilitation）

クレアチンキナーゼ（creatine kinase：CK）

脳性ナトリウム利尿ペプチド（brain natriuretic peptide：BNP）

（KL-6）は病態を評価するうえで非常に重要である．スパイロメトリーやフローボリューム曲線の結果を参考に個々の患者の状態に合わせた評価が必要となる．機能的評価としては，フィールド歩行試験や筋力測定を実施するが，軽労作でも著明な低酸素血症に陥ることが多いため，動作前，動作中，動作後に分けて詳細なSpO_2の評価を行う．これにより，日常生活における患者の能力を把握し，適切な治療計画を立てることが可能となる．

（3）理学療法プログラム

病態が不安定な急性期では，筋力低下に伴うADLの低下予防，合併症の予防を第一に考え，呼吸ケアや排痰介助，早期離床を実施する．急性期は呼吸困難が強いため，リラクセーションや排痰法（ハフィング，アクティブサイクル呼吸法）などを行う．また，早期離床の際は軽労作でも著明な低酸素血症を生じるため，理学療法中のSpO_2の経時的なモニタリングは必須である．SpO_2 85％未満となるような低酸素血症を認める場合は，さらなる悪化予防の工夫を行う．具体的には，動作方法やその姿勢の変更，動作速度の調整，こまめな休息の取り入れやそのタイミングの指導，家屋環境，特に風呂やトイレの調整も病期の進行に応じて行う．酸素療法を要する患者では，動作時の酸素流量や酸素吸入器具導入の検討や指導を行う．急性増悪のたびに身体機能は段階的に低下していくため，急性期から病棟看護師と協働してADLの維持，改善への介入や環境調整が必要である．

（4）リスク管理

動作直後にはSpO_2が低下していなくても遅れて低下する患者もいるため，動作後はSpO_2の回復を確認するまで測定を継続する．肺高血圧症の悪化や右心不全のリスクがある症例に対しては，低酸素血症が生じないよう慎重に離床を行う．間質性肺炎，特に特発性肺線維症は加齢に伴って増加することもあり，フレイルやサルコペニアの合併も多い．なかでもフレイルは高頻度で認めるため，老年症候群の評価やリスク管理も必要となる．間質性肺炎においてフレイルが進行するほど呼吸困難が増悪することも指摘されており，予後も不良である．フレイルやサルコペニアの評価が運動療法処方につながるだけでなく，患者の予後予測因子となることを念頭におき，リスク管理を行う．

3）心筋梗塞

（1）目的（表6）

心臓リハビリテーションは急性期である第I相，回復期の第II相，維持期の第III相に層別化され，第I相である急性期は合併症を防止しながら安全に心臓リハビリテーションを提供するとともに，外来心臓リハビリテーションへの動機づけや患者指導を行い，将来的な心筋梗塞の再発や，心血管イベントを予防することを目的とする．第II相である回復期は最も運動療法による運動耐容能，予後改善効果が証明されている時期であり，有酸素運動とレジスタンストレーニングを中心とした運動療法の継続率を高め，効果的な心臓リハビリテーションで社会復帰を目指すことを目的とする．

（2）評価

心筋逸脱酵素であるクレアチンキナーゼのピークアウト（上昇が止まり下がり始めたこと）を確認した後に離床が許可される．採血ではクレアチンキナーゼのほかに心不全の重症度を表わす脳性ナトリウム利尿ペプチドを評価することが重要である．そのほか冠動脈造影検査，心エコー検査，胸部X線検査などから冠動脈狭窄の有無やその程度，心臓のポンプ機能障害の程度を評価する．心筋梗塞発症1週間程度は致死性不整脈の発生頻度が高く注意が必要となる．不整脈はLown分類を参考に評価し，grade IVb（心室性期外収縮3連発以上）以降はリハビリテーションを中止し，主治医

表6　心筋梗塞の時期別の理学療法の目的

第I相	● 段階的離床 ● 活動量を増大し，ADL の維持・改善 ● 離床時や運動時の心血管反応の確認
第II相	● 漸増運動負荷 ● 心肺運動負荷試験に基づいた有酸素運動 ● 身体機能評価に基づいたレジスタンストレーニング ● 運動負荷時の心血管反応の確認 ● 生活指導，カウンセリング，復職支援

表7　急性心筋梗塞患者に対する心臓リハビリテーションのステージアップの判定基準

1. 胸痛，呼吸困難，動悸などの自覚症状が出現しないこと
2. 心拍数が 120/min 以上にならないこと，または 40/min 以上増加しないこと
3. 危険な不整脈が出現しないこと
4. 心電図上 1 mm 以上の虚血性 ST 低下，または著明な ST 上昇がないこと
5. 室内トイレ使用時までは 20 mmHg 以上の収縮期血圧上昇・低下がないこと
  （ただし 2 週間以上経過した場合は血圧に関する基準は設けない）

負荷試験に不合格の場合は，薬物追加などの対策を実施したのち，翌日に再度同じ負荷試験を行う．

（日本循環器学会/日本心臓リハビリテーション学会：2021 年改訂版 心血管疾患におけるリハビリテーションに関するガイドライン. https://www.j-circ.or.jp/cms/wp-content/uploads/2021/03/JCS2021_Makita.pdf. 2024 年5 月閲覧[8]）

表8　心筋梗塞患者の運動処方

有酸素運動	● 週 3〜5 回 ● 強度：最高酸素摂取量の 40〜60%，心拍数予備能の 30〜50%，最高心拍数の 50〜70%，または嫌気性代謝閾値の心拍数．もしくは Borg 指数 11〜13 ● 時間 5〜10 分×1 日 2 回程度から開始し，20〜30 分/日へ徐々に増加させる
レジスタンストレーニング	● 週 2〜3 回 ● 強度：上肢運動は 1 RM の 30〜40%，下肢運動では 50〜60%，1 セット 10〜15 回反復できる負荷量で，Borg 指数 13 以下．1〜3 セット 〈フレイル患者の場合〉 ● 単関節運動よりも多関節運動を先に，そして小さな筋群よりも大きな筋群を先に運動する ● 最も優先順位の高いエクササイズはセッションの最初に行う ● 疲労するまで行う

表9　ICU-AW の診断基準

1. 重症疾患（critical illness）の発症後に出現したびまん性筋力低下
2. 筋力低下はびまん性（近位・遠位筋ともに），左右対称性，弛緩性，通常脳神経は正常
3. 24 時間以上あけて 2 回以上行った MRC（medical research council）合計スコア 48 点未満，または MRC 平均スコア 4 点未満
4. 人工呼吸器に依存
5. 重症疾患（critical illness）と関連しない筋力低下の原因を除外可能

1，2，3 or 4，5 を満たす

（Stevens RD, et al.：Crit Care Med 2009；37〈10 Suppl〉：S299-308[9]）

に報告する．心不全は急性期の血行動態，クレアチンキナーゼ最高値，心筋梗塞の既往，房室ブロックによりある程度予測することができる．心筋虚血のリスクは，発症早期の狭心症発作や心筋梗塞の既往，非貫壁性梗塞の評価が重要となる．運動負荷前後では，不整脈や心電図変化の有無を確認し，虚血や再梗塞の有無を評価する．可能であれば，心肺運動負荷試験を実施し最大酸素摂取量や嫌気性代謝閾値を評価することが推奨されている．一方，高齢心疾患患者はフレイルや重複障害を有し，身体機能の低下を入院前から認めていることが多く，心肺運動負荷試験を実施できないことが多い．ガイドラインでは，フレイル患者に対して Short Physical Performance Battery（SPPB）の評価を考慮することを推奨しており[8]，SPPB は身体機能評価，リハビリテーションの効果判定，予後予測と多方面に活用できる評価指標である．

（3）理学療法プログラム

　日々の心臓リハビリテーション実践におけるステージの進行は，**表7**[8] に示す異常所見がないことを確かめて，段階的負荷を行っていく．多くの施設で急性心筋梗塞クリニカルパスを作成しており，それに従って離床プログラムを進行する．しかし，高齢者では入院前からの ADL 低下によりクリニカルパスに沿った心臓リハビリテーションを実施できないこともしばしばみられる．その際も安静臥床となる期間を極力減らし，段階的に ADL の活動レベルを上げていくことが重要となる．一方，フレイル患者や高齢者においても継続した心臓リハビリテーションの有効性は若年者同様に証明されており，適切な運動介入により，再発および心血管イベントの予防効果が期待できる．離床プログラムが終了後は速やかに運動療法に移行するが，過負荷とならない適切な運動強度での処方が必要である（**表8**）．心筋梗塞などの虚血性心疾患では継続した運動療法が予後改善に効果的であり，急性期のみの介入では効果が持続しな

MEMO
● **非貫壁性梗塞**：心筋壊死が心内膜側に限局し，心外膜まで達していない状態．
● **貫壁性梗塞**：心筋壊死が心内膜から心外膜まで全層に及ぶ状態．

嫌気性代謝閾値
(anaerobic threshold：AT)

MEMO
Short Physical Performance Battery（SPPB）
高齢者の下肢機能を評価する目的で National Institute on Aging（NIA）が開発し，1994 年に発表した．サルコペニアのスクリーニングテストにもなっている．
▶巻末資料・図 2 参照．

LECTURE
10

調べてみよう

集中治療後症候群(post-intensive care syndrome：PICS)と**集中治療室獲得性筋力低下**(intensive care unit-acquired weakness：ICU-AW)

高齢者の急性期集中治療においても短期予後の改善が得られるようになったが，一方で長期的な後遺症やQOLの低下などが問題となっている．PICSは集中治療後や退院後に生じる運動機能や認知機能，精神の障害をさし，患者だけではなく，患者の家族の精神障害も含まれる．PICSの運動機能障害で，急性の左右対称性の四肢筋力低下を呈する症候群をICU-AWとよび，高齢者において頻発する(**表9**)[9]．また，PICSでは四肢の筋力低下のみならず，嚥下筋も障害され，長期的な嚥下機能障害も高齢者によく起こる．さらに，認知機能障害や入院中のせん妄も高頻度で起こり，長期的な生命予後と関係することから入院中の評価，介入が望まれる．

入院関連機能障害(hospital-ization-associated disability：HAD)

い．そのため，退院後や回復期でいかに継続した運動介入を行い，運動習慣を継続できるかが重要となる．近年，急性期では入院期間が短縮化されるなか，十分な離床を含めた運動療法が行えない現状もあり，後方支援病院との連携も重要となる．高齢心疾患患者に対する運動療法は画一的なものだけでなく，心理面も含めたソーシャルサポートなどの環境面の調整，急性期から回復期病棟や在宅へのシームレスな連携を考慮し，個別に対応することで運動療法のアドヒアランス向上や継続が可能となる．

(4) リスク管理

離床時の循環動態のリスク管理のためには詳細なモニタリングが必須であり，心拍数や血圧はもちろん不整脈や心電図上のST変化，酸素飽和度，自覚症状に留意しながらリハビリテーションを進める．高齢者は症状が非特異的であることに留意し，自覚症状だけに頼りすぎないようにする．心筋梗塞後の合併症である心破裂や心タンポナーデ，重症不整脈は致死的なものも多く，安全で効率的なプログラムの作成と，綿密な監視下での段階的負荷を行い，徐々に活動範囲を広げていく．一方，過度な安静臥床期間も大きなリスクであることを認識する．入院中の安静が原因となるADLの低下を入院関連機能障害(HAD)とよび，高齢者では7〜25％と高頻度で起こり，低体重の患者ほど陥りやすいとされている．HADは全死亡や再入院といったイベントのリスクを増加させることもあり，高齢者においては注意が必要である．

■引用文献

1）厚生労働省：平成30年度版厚生労働白書—障害や病気などと向き合い，全ての人が活躍できる社会に—.
https://www.mhlw.go.jp/stf/wp/hakusyo/kousei/18/index.html
2）Sato S, Miyazaki S, et al.：Respiratory sarcopenia：A position paper by four professional organizations. Geriatr Gerontol Int 2023；23（1）：5-15.
3）日本呼吸器学会COPDガイドライン第5版作成委員会編：COPD（慢性閉塞性肺疾患）診断と治療のためのガイドライン2018，第5版．メジカルビュー社；2018.
4）石川 朗総編集，玉木 彰責任編集：15レクチャーシリーズ理学療法テキスト 内部障害理学療法学 呼吸．第3版．中山書店；2022. p.55, 72.
5）日本循環器学会：急性冠症候群ガイドライン（2018年改訂版）.
https://www.j-circ.or.jp/cms/wp-content/uploads/2018/11/JCS2018_kimura.pdf（2024年5月閲覧）
6）Troosters T, van der Molen T, et al.：Improving physical activity in COPD：towards a new paradigm. Respir Res 2013；14（1）：115.
7）日本呼吸ケア・リハビリテーション学会，日本呼吸器学会ほか編．呼吸リハビリテーションマニュアル—運動療法，第2版．照林社；2012.
8）日本循環器学会/日本心臓リハビリテーション学会：2021年改訂版 心血管疾患におけるリハビリテーションに関するガイドライン.
https://www.j-circ.or.jp/cms/wp-content/uploads/2021/03/JCS2021_Makita.pdf（2024年5月閲覧）
9）Stevens RD, Marshall SA, et al.：A framework for diagnosing and classifying intensive care unit-acquired weakness. Crit Care Med 2009；37（10 Suppl）：S299-308.

■参考文献

1）日本呼吸ケア・リハビリテーション学会，日本呼吸器学会ほか編．呼吸リハビリテーションマニュアル—運動療法，第2版．照林社；2012.

LECTURE **10**

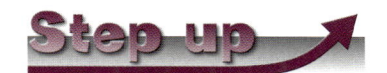

服薬管理

　多数の併存疾患をもつ高齢者は薬剤の数が多くなることは避けられないが，多剤服用に伴う問題が顕在化している（図1）[1]．多剤服用の高齢患者に薬物有害事象が起こる，もしくはそのリスクのある状態を「ポリファーマシー」とよぶ．単に薬剤数が多い状態を示すものではなく，多剤服用によって薬物有害事象のリスクの増加や，服薬アドヒアランスの低下などの問題がある状態をさす[1]．ポリファーマシーは，ふらつき・転倒や抑うつ，記憶障害，せん妄，食欲低下といった薬剤起因性老年症候群（表1）[1]を引き起こす．老年症候群をみたら薬剤の影響を考慮する必要があり，ポリファーマシーに対しては薬剤師を中心とした集学的なリハビリテーションの介入が必要となる（図2）[2]．そこでは理学療法士も，服用している薬とその理由の確認，薬剤による全身的なリスクを理解しておく

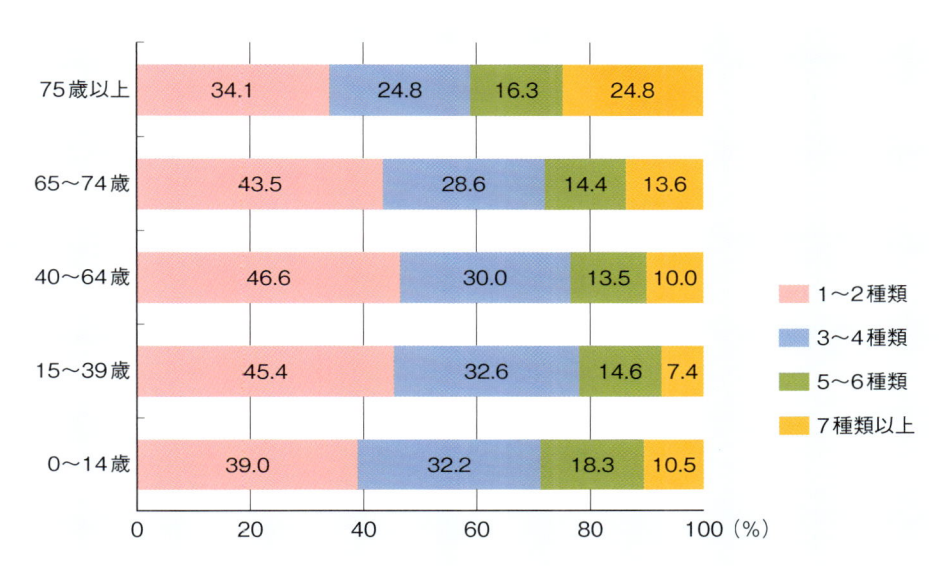

図1　同一の保険薬局で調剤された薬剤種類数（/月）（平成28年社会医療診療行為別統計）
（厚生労働省：高齢者の医薬品適正使用の指針〈総論編〉．2018年5月．p.4[1]）

表1　薬剤起因性老年症候群と主な原因薬剤

症候	薬剤
ふらつき・転倒	降圧薬（特に中枢性降圧薬，α遮断薬，β遮断薬），睡眠薬，抗不安薬，抗うつ薬，てんかん治療薬，抗精神病薬（フェノチアジン系），パーキンソン病治療薬（抗コリン薬），抗ヒスタミン薬（H_2受容体拮抗薬含む），メマンチン
記憶障害	降圧薬（中枢性降圧薬，α遮断薬，β遮断薬），睡眠薬・抗不安薬（ベンゾジアゼピン），抗うつ薬（三環系），てんかん治療薬，抗精神病薬（フェノチアジン系），パーキンソン病治療薬，抗ヒスタミン薬（H_2受容体拮抗薬含む）
せん妄	パーキンソン病治療薬，睡眠薬，抗不安薬，抗うつ薬（三環系），抗ヒスタミン薬（H_2受容体拮抗薬含む），降圧薬（中枢性降圧薬，β遮断薬），ジギタリス，抗不整脈薬（リドカイン，メキシレチン），気管支拡張薬（テオフィリン，アミノフィリン），副腎皮質ステロイド
抑うつ	中枢性降圧薬，β遮断薬，抗ヒスタミン薬（H_2受容体拮抗薬含む），抗精神病薬，抗甲状腺薬，副腎皮質ステロイド
食欲低下	非ステロイド性抗炎症薬（NSAID），アスピリン，緩下薬，抗不安薬，抗精神病薬，パーキンソン病治療薬（抗コリン薬），選択的セロトニン再取り込み阻害薬（SSRI），コリンエステラーゼ阻害薬，ビスホスホネート，ビグアナイド
便秘	睡眠薬・抗不安薬（ベンゾジアゼピン），抗うつ薬（三環系），過活動膀胱治療薬（ムスカリン受容体拮抗薬），腸管鎮痙薬（アトロピン，ブチルスコポラミン），抗ヒスタミン薬（H_2受容体拮抗薬含む），αグルコシダーゼ阻害薬，抗精神病薬（フェノチアジン系），パーキンソン病治療薬（抗コリン薬）
排尿障害・尿失禁	抗うつ薬（三環系），過活動膀胱治療薬（ムスカリン受容体拮抗薬），腸管鎮痙薬（アトロピン，ブチルスコポラミン），抗ヒスタミン薬（H_2受容体拮抗薬含む），睡眠薬・抗不安薬（ベンゾジアゼピン），抗精神病薬（フェノチアジン系），トリヘキシフェニジル，α遮断薬，利尿薬

（厚生労働省：高齢者の医薬品適正使用の指針〈総論編〉．2018年5月．p.10[1]）

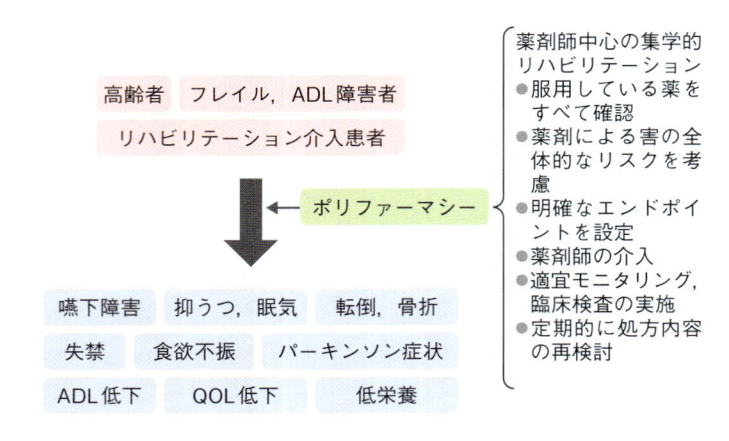

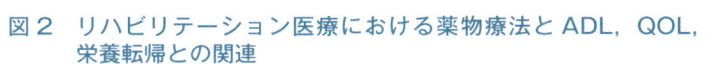

図2 リハビリテーション医療における薬物療法とADL，QOL，栄養転帰との関連
（Yoshimura Y, et al.：Prog Rehabil Med 2022；7：20220025[2] をもとに作成）

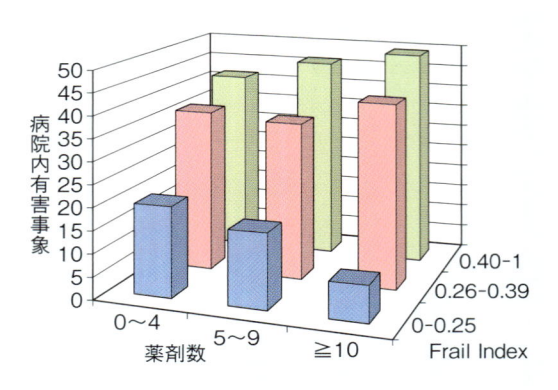

図3 ポリファーマシー，フレイルと病院内有害事象との関係
（Poudel A, et al.：J Am Med Dir Assoc 2016；17〈8〉：767[3]）
病院内有害事象：転倒，せん妄，認知機能低下，HAD，転帰，死亡．

ことは密な多職種連携を進めるうえで極めて重要である．薬剤による食欲不振が原因となる低栄養からフレイル・サルコペニアに進展する例はよくみられるため，負のスパイラルを断ち切るためにポリファーマシーのアセスメントが求められる．ポリファーマシー，フレイルと病院内有害事象との関係を検討した研究では，薬剤数が多くなるほど，またフレイルが進行するほど，病院での転倒やせん妄，認知機能低下や死亡などという有害事象が多くなると報告されている（図3）[3]．また，薬剤数が増加するほど転倒リスクが上昇し，骨折も増加することが知られている．日本老年医学会のガイドライン[4] には慎重な投与を要する薬物のリストが公開されている．これらの薬剤を潜在的不適切処方（potentially inappropriate medications：PIMs）とよび，その必要性を吟味する必要がある．

　薬剤の見直しのためには高齢者総合機能評価（comprehensive geriatric assessment：CGA）を行うことが重要で，薬剤や疾患の評価だけでなく，患者のADLや認知機能，介護者の有無，生活環境を含めた包括的な評価を行い，入院した際や病状が変化するつど再評価を行う．なかでも服薬管理能力として，視力低下や難聴，手指の機能低下，ADLの低下，嚥下機能障害，軽度認知障害は見逃されることも多いため，理学療法を実施する際は，これらの機能を注意して評価する．重複障害を抱える高齢者が多剤薬物療法を継続するには，自身でのマネジメントには限界があることを前提として，多職種で連携し，服薬アドヒアランスを向上させるような工夫や支援が必要となる．具体的には調剤の工夫として一包化や服薬カレンダーを使用すること，飲みやすい剤形への変更，本人の管理が困難な場合には家族が管理しやすい時間帯に服薬時間を合わせるなどをして対応する．

　フレイル管理の診療ガイドライン[5] でも不適または不要な薬物を減少または中止することでポリファーマシーに対処することを強く推奨している．多職種で介入し処方薬を見直すことで潜在的不適切処方が減少し，長期的にADLが改善することも報告されている．また，不適切な薬剤を減少させることで，食事摂取量が増加するという報告もあり，理学療法を行ううえでも，これら薬剤からみたADLや生活機能の視点は高齢者において極めて重要となる．

■引用文献

1) 厚生労働省：高齢者の医薬品適正使用の指針（総論編）．2018年5月．
   https://www.mhlw.go.jp/content/11121000/kourei-tekisei_web.pdf
2) Yoshimura Y, Matsumoto A, Momosaki R：Pharmacotherapy and the Role of Pharmacists in Rehabilitation Medicine. Prog Rehabil Med 2022；7：20220025.
3) Poudel A, Peel NM, et al.：Adverse Outcomes in Relation to Polypharmacy in Robust and Frail Older Hospital Patients. J Am Med Dir Assoc 2016；17〈8〉：767.e9-13.
4) 日本老年医学会 日本医療研究開発機構研究費・高齢者の薬物治療の安全性に関する研究研究班編：高齢者の安全な薬物療法ガイドライン 2015．メジカルビュー社；2015.
5) Dent E, Lien C, et al.：The Asia-Pacific Clinical Practice Guidelines for the Management of Frailty. J Am Med Dir Assoc 2017；18〈7〉：564-75.

LECTURE **10**

内部障害疾患（2）
慢性期

到達目標

- 慢性期における代表的な内部障害疾患の病態について理解する．
- 慢性期における代表的な内部障害疾患の評価すべき項目について理解する．
- 高齢者の内部障害疾患のリスク管理や再発予防について理解する．
- 慢性期における高齢者の内部障害疾患に対する理学療法の意義と役割について理解する．
- 療養型病院，施設，在宅におけるリハビリテーションの役割について理解する．

この講義を理解するために

　内部障害は高齢者が占める割合が非常に多く，超高齢社会の到来により今後も増加することが予想されます．この講義では，診断名がついていなくても，呼吸障害をもつ患者や，今後，内部障害疾患が生じることが予想される患者も対象にします．

　また，慢性期とりわけ在宅では生活状況を詳細に把握することが困難なこともあり，さらに定期的な身体状態の評価を受けていない場合もあります．

　この講義では，代表的な高齢者の内部障害疾患である誤嚥性肺炎と慢性心不全の病態から理学療法に必要な評価，みるべきポイント，リスク管理について学習します．

　この講義を学ぶにあたり，以下の項目を学習しておきましょう．

　　□ 基礎科目（内科学など）における呼吸器・循環器系の疾患（誤嚥性肺炎，慢性心不全）を学習しておく．

　　□ 呼吸器・循環器系の解剖学，生理学，運動学を学習しておく．

講義を終えて確認すること

　　□ 慢性期における代表的な内部障害疾患の病態について理解できた．

　　□ 慢性期における代表的な内部障害疾患の評価とその目的を理解できた．

　　□ 高齢者の内部障害疾患における慢性期のリスク管理や再発予防について理解できた．

　　□ 高齢者の内部障害疾患における慢性期の理学療法の役割について理解できた．

　　□ 療養型病院，施設，在宅におけるリハビリテーションの役割について理解できた．

1. 慢性期における内部障害疾患の疫学

　内閣府の障害者白書（平成25年度版）の障害種類別によると，視覚障害，聴覚・言語障害，肢体不自由，内部障害の中で65歳以上において内部障害が全体の34.4%を占めており，最多であった[1]．内部障害は加齢に伴い，その病態や症状が顕在化してくる．

　2022年（令和4年）の人口動態統計月報年計（概数）の概況における死因順位において「誤嚥性肺炎」は第6位であったが，65歳以上の高齢者に限ると肺炎の死亡率は90%以上を占めている[2]．

　また，「心不全」は病態であるものの心疾患死（高血圧性を除く）における第1位である．日本の心不全入院患者のデータでは，原因疾患として①虚血性心疾患，②高血圧，③弁膜症の順に多いことが示されており[3]，いずれも高齢者に発症しやすい疾患である．

　このことからも，特に慢性期において加齢の影響が伴いやすい「誤嚥性肺炎」，「慢性心不全」は慢性期の内部障害疾患のなかでも今後も増加することが考えられ，理学療法士がかかわることが多い疾患といえる．そのため，病態や症状，具体的な評価や介入方法，リスク管理を理解することは非常に重要である．

2. 慢性期における代表的な内部障害疾患

1）誤嚥性肺炎

（1）病態

　誤嚥とは，物を飲み込むはたらきをする嚥下機能が低下することで，口から食道へ入るべきものが気管に流入してしまうことをいう．健常者でも少量の口腔内分泌物をよく誤嚥しているが，通常は正常な防御機構が誤嚥された菌を排除している．

　脳卒中後遺症やパーキンソン病などの神経疾患や寝たきりの患者は，咳反射や嚥下機能の低下，防御機構が障害されていることが多く，肺炎球菌や口腔内の常在菌である嫌気性菌などが多く増殖している．その結果，誤嚥によって口腔内の常在菌を肺へと吸引してしまい，それが肺内で増殖し肺炎を発症する．これが狭義での「誤嚥性肺炎」とよばれている．

　一方，胃食道逆流などによって胃酸を含んだ胃内容物を多量に誤嚥することで，肺に損傷を引き起こす「誤嚥性（化学性）肺臓炎」も広義において誤嚥性肺炎の部類に入る（表1）[4]．

　日本では，2011年に日本呼吸器学会が，①長期療養型病床群もしくは介護施設に入所している，②90日以内に病院を退院した，③介護を必要とする高齢者，身障者，④通院にて継続的に血管内治療（透析，抗菌薬，化学療法，免疫抑制薬などによる治療）を受けている者で発症した肺炎を医療・介護関連肺炎として定義した．その主たる肺炎は誤嚥性肺炎であるといわれている．

（2）症状

　主な症状としては咳嗽，発熱，呼吸困難，胸部不快感が認められる．高齢者の場合は，普段の生活で①元気がない，②食事時間の延長，③食後の疲労感，④軽度の意識障害，⑤失禁の出現，⑥体重減少，⑦夜間のむせや咳嗽など，肺炎とは無関係のような症状がみられる場合でも肺炎の可能性がある．

　誤嚥性（化学性）肺臓炎では，咳嗽（時にピンク色の泡沫状の喀痰がみられる）を伴

MEMO
2022年度主な死因順位[2]
第1位：悪性新生物
第2位：心疾患（高血圧性を除く）
第3位：老衰
第4位：脳血管疾患
第5位：肺炎
第6位：誤嚥性肺炎

誤嚥性肺炎
（aspiration pneumonia）

パーキンソン（Parkinson）病

覚えよう！
脳血管障害（脳卒中）では嚥下をつかさどる迷走神経（咽頭・声帯・食道の運動と感覚）や舌咽神経（舌根の運動，咽頭の運動と感覚）が障害され，うまく咽頭や喉頭の筋肉に運動の指令を送れなくなるため，嚥下障害が生じる．

MEMO
嫌気性菌
生育に酸素を必要としない細菌のこと．

MEMO
胃食道逆流症（gastroesophageal reflux disease：GERD）
胃内容物が食道へ逆流して起こる病気の総称．逆流性食道炎の合併，あるいは胸やけを中心とした逆流症状が生じる．

医療・介護関連肺炎（nursing and healthcare-associated pneumonia：NHCAP）

覚えよう！
ピンク色の泡沫状の喀痰
誤嚥性肺炎によって肺水腫を呈することがある．その際，肺から滲み出した血液成分が，血痰や肺うっ血でみられるピンク色の泡沫状の痰となる．

LECTURE 11

表1 誤嚥性肺炎と誤嚥性肺臓炎の特徴と違い

	誤嚥性肺炎 （aspiration pneumonia）	誤嚥性肺臓炎 （aspiration pneumonitis）
機序	口腔内常在菌の誤嚥	胃内容物の誤嚥
病態	細菌に対する炎症応答 細菌性肺炎（bacterial pneumonia）	胃酸や胃内容物による肺傷害 化学性肺臓炎（chemical pneumonitis）
微生物学的所見	グラム陽性球菌，グラム陰性桿菌，嫌気性菌	直後は無菌
主なリスク要因	嚥下障害	意識障害
年齢	高齢者	あらゆる世代
誤嚥イベント	はっきりしない	はっきりしている
典型的な病歴	嚥下障害のある患者で気管支肺胞領域の浸潤影と呼吸器症状が出現	意識障害のある患者で肺の浸潤影と呼吸器症状が出現
臨床的特徴	頻呼吸・咳など 通常の肺炎と同様	誤嚥の2～5時間後に生じる 頻呼吸，咳，喀痰，気管支攣縮

（Marik PE：N Engl J Med 2001；344〈9〉：665-71[4]）をもとに作成）

う急性呼吸困難，頻呼吸，頻脈，発熱，びまん性の断続性ラ音，および喘鳴（ぜんめい）を引き起こすことが多い．

2）慢性心不全

（1）病態

心不全は心腔内に血液を充満させ，それを駆出するという心臓の主機能になんらかの障害が生じた結果，心臓のポンプ（血液駆出）機能が徐々に低下し，全身に十分な血液を送り出せなくなっている心機能不全状態である．

心外膜や心筋・心内膜疾患，弁膜症，冠動脈疾患，大動脈疾患，不整脈，内分泌異常など，さまざまな要因により引き起こされるものである．

慢性心不全は，心拍出量の減少に伴い代償機構として神経体液因子（交感神経系，レニン-アンジオテンシン-アルドステロン系）のはたらきが活性化され，心臓に作用し，心拍出量を増加させる（**図1**）．しかし，代償機構の状態が持続することは，心臓の負担となり，心筋の収縮能および拡張能の低下をまねく．最終的にはポンプ機能不全となり，さらなる心不全の増悪へとつながってしまう．慢性期における高齢心不全患者は中枢神経疾患や整形外科疾患などの運動機能に影響を及ぼす疾患も併発している．これらの疾患の悪化は心不全の増悪因子となる．

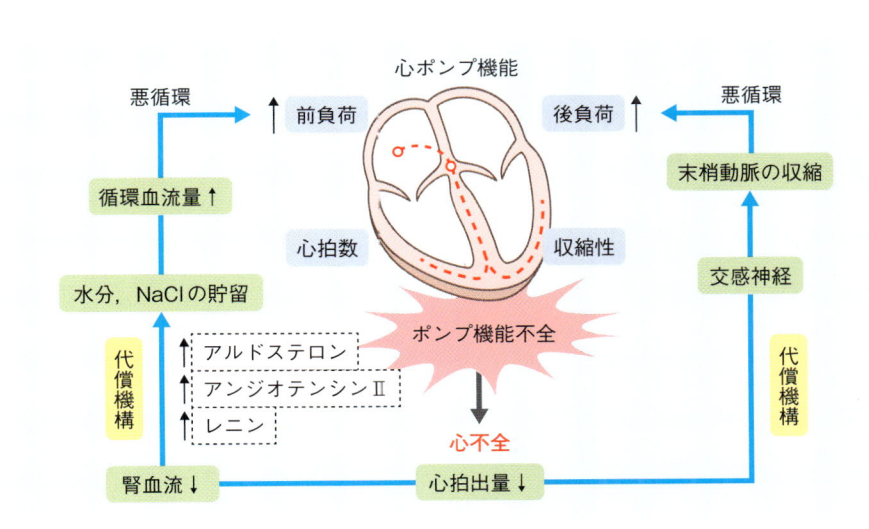

図1 心不全における代償機構

（2）症状

心不全の原因が，左〔心〕室の機能低下にある場合を左心不全，右〔心〕室の機能低下にある場合を右心不全という．

a. 左心不全

左心不全では，収縮不全により心拍出量が減少する．それにより左室拡張末期圧の上昇に続き，左房圧が上昇することで肺静脈圧が上昇し，その結果，肺の内部に体液がたまり（肺浮腫），呼吸困難が生じる．筋肉に十分な量の血液が行きわたらなくなるため，当初は呼吸困難が生じるのは運動中だけであるが，心不全が悪化するにつれて，軽負荷の運動でも呼吸困難や疲労感が生じ，最終的には安静時にも起こるようになる．

重度の左心不全では，横になると息切れが生じることがある．これは重力によってより多くの体液が肺に移動するためであり，夜間に喘鳴を起こすこともある．この状態を発作性夜間呼吸困難という．体を起こすと体液が肺の底部に移動するため，呼吸が楽になるのも特徴でこれを起座呼吸という．また，肺の内部に体液がたまると，肺毛細血管から肺間質（肺胞中隔）へ水分が漏出し，肺胞腔内に貯留する．そして，肺胞内に血球や蛋白成分が漏出することにより，ピンク色で水様または泡沫状の血性痰を喀出する．

b. 右心不全

右心不全では，全身から心臓へ戻ってくる静脈血が右室の機能低下によって全身にたまった状態になる．体液が貯留する場所は，余分な体液の量と重力のかかり方によって異なる．立位の場合は，下肢に体液がたまりやすく，背臥位の場合は，通常は腰部周囲に体液がたまりやすい．体液の量が多ければ，腹部にも貯留する．このため，下腿浮腫，肝腫大，腹水，胸水が生じる．肝臓や胃に体液がたまると，嘔気や腹部膨満，食欲不振も認める．

重度の右心不全では，骨格筋量の減少を伴った体重減少を起こす．この状態を心臓悪液質という．

3. 慢性期における内部障害疾患の理学療法

1）誤嚥性肺炎

（1）目的

嚥下の際に健常高齢者の83％に液体の喉頭侵入，28％に誤嚥が認められたという報告[5]があるが，それらが肺炎に進展する可能性は低いと考えられている．それは，誤嚥物を気管から出すための喀出力（咳の強さなど），体力，免疫力が関係している．特に，喀出力や体力の維持・向上において理学療法の役割は大きい．誤嚥性肺炎のリスク要因である嚥下障害は理学療法の対象となる機会が多い脳血管障害や神経筋疾患に認められる．頸部周囲筋の筋緊張亢進や頸部・胸郭可動域制限，呼吸機能の低下は嚥下機能に影響する．

誤嚥性肺炎では，移動能力・ADLの低下と嚥下機能の低下が関連しているため，これらに着目して評価・介入する必要がある．

（2）評価

a. フィジカルアセスメント

a）視診

呼吸状態（回数，深さ，パターン），喀痰の有無や量，呼吸困難の有無などを確認する．同時に口腔内も観察し，乾燥の程度や衛生状態を確認する．呼吸状態については，胸郭の可動域制限があると，普段から浅速呼吸を認めることが多く，悪化すると

MEMO
心不全患者では多くの場合，エネルギー消費量に比べて摂取量は不足しており，蛋白質摂取量も不足していることが多いため，体重減少を呈する．悪液質は，体脂肪のみでなく骨格筋量の減少が顕著であり，筋力・身体活動能力・免疫力の低下が認められる．

ADL（activities of daily living；日常生活活動）

呼吸機能の評価の詳細
▶ 15レクチャーシリーズ「内部障害理学療法学 呼吸 第3版」参照．

呼吸困難，頻呼吸を呈する．

b）触診

　胸郭の拡張性や柔軟性，呼吸補助筋の収縮や緊張の程度を直接患者に触れることで確認する．誤嚥性肺炎を起こす可能性のある患者や罹患歴のある患者は，胸郭の可動域が制限されていることが多く，拡張性や柔軟性が低下していることがある．

c）聴診

● 呼吸音の異常

・呼吸音の減弱：重症の肺炎では胸水が大量に貯留することで肺を圧迫する．その影響により空気の出入りが阻害され，呼吸音が減弱する．

・気管支呼吸音化：気管支呼吸音が肺野で聞こえる場合は，肺炎により胸水が貯留していることが多い．音は空気より水分が多いほうが伝達しやすいためである．気管支呼吸音が肺野で聴取されるというのは，肺が普段より音を伝えやすい状態であることを示す．

● 副雑音（ラ音）

・水泡音：肺炎によって肺胞内にも水分が貯留する．そこに空気が気管支や肺胞内を通過して，水泡が破れて生じる．慢性期において臥床期間が長い患者は背部に水分が貯留していることが多いため，必ず背部も聴診する．

b. 関節可動域検査

　呼吸補助筋の過剰な使用により筋緊張が亢進していると頸部・胸郭の可動域制限が生じている場合がある．これらは呼吸状態にも影響を及ぼす可能性が高いため，頸部の関節可動域は必ず測定する．また，嚥下障害を合併している脳血管障害患者やパーキンソン病などの進行性疾患の患者は，運動麻痺や固縮の影響で筋緊張の亢進が顕著になる．臥床期間が長い患者では，肩関節や股関節，膝関節などの大関節で関節拘縮が生じている可能性が高く，ベッド上でのポジショニングを設定するためにも測定しておく．

c. 筋力検査

　摂食嚥下に関連する頸部周囲の筋力，特に頸部屈曲は評価する．また，誤嚥防止のためには咳嗽力が必要である．咳嗽は深呼吸から胸腔内圧を上昇させ，声門を開き肺内の空気を一気に呼出させる．その際に体幹筋力，体幹屈曲筋が必要である．

　近年，サルコペニアが摂食嚥下関連筋にも生じるといわれている[6]．そのため，粗大筋力検査として，握力や膝伸展筋力の評価も有用である．可能であれば身体機能評価として5回椅子立ち上がりテストや6m歩行速度テストもサルコペニアのスクリーニングテストとして使用されている．

d. 姿勢評価

　慢性期では，中枢神経障害や神経筋疾患，腰痛圧迫骨折などによる整形外科疾患の影響で円背や側彎などの変形が生じていることがある．円背姿勢では，努力性肺活量，%肺活量，剣状突起レベルでの胸郭拡張差が低下するとの報告もある[7]．また，ベッド上で背臥位になると，座位や立位では重力により下の方に下がっていた腹部臓器が胸腔側にも広がり，横隔膜を圧迫する．横隔膜の動きに制限が生じるため，座位や立位時に比べて呼吸困難は増強する．

(3) 理学療法プログラム（療養型病院，施設，在宅）

a. ポジショニング

　コンディショニングの一種で，呼吸理学療法ではリラクセーション手技に位置づけられる．ベッド上のポジショニングの目的は，①褥瘡予防，②摂食嚥下機能の維持・促進，③呼吸・循環機能の維持・促進，④筋緊張の緩和と関節拘縮の防止，⑤安楽で

💡 **ここがポイント！**
ラトリング（rattling）
胸壁を触診した際に触れる振動．胸骨付近で触れるようになれば，中枢気道で痰が貯留している可能性が高い．

📖 **MEMO**
気管支呼吸音化
末梢の肺野で呼気がはっきり聴取できる．肺炎以外にも喘息，腫瘍，異物による気管支の狭窄化や間質性肺炎などの線維化によっても生じる．

関節可動域
（range of motion：ROM）

👁 **覚えよう！**
サルコペニア（sarcopenia）
加齢に伴って生じる骨格筋量と骨格筋力の低下である．加齢以外に原因が明らかでない「一次性サルコペニア」と加齢以外に原因がある「二次性サルコペニア」がある．

▶ Lecture 3 参照．

💥 **気をつけよう！**
フラットな背臥位姿勢は，頸部が伸展位になりやすく，喉頭の挙上が制限されるため，誤嚥リスクが高まる．

呼吸理学療法の手技の詳細
▶ 15レクチャーシリーズ「内部障害理学療法学 呼吸 第3版」参照．

LECTURE
11

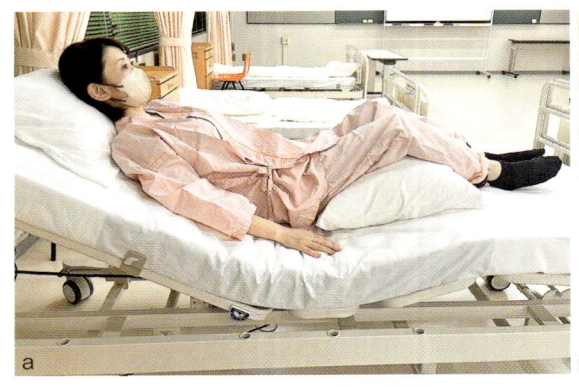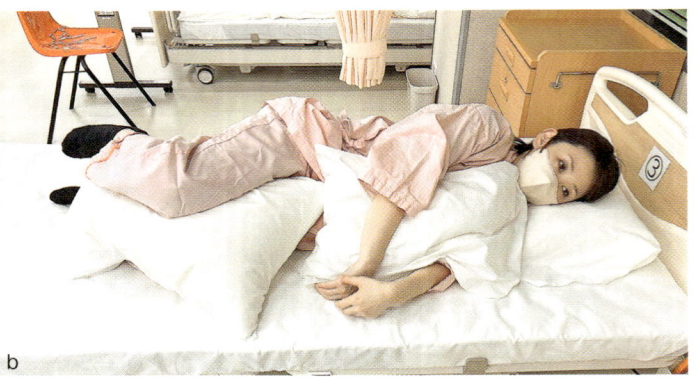

図2 ポジショニング
a. ファーラー位，b. 完全側臥位.

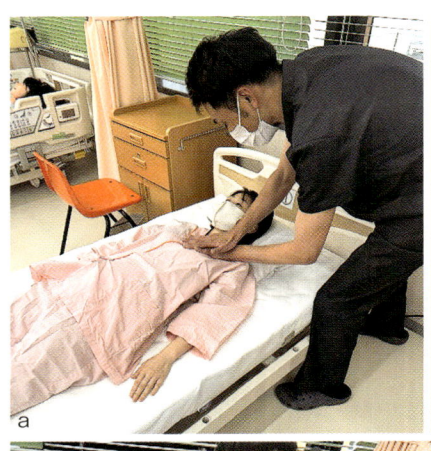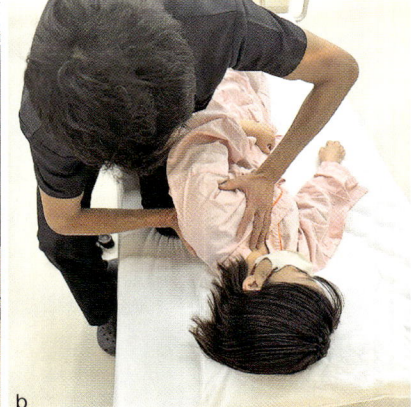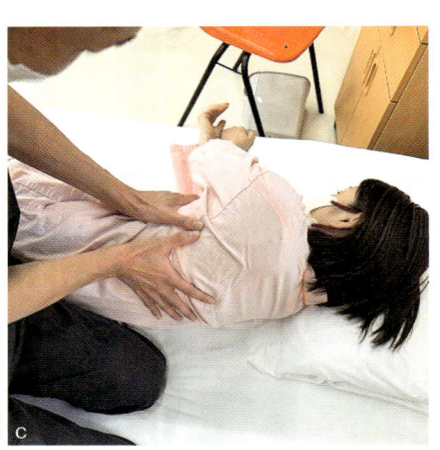

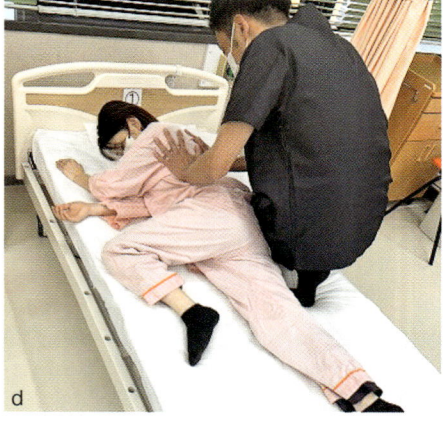

図3 排痰法（スクイージング）
a. 上葉に対するスクイージング，b. 中葉に対するスクイージング，
c. 下葉に対するスクイージング，d. 後肺底区に対するスクイージング.

リラックスした姿勢の提供，である.

ベッド上ではファーラー位や完全側臥位，前傾側臥位（**図2**）にすると，咽頭および喉頭が口腔より高い位置になることによって，侵入・誤嚥がある程度防止される.また，横隔膜の動きが制限されにくくなるため，呼吸困難の緩和が期待できる.

b. 排痰法（スクイージング）

誤嚥性肺炎では，湿性咳嗽が顕著になることが多い.痰の増加は感染や炎症による分泌物の増加，分泌物の粘度の変化，線毛運動の障害，呼吸運動の減弱による気道内気流の低下が原因と考えられている.その痰の貯留が原因で呼吸困難を引き起こす可能性が高い患者が対象となる.

慢性期における誤嚥性肺炎は，自力での痰の喀出が困難もしくは臥床時間が長い患

MEMO
湿性咳嗽
喀痰を伴う湿った咳のこと.

者もいるため，排痰法を実施する場合が多い．

排痰法は，体位排痰法（体位ドレナージ）を組み合わせることが原則である．体位排痰法は重力の作用によって分泌物を中枢側へと移動させ，そこに外部から胸郭を呼気に合わせて圧迫を加えることによって気流を促す（**図3**）．

c. 呼吸介助

主に換気の改善を目的にしており，それにより息切れや呼吸筋疲労の軽減を図っている．できるだけ患者が安楽な姿勢をとり，胸郭を生理学的な動きに合わせて他動的に圧迫を加える．このときのポイントは患者の呼吸を妨げないようにすることで，浅くて速い呼吸を呈しているときは，その動きに合わせて圧迫を加える．

d. 筋力トレーニング

四肢の筋力や筋持久力の低下は ADL の低下をまねく恐れがあり，廃用症候群につながる可能性がきわめて高い．特に，移乗や移動に関与する下肢筋群（腸腰筋，大腿四頭筋，下腿三頭筋など）のトレーニングは重要である．

慢性期における患者は運動耐容能が低下している可能性も考えられるため，低強度負荷で継続性の高いトレーニングを実施することが求められる．

e. 長期臥床予防（離床）

誤嚥性肺炎患者に対しては早期離床が重要とされ，発症早期に離床を含めたリハビリテーションを行うと，身体機能の低下やせん妄の予防，意識障害の改善が期待できる．また，座位の保持が口腔環境の悪化や経口摂取能力の低下を防ぐことにつながる．

最初は，ティルトアップから開始し，バイタルサインに大きな変動がなければ，端座位や車椅子座位へ移行して離床を図る．座位姿勢になると重力の影響で横隔膜が引き下げられるため，腹式呼吸がしやすくなり，場合によっては呼吸困難の軽減も図ることができる．

（4）リスク管理

高齢者における誤嚥性肺炎は，一見，肺炎とは無関係のような症状がみられる場合が多い．そのため，夜間帯も含めた日々の様子を注意深く観察する必要があり，他職種からの情報収集は重要である．

また，誤嚥性肺炎と誤嚥性肺臓炎は，それぞれの特徴はあるが，主なリスク要因は嚥下障害や意識障害であるため，それらの重症度の評価も必須である．いずれも誤嚥が原因となり肺炎を発症させるため，理学療法は状態が安定していれば，日中は積極的に離床と運動療法を実施する．呼吸困難があり，自己喀痰が難しい場合は，呼吸介助や排痰法などの呼吸理学療法を中心としたアプローチを実施し，ベッド上では誤嚥防止のためにポジショニングを設定する．

2）慢性心不全

（1）目的

心不全患者では，心不全症状に伴って運動耐容能が低下する．過度の安静や長期臥床による身体機能や呼吸機能の低下，運動時心拍数の上昇，起立性低血圧などの身体的ディコンディショニングの影響で運動耐容能が一層低下する．骨格筋の筋肉量の減少，代謝異常や血管拡張能の低下などにもつながり，悪循環をもたらす．

高齢心不全患者のリハビリテーションは，運動療法，食事療法，生活習慣への介入が重要とされている．運動療法では，心臓に負荷をかけずに末梢へのエネルギー・酸素供給を増やすことで，①左室リモデリングの増悪予防，②呼吸筋・骨格筋の機能改善，③血管拡張反応の改善，④運動耐容能の増大，を目指す．

MEMO
要介護認定高齢者を対象に呼吸トレーニング（呼吸筋トレーニング，咳嗽練習，胸郭ストレッチ）を実施したところ，呼吸機能・嚥下機能が改善されたとの報告がある[8]．

MEMO
廃用症候群（disuse syndrome）
病気などで長期間にわたり安静状態を継続することや活動性低下により，身体能力の大幅な低下や精神状態に悪影響をもたらす症状の総称．

気をつけよう！
ベッド上で背臥位の状態でいると頸部が後屈して口が開きやすくなる．それが原因で口腔内が乾燥し，常在菌の繁殖を招くことでさらなる誤嚥性肺炎を発症させる．

MEMO
身体的ディコンディショニング
呼吸困難や低酸素血症によって日常生活に支障をきたし，その結果，身体機能の失調や低下を起こすこと．

ここがポイント！
左室リモデリング
心筋梗塞後は，梗塞部の運動が低下し，非梗塞部のみの運動では必要な心拍出量が得られなくなる．代償機構として，Frank-Starling 機序により左室容積が増大するため，その結果，残存する心筋の肥大が生じる．

LECTURE
11

（2）評価

a．フィジカルアセスメント

a）視診

　右心不全と左心不全では症状が異なるが，①全身・顔面・下腿の浮腫と体重増加，②頸静脈怒張が確認された場合は，右心不全の徴候といえる．

　呼吸状態として，①起座呼吸，②夜間呼吸困難，③喘鳴，④咳嗽，⑤ピンク色の泡沫状の喀痰が確認された場合は，左心不全の徴候といえる．

b）触診

　慢性心不全では心拍出量の低下に伴い，脈拍が微弱かつ頻脈となり，脈圧が低下する．重症慢性心不全では規則正しい脈にもかかわらず強弱を繰り返す交互脈が出現することがある．

　ポンプ機能の低下を補うために，心臓を大きくして血液をより多く送り出そうとする状態を心拡大という．心拡大を確認するために心尖拍動を触診する方法がある．心尖拍動は心臓が収縮するときに心尖部が胸壁に衝突することにより発生するが，左側外方や二肋間に及ぶ移動の場合は心拡大があると判断できる．

c）聴診

● 副雑音（ラ音）

・捻髪音：主に肺水腫を呈すると吸気時に肺底部で聴取される．

・水泡音：心不全の進行につれ，吸気・呼気時に全肺野で聴取される．

・笛様音：細気管支内に浮腫が生じると気道が狭くなり，聴取されることがある．

b．筋力検査（特に，下肢）

　慢性心不全の患者に限らず，他の疾患でも下肢筋力を評価することはきわめて重要である．呼吸器疾患同様にフレイルやサルコペニアにおいても下肢筋力は歩行能力，ADL の多くと関連する．

　ベッドサイドや車椅子座位で行われる最も簡便な筋力評価法は徒手筋力検査である．また，より正確に下肢筋力を測定するために，ハンドヘルドダイナモメータにより比較的簡便に下肢筋力の測定・評価が行える．

　握力も粗大筋力を測定するうえで重要であり，ADL においても上肢を使用することが多々あるため評価する必要がある．

c．高齢者の下肢機能評価

　最近では，Short Physical Performance Battery（SPPB）を使用することが多くなっている．バランステスト，歩行テスト，椅子立ち上がりテストの3つから成る．各テストを合計し，0～12点で評価し，0～6点は低パフォーマンス，7～9点は標準パフォーマンス，10～12点は高パフォーマンスと分類される．急性期～慢性期のすべての時期で使用することができる．

d．バランス評価

　片脚立位時間，ファンクショナルリーチテストなどは比較的簡便な評価である．

　片脚立位時間は，左右の足を揃え，両手を腰に当て，片脚を5cm程度上げている時間を測定する．左右2回測定し，最も良い値を記録する．測定は，60秒または120秒を上限とする．開眼の片脚立位では，「15秒未満」で運動器不安定症のリスクが高まるといわれている．

　ファンクショナルリーチテストは，肩幅の足位で起立し，肩関節90°屈曲位で上肢を前方に伸ばし最大限の距離を測る．評価基準としては，「20cm未満」は転倒リスクが高いとされる．

　これらのバランス評価では場所をとることもないため，在宅など訪問リハビリテー

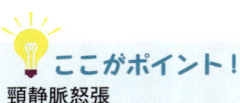

ここがポイント！

頸静脈怒張
背臥位から徐々にベッドの頭を上げ，45°に達すると怒張が消失するが，右心不全の場合は右房圧が高いため怒張が残存する．

試してみよう

心尖拍動
指先と手掌による触診は，左鎖骨中線上第5肋間で左乳頭付近を中心に行う．

捻髪音（fine crackle）

水泡音（coarse crackle）

笛様音（wheeze）

徒手筋力検査
（manual muscle test：MMT）

ハンドヘルドダイナモメータ
（handheld dynamometer：HHD）

LECTURE 11

Short Physical Performance Battery（SPPB）
▶巻末資料・図2参照．

ファンクショナルリーチテスト
（functional reach test：FRT；機能的上肢到達検査）

ションや訪問看護の場面でも簡便に行える.

（3）理学療法プログラム（療養型病院，施設，在宅）

慢性心不全患者に対する運動プログラムを**表2**[9,10]に示す.

在宅はもちろん，施設においても運動負荷試験ができる機器が揃っていることは少ない．そのためにはボルグ指数（自覚的運動強度）やバイタルサインのチェックを行うことで，過負荷になっていないか確認する．また，慢性心不全患者においては運動の効果判定を確認するうえで，NYHA心機能分類（**表4**）を使用することがある.

MEMO

ボルグ（Borg）指数

運動強度の決定方法として，自覚的運動強度であるボルグ指数を用いることがある．ボルグ指数は，自覚症状を6〜20の数値で表したもので，ボルグ指数13のときの運動強度は嫌気性代謝閾値（AT）時の運動強度と相関するとされ，ボルグ指数11〜13の運動強度で運動を行う（**表3**）.

表2　慢性心不全患者に対する運動プログラム

構成

運動前のウォームアップと運動後のクールダウンを含み，有酸素運動とレジスタンス運動から構成される運動プログラム

有酸素運動

心肺運動負荷試験の結果に基づき有酸素運動の頻度，強度，持続時間，様式を処方し，実施する

- ●様式：歩行，自転車エルゴメータ，トレッドミルなど
- ●頻度：週3〜5回（重症例では週3回程度）
- ●強度：最高酸素摂取量の40〜60%，心拍数予備能の30〜50%，最高心拍数の50〜70%，または嫌気性代謝閾値の心拍数
- →2〜3ヵ月以上心不全の増悪がなく安定していて，上記の強度の運動療法を安全に実施できる低リスク患者においては，監視下で，より高強度の処方も考慮する（例：最高酸素摂取量の60〜80%相当，または高強度インターバルトレーニングなど）
- ●持続時間：5〜10分×1日2回程度から開始し，20〜30分/日へ徐々に増加させる．心不全の増悪に注意する

心肺運動負荷試験が実施できない場合

- ●強度：Borg指数11〜13，心拍数が安静座位時＋20〜30/min程度でかつ運動時の心拍数が120/min以下
- ●様式，頻度，持続時間は心肺運動負荷試験の結果に基づいて運動処方する場合と同じ

レジスタンストレーニング

- ●様式：ゴムバンド，足首や手首への重錘，ダンベル，フリーウェイト，ウェイトマシンなど
- ●頻度：2〜3回/週
- ●強度：低強度から中強度
  上肢運動は1RMの30〜40%，下肢運動では50〜60%，1セット10〜15回反復できる負荷量で，Borg指数13以下
- ●持続時間：10〜15回を1〜3セット

運動負荷量が過大であることを示唆する指標

- ●体液量貯留を疑う3日間（直ちに対応）および7日間（監視強化）で2kg以上の体重増加
- ●運動強度の漸増にもかかわらず収縮期血圧が20mmHg以上低下し，末梢冷感などの末梢循環不良の症状や徴候を伴う
- ●同一運動強度での胸部自覚症状の増悪
- ●同一運動強度での10/min以上の心拍数上昇または2段階以上のBorg指数の上昇
- ●経皮的動脈血酸素飽和度が90%未満へ低下，または安静時から5%以上の低下
- ●心電図上，新たな不整脈の出現や1mm以上のST低下

注意事項

- ●原則として開始初期は監視型，安定期では監視型と非監視型（在宅運動療法）との併用とする
- ●経過中は常に自覚症状，体重，血中BNPまたはNT-proBNPの変化に留意する
- ●定期的に症候限界性運動負荷試験などを実施して運動耐容能を評価し，運動処方を見直す
- ●運動に影響する併存疾患（整形疾患，末梢動脈疾患，脳血管・神経疾患，肺疾患，腎疾患，精神疾患など）の新規出現の有無，治療内容の変更の有無を確認する

RM（repetition maximum）：最大反復回数
（Izawa H. et al.：Circ J 2019；83（12）：2394-8[9]より作表）

（日本循環器学会，日本心臓リハビリテーション学会：2021年改訂版 心血管疾患におけるリハビリテーションに関するガイドライン. https://www.j-circ.or.jp/cms/wp-content/uploads/2021/03/JCS2021_Makita.pdf[10]〈2024年5月閲覧〉）

表3　ボルグ（Borg）指数

指数	自覚的運動強度	運動強度（%）
20	もう限界	100
19	非常にきつい	95
18		
17	かなりきつい	85
16		
15	きつい	70
14		
13	ややきつい	55（ATに相当）
12		
11	楽である	40
10		
9	かなり楽である	20
8		
7	非常に楽である	5
6		

LECTURE 11

表 4 NYHA 心機能分類

Ⅰ度	心疾患はあるが，身体活動に制限はない．日常的な身体活動で疲労，動悸，呼吸困難あるいは狭心痛を生じない
Ⅱ度	軽度の身体活動の制限がある．安静時には無症状．日常的な身体活動で疲労，動悸，呼吸困難あるいは狭心痛を生じる
Ⅲ度	高度な身体活動の制限がある．安静時に無症状．日常的な身体活動以下の労作で疲労，動悸，呼吸困難あるいは狭心痛を生じる
Ⅳ度	心疾患のため，いかなる身体活動も制限される．心不全症状や狭心痛が安静時にも存在する．わずかな労作でこれらの症状は増悪する

NYHA 心機能分類は心疾患，特に慢性心不全患者の安定期に汎用されており，その有用性は高く，運動耐容能との関連，予後との関連が多く報告されている[11]．ただし，高齢心不全患者に対する運動療法の効果については有効性を示すエビデンスは不十分であることも報告されている．

(4) リスク管理

運動負荷量が過大である場合の主な指標として，自覚症状や身体所見を確認する（**表 2**）[9,10]．左心不全が悪化してくると呼吸困難や易疲労性，右心不全が悪化してくると浮腫の増強や食欲不振などがみられる．

また，過度の体液貯留や脱水状態も運動療法の禁忌である．体液貯留の増悪を確認するためには，下腿周径を計測しておくことも重要である．

在宅におけるリスク管理としては，すぐに検査ができるわけではないため，患者の自覚症状（特に夜間帯），日々の様子の確認と本人ならびに介護者からの聴取も重要である．

■引用文献

1) 内閣府：障害者白書 平成 25 年度版．
https://www8.cao.go.jp/shougai/whitepaper/h25hakusho/zenbun/index-w.html
2) 厚生労働省：令和 4 年（2022）人口動態統計月報年計（概数）の概況．
https://www.mhlw.go.jp/toukei/saikin/hw/jinkou/geppo/nengai22/index.html
3) 日本循環器学会，日本心不全学会：急性・慢性心不全診療ガイドライン（2017 年改訂版）．
https://www.j-circ.or.jp/cms/wp-content/uploads/2017/06/JCS2017_tsutsui_h.pdf（2024 年 5 月閲覧）
4) Marik PE：Aspiration pneumonitis and aspiration pneumonia. N Engl J Med 2001；344（9）：665-71.
5) Butler SG, Stuart A, et al.：Factors influencing aspiration during swallowing in healthy older adults. Laryngoscope 2010；120（11）：2147-52.
6) Fujiu-Kurachi I, Fujiu-Kurachi M, et al.：Sarcopenia and dysphagia：Position paper by four professional organizations. Geriatr Gerontol Int 2019；19（2）：91-7.
7) 草苅佳子，佐々木誠：円背姿勢が呼吸循環反応ならびに運動耐容能に及ぼす影響．理学療法科学 2003；18（4）：187-91.
8) 巻 直樹，髙橋大知ほか：嚥下機能低下を呈した要介護認定高齢者に対する呼吸トレーニングが呼吸機能，嚥下機能，QOL に与える効果．理学療法学 2017；44（2）：138-44.
9) Izawa H, Yoshida T, et al.：Standard Cardiac Rehabilitation Program for Heart Failure. Circ J 2019；83（12）：2394-8.
10) 日本循環器学会，日本心臓リハビリテーション学会：2021 年改訂版 心血管疾患におけるリハビリテーションに関するガイドライン．
https://www.j-circ.or.jp/cms/wp-content/uploads/2021/03/JCS2021_Makita.pdf（2024 年 5 月閲覧）
11) 堤 正二監，坂田泰史編：図解 循環器用語ハンドブック．第 3 版．メディカルレビュー社；2015.

■参考文献

1) 上田章人：呼吸器内科医の立場からみた誤嚥性肺炎．日本呼吸ケア・リハビリテーション学会誌 2020；29（2）：264-9.

LECTURE
11

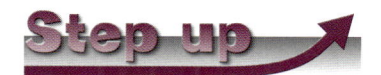

症例紹介：繰り返す誤嚥性肺炎に対し，MI-E を導入し，改善がみられた症例

【器械による咳介助】

　適応は，神経筋疾患や脊髄損傷や術後で，咳機能の低下した患者が対象となる．器械による咳介助（mechanical insufflation-exsufflation：MI-E）は，自力の咳を補強するか，咳の代用をすることを目的とする．原理は，気道に陽圧（＋40 cmH$_2$O）を加えた後，急速に（0.1〜0.2 秒ぐらいで）陰圧（−40 cmH$_2$O）にシフトすることにより，気道に呼気流量を生じ，気道分泌物を除去するのを助ける．

1）基本情報

- 52 歳，男性．
- 診断名：筋強直性ジストロフィー
- 現病歴：数年前から嚥下時にむせが生じ，体重減少を認めた．その後，徐々に喀痰量が増加し，発熱する機会が増えていった．自力による排痰も困難になった．

2）理学療法評価（検査所見を含む）

　MI-E 導入前の咳嗽時の最大呼気流速（cough peak flow：CPF），体温，酸素投与量，SpO$_2$（経皮的酸素飽和度），SC（サクション：自己喀痰ができない場合や，気管に物を詰まらせてしまった場合などに，機械で痰の吸引をすること）回数を図1〜4 に示す（縦赤線の左側）．

3）理学療法プログラム

　医師の指示により，MI-E（カフアシスト E70）（図5）を理学療法実施時に導入した．

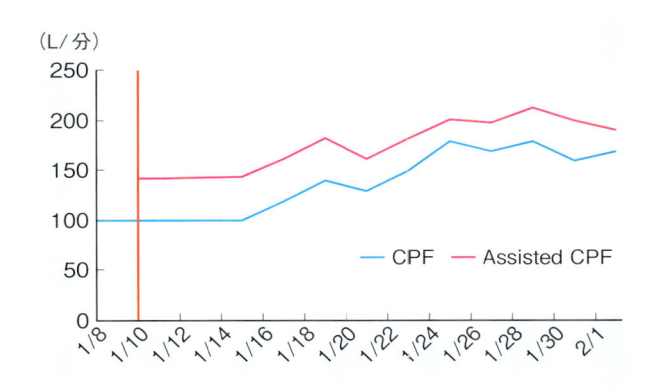

図1　cough peak flow の推移
Assisted CPF：低下した咳嗽力を補うための介助手技を組み合わせて測った咳嗽時の最大呼気流速．

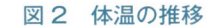

図2　体温の推移

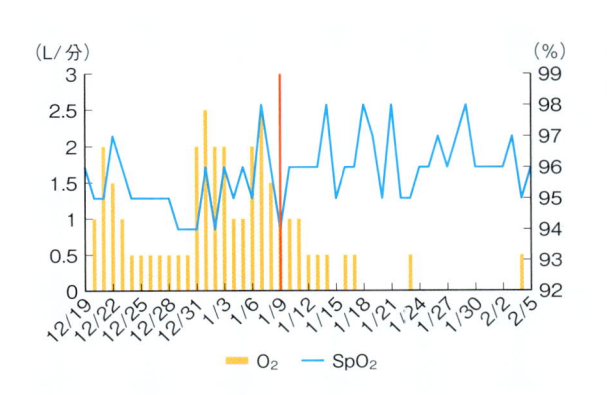

図3　酸素投与量と SpO$_2$ の関係の推移

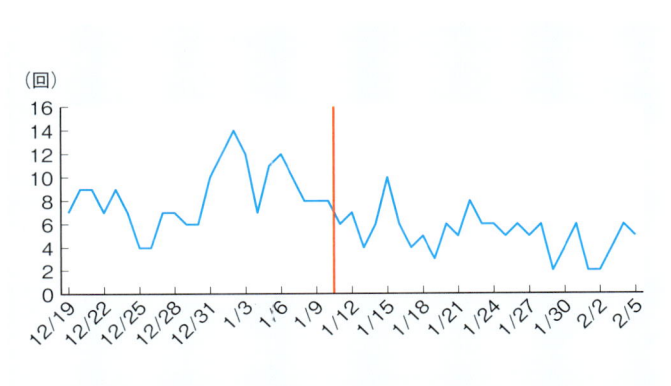

図4　SC 回数の推移

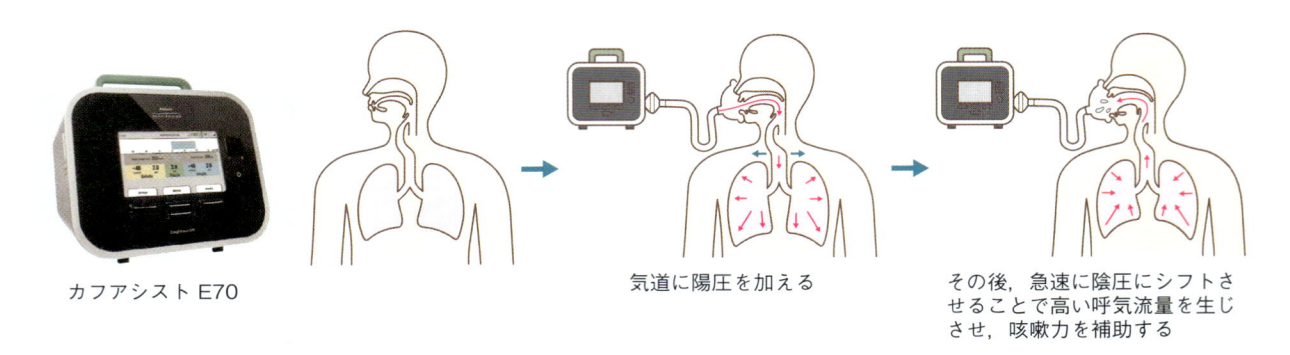

カフアシスト E70

気道に陽圧を加える

その後，急速に陰圧にシフトさせることで高い呼気流量を生じさせ，咳嗽力を補助する

図5 MI-E（カフアシスト E70）

4）経過

MI-E 導入後は，以下となった．

- 咳嗽時の最大呼気流速（CPF）が向上した（図1）．
- 体温も 37.0℃ を超えることは減少した（図2）．
- 酸素投与量も減少し，日によっては室内気にて対応が可能となった．SpO_2 もおおむね 95％以上を維持した（図3）．
- SC 回数も減少した（図4）．

5）誤嚥性肺炎の予防

咳嗽時の最大呼気流速（CPF）が 160 L/分以下になると，気道クリアランスが維持できない．徒手咳介助による CPF が 270 L/分以下になると，風邪や術後，誤嚥時に MI-E が適応になる．MI-E による咳介助に加え，徒手的な咳介助も併用することで気道クリアランスの維持が期待できる．

6）慢性期における MI-E（カフアシスト）の効果と禁忌事項

気道クリアランスは，外界より吸入された細菌や異物，気道内の過剰な分泌物，細胞残渣などを粘液線毛輸送によって口側へ運搬し排痰させる機能のことをいう．しかし，加齢や脳卒中による後遺症，呼吸器疾患（COPD など），神経筋疾患などの罹患に伴い，線毛運動の低下，肺活量や1秒量の低下，呼吸筋力の低下がみられる．そのような状態が長期間続くと排痰が困難になり，気道内の痰による無気肺や誤嚥によって痰を肺へ吸引してしまう誤嚥性肺炎を発症させるリスクが増加する．

図6[1] は，肺炎を繰り返し発症していた患者に対しカフアシストを実施したところ，肺炎の発症件数が減少し，カフアシスト終了後も3か月間の観察期間では肺炎の発症は有意に抑制されていたことを示している．

本症例からも慢性期においては排痰困難な症例に対し，MI-E を用いた気道クリアランスが推奨されている．呼吸理学療法に加え，さまざまな機器を用いた方法が選択肢となる．

MI-E の使用にあたっては，禁忌事項をおさえておく（表1）．

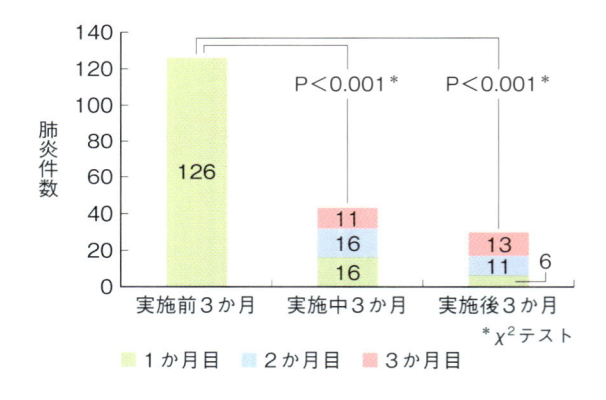

図6 療養病床におけるカフアシスト実施前後での肺炎件数
（國友一史ほか：日病総診誌 2021；17〈5〉：470-6[1]）

表1 MI-E（カフアシスト）の禁忌事項

絶対的禁忌 （その医療行為によって患者が死亡もしくは不可逆的な障害をまねく）	● ブラ（肺の表面に嚢胞）のある肺気腫 ● 気胸や縦隔気腫 ● 人工呼吸による肺傷害
相対的禁忌 （それほどの危険性はないものの，医療上通常行ってはならない）	● 不整脈や心不全症状がある場合は，パルスオキシメータを使用し，SpO_2 値を確認しながら行う ● SpO_2 の低下や呼吸困難の出現，胸痛が発生した場合は，中断または中止する

■引用文献

1) 國友一史，宮武亜希子ほか：療養病床での肺炎反復症例に対するカフアシストの導入．日病総診誌 2021；17（5）：470-6.

LECTURE 11

中枢神経疾患（1）
急性期〜回復期

到達目標

- 加齢に伴う中枢神経の変化を理解する.
- 高齢者に多い代表的な中枢神経疾患（脳卒中，脳腫瘍）の病態や症状を理解する.
- 脳卒中の急性期〜回復期における理学療法の意義と役割を理解する.
- 脳腫瘍の急性期〜回復期における理学療法の意義と役割を理解する.

この講義を理解するために

この講義では高齢者に多い中枢神経疾患である脳卒中や脳腫瘍への理学療法を実施するために必要な知識を学びます. 脳卒中や脳腫瘍に伴う症状は類似する点も多いですが，病態は異なっており脳卒中のなかでも脳梗塞や脳出血，くも膜下出血それぞれに特徴があります. それらの特徴の違いを理解し，リスク管理，評価方法，理学療法について学習します.

この講義を学ぶにあたり，以下の項目を学習しておきましょう.

☐ 脳の解剖や機能局在について学習しておく.

☐ 心臓から脳への血管走行や脳内の血管走行，脳循環について学習しておく.

☐ 高血圧，脂質代謝異常症，糖尿病といった生活習慣病について学習しておく.

☐ 神経細胞の構造について学習しておく.

講義を終えて確認すること

☐ 加齢に伴う中枢神経の変化について理解できた.

☐ 脳卒中，脳腫瘍の病態や症状が理解できた.

☐ 脳卒中の急性期〜回復期における理学療法の目的や評価，具体的な介入，リスク管理が理解できた.

☐ 脳腫瘍の急性期〜回復期における理学療法の目的や評価，具体的な介入，リスク管理が理解できた.

中枢神経疾患（central
nervous system disease）

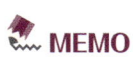

MEMO
本項では，脳腫瘍の治療後を急
性期としている．

アルツハイマー（Alzheimer）病

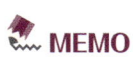

MEMO
高血圧（hypertension）
血圧が高い状態をさし，診察室
での収縮期血圧が 140 mmHg
以上または拡張期血圧が
90 mmHg 以上の場合，高血圧
症と診断される．多くの場合が本
態性高血圧症であり，肥満や喫
煙，運動不足，塩分の過剰摂取
などにより生じる．

ここがポイント！
てんかん発作は突然に症状が
現れるが，成人になってからの
てんかん発作では脳腫瘍を最
初に疑う．

脳卒中（stroke）

1. 急性期〜回復期における中枢神経疾患の病態と症状

　脳には 1,000 億を超える神経細胞が存在し，これら多数の神経細胞と神経線維のシナプスが接続することで神経伝達物質を介して情報や刺激を伝達している．加齢による脳血流量の減少や，神経細胞数の減少に伴う脳の萎縮により，個人差はあるものの脳機能が緩徐に低下する．しかし，脳機能は急激に低下するわけではなく，正常機能を維持するために必要以上の神経細胞が脳に存在していること（余剰性）や，残った神経細胞同士の新たな結合の形成，新たな神経細胞が生産される領域もあり，脳機能の喪失を補完している．比較的早くに低下しやすい機能として短期記憶や新たなことの学習があり，言語能力（語彙や言葉遣い）は遅れて低下する．また，脳萎縮の著しい進行により認知症を発症し，代表疾患としてアルツハイマー病がある．

　脳血管疾患（脳卒中）は高齢期に好発する代表的な中枢神経疾患であり，高血圧やコレステロール高値，高血糖，肥満，喫煙，食生活，身体活動の低下といった生活習慣により動脈硬化が進行することで発症する場合が多い．発症は突然であり脳の多くの神経細胞が傷害され，運動麻痺や感覚障害，高次脳機能障害，認知機能障害など多くの症状が生じ，死に至ることもある．

　脳腫瘍はまれではあるものの，中年期（40〜50 代）が好発年齢で中枢神経が傷害される疾患である．原因は明らかになっていない．局所神経症状は脳血管疾患とよく似ているが，出現経過に違いがあり，脳腫瘍では徐々に症状が出現し数週間〜数か月で急激に進行する．

2. 急性期〜回復期における代表的な中枢神経疾患

1）脳卒中

　日本での死亡率の第 4 位に位置しており，男女とも加齢に伴い発症率が増加する[1]．脳卒中は脳の血管が詰まる虚血性脳卒中（脳梗塞）と血管が破れて出血する出血性脳卒中（脳内出血，くも膜下出血）に分類される（**図 1**）．症状には局所神経症状と随伴症状がある．局所神経症状は局所の神経細胞が傷害されることで生じる障害であり，運動麻痺や感覚障害，失語，失認，失行，視野障害などがある．随伴症状には頭痛や意識障害，悪心・嘔吐などがあげられ，脳の圧迫や血腫などが神経を刺激することで

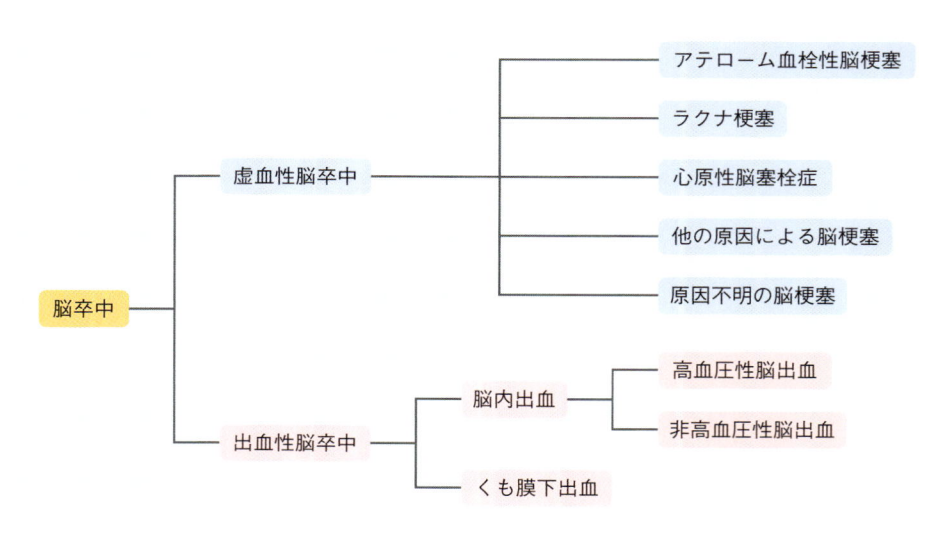

図 1　脳卒中の病型分類

LECTURE
12

生じる.

（1）脳梗塞

脳梗塞（cerebral infarction）

The Trial of Org 10172 in Acute Stroke Treatment（TOAST）分類[2]によりアテローム血栓性脳梗塞，ラクナ梗塞，心原性脳塞栓症，他の原因による脳梗塞，原因不明の脳梗塞に分けられる．また TOAST 分類には属さないが branch atheromatous disease（BAD）[3]という病型も存在する．

a. アテローム血栓性脳梗塞

アテローム血栓性脳梗塞（atherothrombotic cerebral infarction）

脳動脈の主幹動脈の動脈硬化病変を原因とした脳梗塞であり，動脈内のプラーク破綻による血栓形成により脳虚血が生じ脳梗塞を発症する．危険因子として高血圧，糖尿病，脂質異常症，喫煙がある．また，血行力学的機序により発生する場合もあり，脳灌流圧（かんりゅう）の低下により前・中・後六脳動脈の灌流領域の境界部（分水嶺）や深部白質に脳梗塞が生じる場合がある．アテローム血栓性脳梗塞は脳梗塞のなかで神経症状の増悪が最も多く症状の進行に注意する．

b. ラクナ梗塞

ラクナ梗塞（lacunar infarction）

脳動脈の穿通枝動脈領域に生じる脳梗塞（15 mm 以下）であり，穿通枝動脈の末梢部で生じる血管壁の脂肪硝子変性と分岐する根元の部位で起こる微小動脈硬化により生じる．危険因子として高血圧が最も重要であり，糖尿病や脂質異常，喫煙も重要である．約 1 割程度に神経症状の増悪を認める．

c. 心原性脳塞栓症

心原性脳塞栓症（cardio-embolic stroke）

心臓内（主に左房）に形成された血栓がはがれて血流に乗り，脳動脈で詰まることで生じる脳塞栓である．主な原因は非弁膜性心房細動である．動脈硬化性の脳梗塞とは異なり，側副血行路が未発達であるため皮質を含む広範囲に脳梗塞が生じる．また，血栓が詰まった部位の再開通により，脆弱となった血管に血流が戻ることで出血する出血性梗塞が生じ，重症化する場合がある．出血性梗塞は広範囲の梗塞で頻度が高く[2]，脳梗塞発症数日以内と血管新生が起こる発症後 3 週前後の二峰性である．

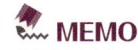 **MEMO**

側副血行路
（collateral circulation）
主要な血管が閉塞または狭窄した際に血行障害を補うため，新たに形成される血管である．血流を補償することで脳梗塞の発症リスクを軽減し，梗塞巣の拡大を最小限に抑える重要な役割を果たす．

d. branch atheromatous disease（BAD）

穿通枝動脈の起始部がアテローム性病変により狭窄・閉塞することで生じる脳梗塞（15 mm 以上）であり，高い神経症状の増悪を特徴とする．橋傍正中動脈やレンズ核線条体動脈が好発部位である．

e. 他の原因による脳梗塞

上記の病型以外にも原因が特定できる脳梗塞が存在し，脳動脈解離や血管炎，抗リン脂質抗体症候群，もやもや病，薬剤，ホルモン剤の使用などでみられる．

f. 原因不明の脳梗塞（潜因性脳卒中）

潜因性脳卒中（cryptogenic stroke）

脳梗塞には原因が明らかではないものが存在し，潜因性脳卒中とよばれる[4]．原因の多くは塞栓症であり，原因不明の脳塞栓症は embolic stroke of undetermined sources（ESUS）とよばれている．塞栓源には，塞栓源として明らかにされていない心疾患，潜在性発作性心房細動，悪性腫瘍，動脈原性塞栓症，奇異性脳塞栓症などがある[4]．

（2）脳内出血

脳内出血（intracerebral hemorrhage）

高血圧性脳内出血と非高血圧性脳内出血に大別される．

a. 高血圧性脳内出血

脳内出血の大部分を占め，脳動脈の血漿性動脈壊死や小動脈瘤の発生と破裂により生じる．主な原因は高血圧であり，好発部位は被殻，視床で多くを占め，皮質下，小脳，脳幹が続く．再出血は発症後 6 時間以内が多い．また，脳室に隣接する部位（視床，小脳，脳幹）の出血では，脳室内に血腫が広がる脳室穿破とそれに続発する水頭症が生じやすい．

LECTURE
12

表 1　脳腫瘍の分類と発生頻度

由来		腫瘍名	頻度（%）
原発性脳腫瘍	脳実質内	神経膠細胞（グリア細胞）| 神経膠腫	17.2
		小脳外顆粒細胞	髄芽腫	0.6
		生殖細胞	胚細胞腫瘍	0.8
		リンパ球（主に B 細胞）| 悪性リンパ腫	3.8
		不明	血管芽腫	1.5
	脳実質外	くも膜細胞	髄膜腫	46.3
		シュワン細胞	神経鞘腫	8.2
		下垂体前葉細胞	下垂体腺腫	13.1
		ラトケ嚢の遺残組織	頭蓋咽頭腫	1.3
その他			3.7

（Matsumoto F, et al.：Neurol Med Chir〈Tokyo〉2021；61〈8〉：492-8[5] をもとに作成）

b. 非高血圧性脳内出血

　高血圧以外の原因で生じる脳内出血であり，脳アミロイドアンギオパチー，脳動静脈奇形，もやもや病，海綿状血管腫でみられる．なかでも脳アミロイドアンギオパチーは動脈の内・外膜のアミロイド沈着による脳血管壁の脆弱化が原因であり，高齢者の皮質下に生じやすい．再発も多く，重症化する．

（3）くも膜下出血

　非外傷性と外傷性に大別される．非外傷性の原因では脳動脈瘤の破裂が最も多く，女性に多い．発症部位は前交通動脈，内頸動脈-後交通動脈分岐部，中大脳動脈，前大脳動脈の順に多い．発症後も髄液の流れが障害されることで生じる急性水頭症や，発症後 4〜14 病日には脳血管が局所性・びまん性に細くなる脳血管攣縮とそれに続発する遅延性脳梗塞の発症などがあり，管理や経過に注意を要する．また，発症 1〜2 か月後には続発性正常圧水頭症が生じる可能性がある．

2）脳腫瘍

　頭蓋内に発生した新生物（腫瘍）の総称であり，脳の細胞や組織から発生する原発性脳腫瘍と他の臓器の悪性新生物が脳に血行性に転移する転移性脳腫瘍に大別される．原発性脳腫瘍は由来する組織により脳実質外腫瘍と脳実質内腫瘍に分けられ，発生頻度は髄膜腫，神経膠腫，下垂体腺腫，神経鞘腫の順に多く，これらで 8 割を占める（表1）[5]．頭蓋内圧亢進に伴う症状と脳の局所神経症状がある．頭蓋骨内は密閉された空間であり，腫瘍の増大や脳浮腫などにより頭蓋内圧亢進をきたし，頭痛や嘔吐，うっ血乳頭が生じる．局所神経症状として腫瘍が存在する部位に応じたさまざまな症状が生じる．大脳半球ではてんかん発作や運動麻痺，感覚障害，失語，視野障害，小脳では運動失調，脳幹では嚥下障害や眼球運動障害，視床下部・下垂体・視交叉では内分泌障害や視力障害が生じる．てんかん発作は約 30％に発生し，初発症状としてけいれんが多い．20 歳以降にてんかん発作が生じた場合は脳腫瘍を疑う．

3. 急性期〜回復期における中枢神経疾患の理学療法

1）脳卒中

（1）目的

　急性期と回復期で大きく異なる．急性期では脳卒中発症に伴う臥床により生じる合併症や廃用症候群の予防が目的になる．また，早期の ADL の獲得を図り，軽症例では早期退院の支援，機能障害を有する場合は継続的なリハビリテーションを見据えた機能回復の促進も目的となる．

　回復期では機能障害により継続的なリハビリテーションを要する人も多いため，障

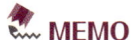
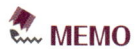

害された機能の回復促進や ADL の獲得，社会復帰の支援が目的となる．

（2）評価

　理学療法を実施するうえで客観的な評価指標を用いて症状を評価し，経時的な変化をとらえることは重要である．急性期と回復期とでは全身状態が異なるため，評価の優先度に違いがある．急性期では重症度やバイタルサイン，意識障害などのリスク管理と早期離床に必要な評価項目が優先となる．一方，回復期では，全身状態は安定しており機能障害の回復に主眼がおかれるため，運動機能や感覚障害，高次脳機能障害，基本動作，ADL といった身体機能から生活活動に至る項目が中心になる．これらの評価項目は急性期，回復期と二分するのではなく，対象者の状況に合わせて選択する．

a. 重症度

　National Institutes of Health Stroke Scale（NIHSS）が用いられる．11 項目 42 点満点（重症例の場合は 40 点満点）で構成され，意識障害や注視，視野，運動麻痺，失調，感覚障害，失語，構音障害，消去現象といった脳卒中で生じる多岐の症状をとらえる評価票である．

b. バイタルサイン（意識，血圧，脈拍，呼吸数，体温）

　脳卒中発症により意識障害が生じることは少なくない．全身状態の悪化により，血圧，脈拍，呼吸数，体温といったバイタルサインが不安定になることも多い．意識障害の評価には Glasgow Coma Scale（GCS）や Japan Coma Scale（JCS）が用いられる．血圧測定は急性期脳卒中患者において重要である．その他のバイタルサインは日本集中治療医学会による早期離床や運動開始基準（表 2）[6] が一つの参考となる．

　脳卒中発症後は合併症が生じやすく尿路感染や呼吸器感染の割合が高いため，バイタルサインが乱れているかどうか病態を把握することが重要である．離床時には運動に伴うバイタルサインの変化も評価する．

c. 運動機能

　脳卒中により運動野や皮質脊髄路，脳幹や小脳が障害されることで，運動麻痺や協

📖 調べてみよう

超高齢化に伴い脳卒中以外にも糖尿病や心不全，悪性腫瘍といった併存疾患をもつ脳卒中患者が増加している．そのため，脳卒中と併存疾患の特徴が混在した症状を呈することが少なくない．これらの併存疾患の症状や評価を理解しておくことも理学療法士には求められる．

💡 ここがポイント！

脳内には運動や感覚のほか，さまざまな神経路が存在している．それらの神経路の通る場所を理解し，傷害を受けた場合にどのような症状が現れるかを予測するためには，脳画像の理解が重要である．

表 2　早期離床や早期からの積極的な運動の開始基準

	指標	基準値
意識	Richmond Agitation Sedation Scale（RASS）	−2≦RASS≦1 30 分以内に鎮静が必要であった不穏はない
疼痛	自己申告可能な場合 Numeric rationg scale（NRS）もしくは Visual analog scale（VAS） 自己申告不能な場合 Behavicral pain scale（BPS）もしくは Critical-Care Pain Observation Tool（CPOT）	NRS≦3 もしくは VAS≦3　BPS≦5 もしくは CPOT≦2
呼吸	呼吸回数 酸素飽和度（SpO$_2$）	<35 回/分が一定時間持続 ≧90％が一定時間持続
人工呼吸器	吸入酸素濃度（FiO$_2$） 呼気終末陽圧（PEEP）	<0.6 <10 cmH$_2$O
循環	心拍数（HR） 不整脈 虚血 平均血圧（MAP） ドパミンやアドレナリン投与	HR≧50 拍/分もしくは≦120 拍/分が一定時間持続 新たな重症不整脈の出現がない 新たな心筋虚血を示唆する心電図変化がない ≧65 mmHg が一定時間持続 24 時間以内に増量がない
その他	● ショックに対する治療が施され，病態が安定している ● SAT ならびに SBT が行われている ● 出血傾向がない ● 動く時に危険となるラインがない ● 頭蓋内圧（ICP）<20 cmH$_2$O ● 患者または家族の同意がある	

（日本集中治療医学会早期リハビリテーション検討委員会：日集中医誌 2017；24〈2〉：255-303[6]）
SAT：spontaneous awakening trial（自発覚醒トライアル），SBT：spontaneouse breathing trial（自発呼吸トライアル）．

LECTURE 12

ブルンストロームステージ
（Brunnstrom recovery stage：
BRS）
▶ Lecture 13・表1参照.

ヒューゲルメイヤーアセスメント
（Fugl-Meyer Assessment：
FMA）

修正アシュワーススケール
（modified Ashworth scale：
MAS）

調運動障害が生じる．運動麻痺の評価は分離運動，筋力（随意運動），筋緊張といった側面で行い，分離運動の評価にはブルンストロームステージやヒューゲルメイヤーアセスメントの下肢項目，筋力評価には Motricity Index，筋緊張評価には修正アシュワーススケールが用いられる．協調運動障害には企図振戦，測定障害，運動分解，反復拮抗運動障害，協同収縮不能，時間測定障害があり，指鼻指試験，回内外試験，踵膝試験，向う脛叩打試験などがある．また，体幹失調には軀幹協調機能検査が用いられる．総合的な運動失調評価には Scale for the Assessment and Rating of Ataxia（SARA）がある．

d. 感覚機能

感覚障害は運動学習の阻害や運動機能低下の原因になりうるため，評価すべき重要な機能である．感覚には表在感覚と深部感覚がある．脳卒中では感覚経路や感覚野が傷害されることによりこれらの感覚が障害される．表在感覚には触覚，痛覚，温度覚があり，深部感覚には位置覚，運動覚，振動覚がある．触覚は毛筆などで軽く触れるようにして検査する．痛覚には爪楊枝やピンなどを用い，逃避反応や表情なども併せて確認する．温度覚は試験管などに温水や冷水を入れて皮膚に当てる．位置覚は麻痺側の上下肢を他動的に動かし，非麻痺側でその肢位を真似てもらう．運動覚は麻痺側の関節を他動的に動かし，どちらに動いているかを答えてもらう．振動覚は四肢や体幹の骨突出部に音叉の振動を当てて検査する．

e. 高次脳機能

脳の損傷部位によりさまざまな高次脳機能障害が生じる．前頭連合野の障害では意欲低下，注意障害，脱抑制，易怒性，ブローカ野の障害では運動性失語，補足運動野や運動前野の障害では運動計画・開始の障害がある．頭頂連合野では優位半球と劣位半球で生じる症状が異なっており，劣位半球損傷では半側空間無視，プッシャー症候群，病態失認，着衣失行が生じ，優位半球損傷では観念運動失行や観念失行，ゲルストマン症候群，伝導性失語が生じる．また，身体失認や構成障害，肢節運動失行は左右どちらかが障害されても生じる症状である．側頭葉のウェルニッケ野の障害による感覚性失語，側頭連合野の障害による物体失認，相貌失認が生じる．後頭葉では視覚野の障害による同名半盲，視覚前野障害による物体失認や相貌失認，色彩失認，視覚性運動失調が生じる．

f. 姿勢・動作

基本動作には寝返り，起き上がり，座位保持，立ち上がり，立位保持，歩行が含まれており，それぞれの自立度や動作方法を評価する．座位や立位は静的肢位を観察し四肢・体幹のアライメントや左右の対称性，重心線などを評価する．加えて，左右・前後方向への動きに対する反射なども合わせて評価する．寝返り，起き上がり，立ち上がり，歩行は動作時の観察となる．各動作の相（表3）ごとにどのような動きをしているかを評価する．

寝返り，起き上がり，座位保持，立ち上がり，立位保持の自立度評価には Ability for Basic Movement Scale（ABMS）Ⅱがあり，各動作を6段階30点満点で評価する．歩行の自立度には Functional Ambulation Categories（FAC；表4）があり，6段階で歩行自立度を評価できる．歩行には速度や持久力，歩容，動的バランスといった側面があり，それぞれを定量的に評価する方法として速度は10 m歩行試験，持久力は6分間歩行試験，歩容は Gait Assessment and Intervention Tool（G.A.I.T），動的バランスは Timed up and Go（TUG）test，Dynamic Gait Index（DGI）がある．質的評価である動作観察に量的評価を加えることでより客観的に評価できる．

ブローカ（Broca）野

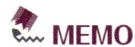 **MEMO**
プッシャー症候群
（pusher syndrome）
座位や立位で姿勢を保持している際，非麻痺側の上肢や下肢を床面や座面に押し付け，麻痺側に体を倒そうとする現象である．

ゲルストマン（Gerstmann）症候群

ウェルニッケ（Wernicke）野

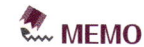 **MEMO**
Functional Ambulation Categories（FAC）
歩行自立度を評価する6段階の評価指標である（表4）．

LECTURE 12

表3　基本動作の相

動作	相	説明
寝返り	1相	頭頸部の屈曲回旋と寝返る向きと反対側の肩甲帯の前方突出・リーチが生じるまで
	2相	上部の体幹が回旋し始め，完全に側方を向くまで
	3相	下部の体幹が回旋し始め，側臥位になるまで
起き上がり	1相	頭頸部が屈曲・回旋し，起き上がる向きと反対側の上肢のリーチと上部体幹の屈曲・回旋運動が生じ，起き上がる側の肘・前腕・骨盤帯・下肢で支持基底面の安定化する（on elbow の肢位）まで
	2相	起き上がる側の肘関節を伸展し，手掌と骨盤帯で支持基底面を安定化させ（on hand の肢位），on hand から正中位の座位へ移行するまで
立ち上がり	1相	体幹前傾から殿部が離床するまで
	2相	殿部が離床し体幹の伸展運動が生じるまで
	3相	膝関節伸展と体幹伸展運動開始～終了まで
歩行	初期接地	脚が地面に接触する瞬間
	荷重応答期	初期接地～対側の脚が地面から離れた瞬間
	立脚中期	反対側の脚が地面から離れた瞬間～観察肢の踵が床から離れた瞬間
	立脚後期	観察肢の踵が床から離れた瞬間～反対側の初期接地
	前遊脚期	反対側の初期接地～観察肢のつま先が床から離れた瞬間
	遊脚初期	観察肢のつま先が床から離れた瞬間～両側の下腿が矢状面で交差した瞬間
	遊脚中期	両側の下腿が矢状面で交差した瞬間～観察肢の下腿が床に対し直角になった瞬間
	遊脚後期	観察肢の下腿が床に対し直角になった瞬間～脚が地面に接触する瞬間

表4 Functional Ambulation Categories（FAC）

FAC 0：歩行不能
歩行不可．2人以上の監視や介助を要す

FAC 1：介助歩行　レベルⅡ
転倒予防のために1名が介助．介助は常時必要で，バランス保持や協調性の補助に加え，体重支持も含まれる

FAC 2：介助歩行　レベルⅠ
転倒予防のために1名が介助．介助は常時あるいは一時的に軽く触れ，協調性を補助する程度

FAC 3：監視歩行
介助なしで平地歩行が可能だが，安全のために見守りが必要

FAC 4：平地のみ歩行自立
平地歩行は自立だが，階段や坂道，不整地では見守りや介助が必要

FAC 5：歩行自立
平地，不整地，階段，坂道ともに自立

g．ADL

バーセルインデックス（BI）やFIMが代表的な評価指標である．BIは"できる"ADLを評価対象とし，FIMは"している"ADLを評価対象とする．両評価には食事，整容，清拭・入浴，更衣，トイレ動作，排泄コントロール，移乗，移動，階段昇降が共通しており，FIMはこれらの運動項目に加えて認知項目であるコミュニケーション（理解・表出），社会的交流，問題解決，記憶が加わる．また，手段的ADLは上記のADLの次の段階に位置づけされる複雑な動作であり，電話対応，買い物，食事の準備，家事，洗濯，交通手段の利用，服薬管理，金銭管理などが含まれる．

h．栄養障害，サルコペニア，フレイル

脳卒中後の栄養障害やサルコペニアの発生率は高いことが報告されている[7,8]．また脳卒中は加齢による疾患であることからフレイルの状態である患者も少なくない．

（3）理学療法プログラム

脳卒中後の機能回復は主に発症後3か月以内に生じる．運動麻痺の回復には3つのステージがあり，発症後早期の1st stage recovery の「残存している皮質脊髄路の興奮性」，3か月をピークに生じる2nd stage recovery の「皮質ネットワークの興奮性」，6か月以降も徐々に強化される3rd stage recovery の「シナプスの伝達効率の向上」からなる（**図2**）[9]．急性期～回復期は1st stage～2nd stageにあたり，皮質脊髄路の興奮性の維持や皮質ネットワークの興奮性を高める介入が早期から求められる．発症後から早期離床を行い廃用症候群や合併症を予防し，筋力トレーニングや基本動作練習，歩行練習といった運動療法の割合を増やすことで機能回復を支援する．

a．早期離床

病状が安定した段階からバイタルサインをモニタリングしながらヘッドアップ座位，端座位，立ち上がり，立位，歩行練習を開始する．離床時期については発症後24時間以内の早期離床は死亡率の増加や機能予後の悪化に関連することが示され，重症例や脳出血例では特に注意を要するが[10,11]，離床が遅延することで二次的な合併

バーセルインデックス
（Barthel Index：BI）

FIM（functional independence measure）
▶ Lecture 13 Step up・表2参照．

手段的ADL
（instrumental ADL：IADL）

栄養障害，サルコペニア，フレイル
▶ Lecture 2～4参照．

LECTURE 12

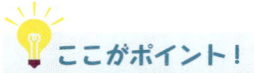
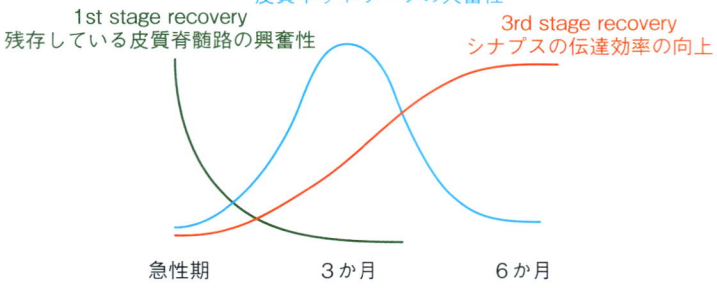

図2　運動麻痺回復ステージ理論
（原 寛美：脳神経外科ジャーナル 2012：21〈7〉：516-26[9]）

症や廃用症候群をまねく可能性も否定できない．脳梗塞，脳出血においては発症3日以内の離床とそれ以降の離床を比較した際に前者のほうが予後良好であることが示唆されており[12,13]，発症24時間〜3日以内をめどに開始することが一つの目安になる．くも膜下出血の早期離床も安全性と実現可能性は報告されているが[14]，発症4〜14日で生じる脳血管攣縮期においては神経症状の増悪に留意して離床可否を判断する．

b．筋力強化

発症後早期から皮質脊髄路の興奮性を高めることが必要である．運動麻痺の程度に合わせて他動運動や自動運動，徒手抵抗や重錘などを使用する抵抗運動を実施し，四肢・体幹の運動を行う．電気刺激療法の併用も考慮する．単関節運動のような開放運動連鎖トレーニングは個別の筋を強化しやすい利点がある．一方，運動中の筋活動の学習にはつながりにくいため，スクワットやランジ動作といった閉鎖運動連鎖トレーニングも併用し動作学習につなげていく．

開放運動連鎖
（open kinetic chain：OKC）

閉鎖運動連鎖
（closed kinetic chain：CKC）

関節可動域
（range of motion：ROM）

c．関節可動域運動

脳卒中後には痙性麻痺などの筋緊張異常や不動に伴う関節拘縮などが生じる．これらを防ぐためにも関節可動域運動が重要である．筋緊張の低下もしくは亢進により関節の位置が偏位している場合があるため，正常な関節運動を意識しながら愛護的に実施する．特に，肩甲上腕関節は亜脱臼を生じやすいため注意を要する．

d．基本動作練習

運動麻痺や感覚障害，高次脳機能障害により基本動作に支障が出るため，各動作の再獲得に向けた練習を行う．それぞれの動作において困難な動きと求められる運動を評価し課題特異的にトレーニングする．また，静的や動的なバランス練習も取り入れることで動作のさらなる安定化を図る．

基本動作のなかでも歩行能力の改善は移動能力の再獲得において重要である．歩行練習では機能回復による動作の獲得を最大限目指すとともに，機能低下を補う代償動作や杖・装具，歩行補助具の使用で歩行能力の改善を図る．後述する電気刺激療法や装具療法の使用も推奨されており積極的な活用が求められる．

e．ADL練習

ADLの獲得には作業療法士などの他職種との連携が欠かせない．理学療法士は基本動作の側面からADLの向上を図ることが求められる．寝返りや起き上がり，座位保持，移乗（車椅子駆動）の獲得は歩行が困難な患者において能動的な活動の機会を担保でき，食事や整容，トイレ動作，車椅子移動などのADLの獲得に重要である．また，歩行能力の改善に伴いADLの方法に変化が生じるため，新たな方法の獲得に向けた練習も適宜実施する．

f. 電気刺激療法

　神経や筋に経皮的に電流を流すことで筋収縮を得る手法であり，筋力増強や筋萎縮の予防，痙性の改善などに用いられる．急性期のベッドサイドでは活動制限が生じるため，筋萎縮予防や随意運動の促通を目的に電気刺激療法が用いられる．回復期においても随意運動が出現しない筋に対して電気刺激を行い，随意運動の回復を促す．歩行練習時には機能的電気刺激を併用することで，失われた運動機能を代償し，動作の再建を図ることが可能である．代表的な刺激部位は足関節背屈筋（遊脚期におけるクリアランスの確保）や，下腿三頭筋（麻痺側立脚後期の蹴り出し）（**図3**）がある．

g. 装具療法

　装具には長下肢装具や短下肢装具があり，継手や支柱によりさまざまな特徴がある（**表5**）．下肢に十分な支持性が得られない場合は長下肢装具が適応となり，歩行練習量を確保するうえで有効な装具である．膝関節の支持性が得られてきた段階で短下肢装具への移行を検討する．短下肢装具の選定には前脛骨筋の随意性や下腿三頭筋の痙性を考慮する．装具は運動学習を補助する練習用だけではなく，生活において必要となる場合も多いため，退院後の生活や歩行能力に合わせた装具選定が理学療法士には求められる．

h. 有酸素運動

　呼吸機能や麻痺側運動機能，歩行能力，筋力の向上効果が期待できる．トレッドミルやエルゴメータなどの機器を用いた方法が多いが，機器がない場合は長時間の歩行練習や早歩きなどで代用することも可能である．運動強度はカルボーネン法による目標心拍数や最大心拍数を用いる方法，ボルグスケールを用いる方法が一般的である

機能的電気刺激
（functional electrical
stimulation：FES）

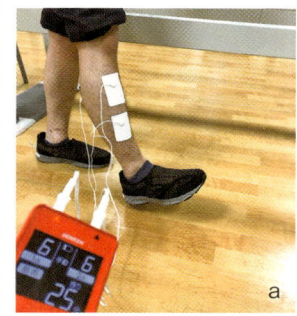

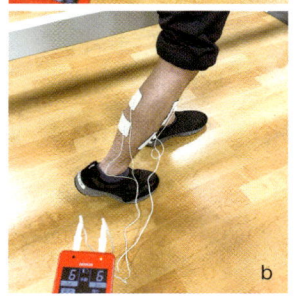

図3　機能的電気刺激
a. 足関節背屈筋,
b. 足関節底屈筋.

表5　装具の特徴

	長下肢装具（両側支柱付き）	短下肢装具（両側支柱付き）	短下肢装具（プラスチック製AFO）	短下肢装具（タマラック継手付きプラスチック製AFO）	短下肢装具（ゲイトソリューションデザイン）	短下肢装具（オルトップAFO LH®）
外観						
固定力	膝関節・足関節の固定力（強）	足関節の固定力（強）	足関節の固定力（中）	足関節背屈フリー底屈は制御	足関節背屈フリー底屈は油圧による制動	足関節の固定力（弱）
長所	膝関節の支持性の確保	●麻痺や痙性へ対応が可能 ●足関節の角度調整が可能	軽くて振り出しやすい	正常歩行（立脚中期から後期にかけて足関節背屈と股関節伸展）の誘導	正常歩行（初期接地から荷重応答期の足関節底屈を制動しヒールロッカー機能を補助）の誘導	軽く薄いため，衣類・靴の制限がほとんどない
短所	●重い，大きい ●生活装具としての使用には向かない	重い，大きい	角度調整が困難なため，機能変化への対応が困難	●膝折れの可能性 ●継手部分の回旋には弱い	●膝折れの可能性 ●下腿三頭筋の痙性があると油圧制動の効果減少	下腿三頭筋の痙性が少しでもあると制御は困難
適応	●重度の麻痺，感覚障害，著しい屈曲パターンなどによる膝関節の支持性不足	●中等度の麻痺（膝関節支持性が少し弱い） ●下腿三頭筋の痙性の制御	●中～軽度の麻痺（膝関節の支持性がまずまずある） ●下垂足：足関節背屈不足 ●下腿三頭筋の少しの痙性 ●一般的な生活装具	●中～軽度の麻痺（膝関節が支持できること） ●下垂足：足関節背屈不足 ●下腿三頭筋の少しの痙性 ●一般的な生活装具	●軽度の麻痺 ●足関節背屈のみ低下している症例 ●ヒールロッカー機能の誘導 ●一般的な生活装具	●軽度の麻痺 ●足関節背屈のみ低下している症例 ●一般的な生活装具

AFO：ankle-foot orthosis（短下肢装具）

LECTURE
12

ボルグスケール（Borg scale）
▶ Lecture 10, 11 参照．

表6 運動負荷設定

	カルボーネン法（HRR）	最大心拍数	Borg 0〜10	Borg 6〜20
低強度負荷	<40%	<64%	<4	<12
中強度負荷	40〜60%	64〜76%	4〜5	12〜13
高強度負荷	>60%	>76%	>6	>14

カルボーネン法：目標心拍数＝（最大心拍数－安静時心拍数）×運動強度（%）＋安静時心拍数
最大心拍数＝220－年齢
HRR：heart rate reserve（心拍数予備能）
（MacKay-Lyons M, et al.：Phys Ther 2020；100〈1〉：149-56[15]）をもとに作成）

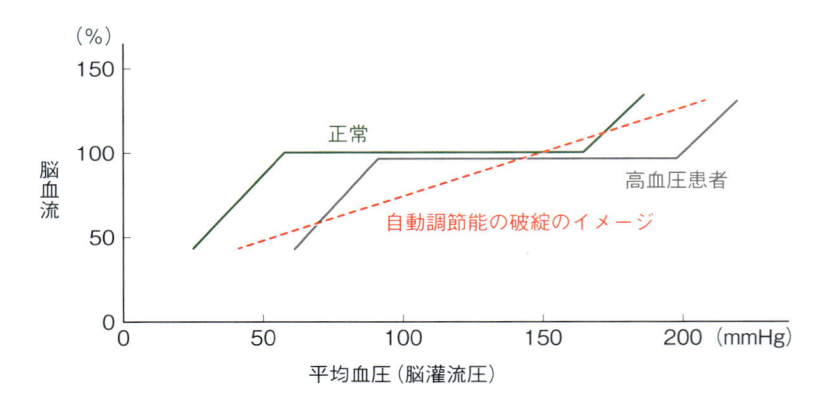

図4 脳循環自動調節能
（Lassen NA：Physiol Rev 1959；39〈2〉：183-238[16]，Strandgaard S：Circulation 1976；53〈4〉：720-7[17]）をもとに作成）

（**表6**）[15]．実施時間は対象者の身体状況に合わせて実施可能な時間から開始し徐々に延長していく．

i. 住環境整備

退院後の在宅生活を見据えて，家屋調査などにより自宅の環境を確認する．玄関の上がり框，その他の段差，トイレ，浴室，階段，寝室，自宅周囲環境などに対して，手すりやスロープの設置，歩行補助具や福祉用具の選定など，身体状況に合わせて安全に生活ができるよう住環境を整備する．また，家族に対する動作介助方法や注意点の指導，本人・家族の今後の不安・課題・目標を退院後にかかわるスタッフと共有し，安心・安全な生活が送れるよう支援する．

(4) リスク管理

a. 血圧

脳卒中後には脳循環自動調節能が破綻しており，脳血流は平均血圧に依存する（**図4**）[16,17]．脳梗塞巣周囲にはペナンブラとよばれる"機能はしていないが生存している領域"が存在する．この領域はさらなる脳虚血により脳梗塞に移行する可能性があるが，脳血流の再灌流により救済できる可能性もある．そのため，脳梗塞では脳血流を維持するために血圧は高め（降圧目標：収縮期血圧<220 mmHg）に管理し，血圧低下に留意する．一方，脳出血では再出血や血腫増大に最も留意する必要があり，血圧は低め（降圧目標：収縮期血圧<160 mmHg）に管理される．再出血は発症後早期に生じやすいため，その時期の血圧上昇には特に注意する．

b. 合併症

脳卒中後の合併症は多く生じる．その多くは尿路感染や呼吸器感染であるが，深部静脈血栓症や肺塞栓といった発生頻度は低いものの致死的な合併症もある．呼吸器感染や深部静脈血栓症，肺塞栓は発症予防において理学療法が貢献できる役割は大きい．呼吸器感染は意識障害や嚥下機能障害に伴う誤嚥や咳嗽機能低下や，呼吸筋麻痺

により気道に流入した異物の排出障害により二次的に生じる．好発部位は右肺の S6・9・10 の区域である．胸部画像所見，意識レベル，嚥下機能，胸部の聴診・視診・触診・打診などを組み合わせて胸部症状を評価し，呼吸状態悪化の早期発見とその後の状態を経時的に観察する．深部静脈血栓症の主な症状は，下肢の腫脹や熱感，発赤であり，肺塞栓を発症すると呼吸不全を呈する．高齢，女性，重症例，運動麻痺，不活動，心房細動の関連が示唆されており，このような症例には注意が必要である．

c．既往歴

超高齢社会となり高齢脳卒中患者では，心不全や慢性閉塞性肺疾患，慢性腎不全，糖尿病，悪性新生物といった慢性疾患を併存している場合も多い．これらは理学療法を実施する際の阻害因子になりうるため，病態を把握しておく．

d．転倒

脳卒中後 1～6 か月における転倒率は 51％であり，複数回転倒する者も少なくない[18]．その多くは平地歩行中に生じており，バランスを崩す，つまづくといった原因が上位を占める．そのため，歩行時にはこれらの所見に注意を払う．

2）脳腫瘍

（1）目的

脳腫瘍の治療には外科手術や薬物療法，放射線治療があり，治療に伴う身体活動の制限や副作用などによる身体への負担により廃用症候群が生じる．また，脳腫瘍の発生部位により運動麻痺や高次脳機能障害といった局所神経症状をきたす．理学療法では廃用症候群の改善や残存機能の維持・向上を図り，早期の ADL の獲得や社会復帰が目的となる．後遺症の程度によっては継続的なリハビリテーションを実施し，残存機能の回復と代償動作の獲得，福祉用具の活用により ADL を再獲得し，社会復帰を支援することも目的となる．一方，一部の脳腫瘍では予後不良であり，症状の悪化に合わせた福祉用具の選定や住宅環境を提案し，対象者が望む生活を可能な限り支援することも重要である．

（2）評価

運動麻痺などの局所神経症状や基本動作，ADL の評価は脳卒中と同様である．脳腫瘍では治療を行っても再発する場合があるため，局所神経症状の改善だけに目を向けるのではなく，悪化にも注意を払い評価する．治療に伴う副作用も生じやすいため，てんかん発作やだるさ，悪心・嘔吐，食欲低下などの所見にも留意する．

（3）理学療法プログラム

脳腫瘍の治療により身体活動の制限や副作用などによる身体への負担が生じ廃用症候群をきたしている．そのため，これらの改善を目的に筋力トレーニングや有酸素運動を実施する．後遺症として運動麻痺や感覚障害，高次脳機能障害といった局所神経症状が残る可能性もあり，筋力トレーニングや基本動作練習，ADL 練習を実施する．具体的な理学療法は，脳卒中に準じる．

（4）リスク管理

a．再発・転移

腫瘍の再発は脳腫瘍の種類により異なり，膠芽腫（神経膠腫の一つ）や髄芽腫，悪性リンパ腫は予後不良とされている．そのため，外科手術後であっても多くの脳腫瘍で再発を防ぐ目的で放射線治療や薬物治療が継続される．治療を継続することにより，活動性の低下に伴う廃用症候群や，理学療法の継続性が失われることを考慮しておく．治療を継続していても神経症状の増悪をきたすことがあることも念頭におく．

再発の多くは元の腫瘍のあった部位の周辺で起こるため，その領域の局所症状の変化には注意を払う．転移には脳脊髄液を伝わり，脳の別の部位や脊髄に転移すること

■ MEMO

脳卒中後は心機能障害が生じることも念頭におく必要がある．脳卒中後は交感神経の過活動や視床下部-脳下垂体-副腎皮質ホルモンの過剰分泌によるカテコラミンの過剰放出によって不整脈や心筋壊死などが生じる．また，脳卒中に起因する炎症は全身炎症を誘発することがあり，心筋障害を起こす可能性がある．そのため，重症脳卒中患者においては心電図モニターを装着し，不整脈の出現や運動時の変化などを評価する必要がある．

■ ここがポイント！

脳腫瘍の再発や治療の継続に伴い，対象者には身体的・精神的な大きな負担が生じる．そのため，運動機能の回復は重要であるものの，対象者の思いやペースを尊重しながら，心身の両面に配慮したリハビリテーションを行うことが求められる．

LECTURE 12

b．治療の副作用

外科手術，薬物療法，放射線療法にはさまざまな副作用が生じる．外科手術では一時的な脳浮腫による症状の悪化やてんかん発作が生じる．また，術後に脳出血が起こる場合もあり，神経症状の変化に留意する．薬物治療の副作用は薬剤の種類により異なり，個人差もあるが，悪心・嘔吐は一般的な症状である．放射線治療の副作用としては，だるさや悪心・嘔吐，食欲低下などがある．

■引用文献

1）厚生労働省：平成 30 年度 厚生労働白書　脳血管疾患患者数の状況．
https://www.mhlw.go.jp/stf/wp/hakusyo/kousei/18/backdata/01-01-02-04.html

2）Adams HP Jr, Bendixen BH, et al.：Classification of subtype of acute ischemic stroke. Definitions for use in a multicenter clinical trial. TOAST. Trial of Org 10172 in Acute Stroke Treatment. Stroke 1993；24（1）：35-41.

3）Caplan LR：Intracranial branch atheromatous disease：a neglected, understudied, and underused concept. Neurology 1989；39（9）：1246-50.

4）Hart RG, Diener HC, et al.：Cryptogenic Stroke/ESUS International Working Group：Embolic strokes of undetermined source：the case for a new clinical construct. Lancet Neurol 2014；13（4）：429-38.

5）Matsumoto F, Takeshima H, et al.；Miyazaki Brain Tumor Research Group：Epidemiologic Study of Primary Brain Tumors in Miyazaki Prefecture：A Regional 10-year Survey in Southern Japan. Neurol Med Chir（Tokyo）2021；61（8）：492-8.

6）日本集中治療医学会早期リハビリテーション検討委員会：集中治療における早期リハビリテーション—根拠に基づくエキスパートコンセンサス．日集中医誌 2017；24（2）：255-303.

7）Shimizu A, Maeda K, et al. The Global Leadership Initiative on Malnutrition-Defined Malnutrition Predicts Prognosis in Persons With Stroke-Related Dysphagia. J Am Med Dir Assoc 2019；20（12）：1628-33.

8）Yoshimura Y, Wakabayashi H, et al.：Prevalence of sarcopenia and its association with activities of daily living and dysphagia in convalescent rehabilitation ward inpatients. Clin Nutr 2018；37（6 Pt A）：2022-8.

9）原 寛美：脳卒中運動麻痺回復可塑性理論とステージ理論に依拠したリハビリテーション．脳神経外科ジャーナル 2012；21（7）：516-26.

10）AVERT Trial Collaboration group：Efficacy and safety of very early mobilisation within 24 h of stroke onset（AVERT）：a randomised controlled trial. Lancet 2015；386（9988）：46-55.

11）Bernhardt J, Borschmann K, et al.：Fatal and Nonfatal Events Within 14 days After Early, Intensive Mobilization Poststroke. Neurology 2021；96（8）：e1156-66

12）Matsui H, Hashimoto H, et al.：An exploration of the association between very early rehabilitation and outcome for the patients with acute ischaemic stroke in Japan：a nationwide retrospective cohort survey. BMC Health Serv Res 2010；10：213.

13）Yen HC, Jeng JS, et al.：Early Mobilization of Mild-Moderate Intracerebral Hemorrhage Patients in a Stroke Center：A Randomized Controlled Trial. Neurorehabil Neural Repair 2020；34（1）：72-81.

14）Olkowski BF, Devine MA, et al.：Safety and feasibility of an early mobilization program for patients with aneurysmal subarachnoid hemorrhage. Phys Ther 2013；93（2）：208-15.

15）MacKay-Lyons M, Billinger SA, et al.：Aerobic Exercise Recommendations to Optimize Best Practices in Care After Stroke：AEROBICS 2019 Update. Phys Ther 2020；100（1）：149-56.

16）Lassen NA：Cerebral blood flow and oxygen consumption in man. Physiol Rev 1959；39（2）：183-238.

17）Strandgaard S：Autoregulation of cerebral blood flow in hypertensive patients. The modifying influence of prolonged antihypertensive treatment on the tolerance to acute, drug-induced hypotension. Circulation 1976；53（4）：720-7.

18）Yates JS, Lai SM, et al.：Falls in community-dwelling stroke survivors：an accumulated impairments model. J Rehabil Res Dev 2002；39（3）：385-94.

📕 MEMO

脳腫瘍の治療は，腫瘍の種類，部位，進行度，そして患者の状態に応じて選択される．治療法には，外科治療，薬物療法，放射線療法があり，これらを組み合わせて実施することが一般的である．外科手術は，脳腫瘍治療の中心的な役割を担い，腫瘍の摘出を目的とした第一選択肢となる．一方，放射線治療は腫瘍の部位に局所的に放射線を照射し，腫瘍の完治や成長抑制を目指して行われる．また，薬物療法は主に悪性脳腫瘍に対して行われ，腫瘍細胞の成長を抑制することを目的としている．

LECTURE 12

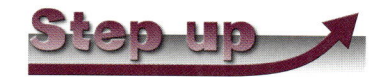

脳卒中での入院と身体活動促進の目的と方法

　身体活動はエネルギー消費をきたす骨格筋による動きと定義されており[1]，日常生活における労働や家事，通勤などといった「生活活動」と体力の維持・向上を目的とした計画的・継続的に実施される「運動」が含まれる[2]．脳卒中患者では心身機能の障害により十分な身体活動が得られにくく，健常者の身体活動と比較して低いことが明らかとなっている[3]．また，地域生活を送る脳卒中患者に比べると，回復期病棟に入棟する者のほうが身体活動が低く[4]，急性期病棟に入棟する者は回復期病棟に入棟する者よりもさらに低い[5]．身体機能や医学的管理の影響は十分に考えられるが，入院環境の中で身体活動の維持・向上は重要な課題である．

　身体活動は，活動強度や活動頻度，活動時間などについて質問紙などで評価される（**表 1**）[6,7]．なかでも歩数は対象者にも馴染みがあり理解が得られやすく，スマートフォンなどでも計測が可能なため臨床現場で使用しやすい指標である．一方，歩行ができない脳卒中患者には歩数の計測ができない課題もある．そのため，代謝当量（metabolic equivalents：METs）を用いた活動強度や不活動時間といった指標も用いられている．近年では加速度計搭載の活動量計を用いて体の動きにより得られる加速度から代謝当量を算出し，座位行動（1.5 METs 以下），軽強度活動（1.6〜2.9 METs），中高強度活動（3.0 METs 以上）といった活動強度とその時間を組み合わせた「強度別活動時間」の評価がさかんに行われている．脳卒中患者の消費エネルギーは健常者と比べて高いため，得られた METs の妥当性には課題があるが，歩行困難な者でも客観的な数値で評価ができる点は有益である．

　身体活動の促進の目的は重症度によって異なる．

1）軽症例

　軽症例では歩行が自立している者も多く，この群の身体活動促進の目的は再発予防である．地域在住の軽症脳梗塞患者において身体活動による再発予防の効果が示唆されており[8]，入院中から身体活動促進に取り組むことが重要である．入院中の取り組みとしては，急性期病棟入棟中の軽症脳卒中患者において，"身体活動促進の教育・フィードバック"と"対象者自身による身体活動のセルフモニタリング"の導入により 1 日の歩数が有意に増加するとの報告がある[9]．また，急性期病院入棟中の軽症脳梗塞患者に対する身体活動に関する教育，目標設定，入院中のセルフモニタリングに加えて，退院後の電話によるフィードバックやセルフモニタリングといった行動変容アプローチを導入することで，退院 3 か月後の座位行動が有意に減少，中高強度活動と歩数が有意に増加することも報告されている[10]．したがって，入院中から身体活動に関する患者教育や目標設定，セルフモニタリング手法の教育を実施し，退院後にも継続的に身体活動促進を後押しする仕組みづくりが必要である．

2）中等症例

　中等症例では歩行に介助を要する者も多く，この群の身体活動促進の目的は機能回復や ADL の維持である．この群は回復期病棟での継続的なリハビリテーションを受けている割合が高いと考えられる．回復期病棟入棟中の脳卒中患者においては軽強度活動の増加が翌月の歩行能力の向上に関連しており，特にリハビリテーション時間以外の軽強度活動が重要である[11]．また，歩行困難者においては日中の車椅子の駆動距離が長いほど FIM の改善が良好である[12]．目標となる基準値は定かではないが，日本の回復期病棟の脳卒中患者では日中（8〜17 時）の座位行

LECTURE 12

表 1　身体活動量の評価

活動強度	活動頻度	活動時間	質問紙
エネルギー消費量 （kcal, METs）	歩数 （歩/日）	不活動時間 （%，分/日）	Physical Activity Scale for the Elderly（PASE）
peak activity index （歩/分）	活動/歩行の Bouts 数 （bouts/日）	立位時間 （%，日/分）	
Activity counts		歩行時間 （%，分/日）	

（Fini NA, et al.：Phys Ther 2017；97〈7〉：707-17[6]，吉田啓志ほか：理学療法ジャーナル 2021；55〈11〉：1275-9[7]）をもとに作成）

動は72.7％，軽強度活動は25.2％，中高強度活動は2.1％であり[13]，1日の歩数の基準値はFAC 2（**講義・表4参照**）が1,970歩，FAC 3が2,646歩，FAC 4が4,518.5歩，FAC 5が6,763.5歩と報告されている[14]．

　このような値を目標にセルフモニタリングなどを活用しながら身体活動を促す方策が必要である．身体活動には立ち座り動作の自立度といった身体機能の関連[15]だけではなく，栄養障害や疲労の関連が示唆されているため[13,16]，多職種による包括的なかかわりが求められる[17]．

3）重症例

　重症例においては寝たきり〜車椅子の状態であり，この群における身体活動促進の目的は合併症や機能低下の予防であるが，それらを検討した報告は見当たらないのが現状である．不必要な臥床に伴い合併症や機能低下が生じる可能性があるため，座位で過ごす時間の確保や監視下による定期的な立ち座りなどの運動は効果的であるかもしれない．この群における身体活動の役割については検証の余地がある．

　エビデンスが不十分な部分もあるが，身体活動促進により，上記に示したようなメリットがある．退院後の継続的な身体活動促進を図るうえで患者教育が重要であり，身体活動に関する知識や方法，自己管理などを指導することが入院中から求められる．

■引用文献

1) Kramer SF, Hung SH, Brodtmann A：The Impact of Physical Activity Before and After Stroke on Stroke Risk and Recovery：a Narrative Review. Curr Neurol Neurosci Rep 2019；19：28.
2) 厚生労働省：健康づくりのための身体活動基準 2013.
   https://www.mhlw.go.jp/stf/houdou/2r9852000002xple-att/2r9852000002xppb.pdf
3) Bailey RR, Phad A, et al.：Prevalence of five lifestyle risk factors among U.S. adults with and without stroke. Disabil Health J 2019；12（2）：323-7.
4) Vanroy C, Vissers D, et al.：Physical activity in chronic home-living and sub-acute hospitalized stroke patients using objective and self-reported measures. Top Stroke Rehabil 2016；23（2）：98-105.
5) Åstrand A, Saxin C, et al.：Poststroke Physical Activity Levels No Higher in Rehabilitation than in the Acute Hospital. J Stroke Cerebrovasc Dis 2016；25（4）：938-45.
6) Fini NA, Holland AE, et al.：How Physically Active Are People Following Stroke? Systematic Review and Quantitative Synthesis. Phys Ther 2017；97（7）：707-17.
7) 吉田啓志，増田裕里ほか：自立歩行が可能な脳卒中患者における日本語版 Physical Activity Scale for the Elderly（PASE）を使用した身体活動量評価の妥当性および信頼性の検討．理学療法ジャーナル 2021；55（11）：1275-9.
8) Kono Y, Kawajiri H, et al.：Predictive impact of daily physical activity on new vascular events in patients with mild ischemic stroke. Int J Stroke 2015；10（2）：219-23.
9) Kanai M, Izawa K, et al.：Effect of accelerometer-based feedback on physical activity in hospitalized patients with ischemic stroke：a randomized controlled trial. Clin Rehabil 2018；32（8）：1047-56.
10) Ashizawa R, Honda H, et al.：Approaches to Promote Reduction in Sedentary Behavior in Patients With Minor Ischemic Stroke：A Randomized Controlled Trial. Arch Phys Med Rehabil 2022；103（2）：255-62.e4.
11) Shimizu N, Hashidate H, et al.：Daytime physical activity at admission is associated with improvement of gait independence 1 month later in people with subacute stroke：a longitudinal study. Top Stroke Rehabil 2020；27（1）：25-32.
12) Kimura Y, Nishino N, et al.：Relationship between physical activity levels during rehabilitation hospitalization and life-space mobility following discharge in stroke survivors：A multicenter prospective study. Top Stroke Rehabil 2021；28（7）：481-7.
13) Kubo H, Kanai M, et al.：Association of Malnutrition With Physical Activity Intensity in Patients With Subacute Stroke. Arch Phys Med Rehabil 2023；104（10）：1652-60.
14) Kubo H, Kanai M, et al.：Daily steps are associated with walking ability in hospitalized patients with sub-acute stroke. Sci Rep 2022；12（1）：12217.
15) Shimizu N, Hashidate H, et al.：Physical activity according to sit-to-stand, standing, and stand-to-sit abilities in subacute stroke with walking difficulty：a cross-sectional study. Physiother Theory Pract 2023；39（11）：2327-35.
16) Makihara A, Kanai M, et al.：The Association between fatigue and physical activity in patients hospitalized with subacute stroke. Top Stroke Rehabil 2024；31（5）：457-63.
17) Kanai M, Nozoe M, et al.：Effects of a multidisciplinary intervention to promote physical activity in patients with stroke undergoing rehabilitation：study protocol for the ActivePAS pilot randomised controlled trial. BMJ Open Sport Exerc Med 2022；8（4）：e001401.

中枢神経疾患（2）
慢性期

到達目標

- 慢性期における中枢神経疾患の病態を理解する．
- 慢性期における脳卒中の評価や理学療法について理解する．
- パーキンソン病の評価や理学療法について理解する．
- 慢性硬膜下血腫の評価や理学療法について理解する．

この講義を理解するために

　この講義では慢性期の中枢神経疾患について学びます．慢性期と聞くと，身体機能や ADL が改善することが難しいと思うかもしれません．しかし，適切な評価に基づき理学療法を実施することによって，改善を認めるケースがあります．高齢患者の場合，原因となる疾患以外にも複数の疾患を保有している場合がありますので，個々の疾患の基本的なリスク管理についてポイントを整理しておくとよいでしょう．

　この講義を学ぶにあたり，以下の項目を学習しておきましょう．

- □ 中枢神経疾患で生じる症状について学んでおく．
- □ 中枢神経疾患で生じる異常歩行について調べておく．
- □ 中枢神経疾患に対する有用な理学療法について調べておく．

講義を終えて確認すること

- □ 慢性期における中枢神経疾患の病態と症状が理解できた．
- □ 慢性期における脳卒中の評価や理学療法が理解できた．
- □ パーキンソン病の評価や理学療法が理解できた．
- □ 慢性硬膜下血腫の評価や理学療法が理解できた．
- □ 理学療法を実施する際の必要なリスク管理が理解できた．

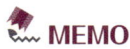

中枢神経疾患（central
nervous system disease）

---

1. 慢性期における中枢神経疾患の病態と症状

　中枢神経疾患とは，脳や脊髄などの中枢神経系に障害が生じる疾患の総称である．その代表である脳卒中は，主に運動麻痺，感覚障害，認知機能障害，高次脳機能障害などの症状を認めるが，高齢者が脳卒中を発症した場合は，症状が重症化しやすい．その理由は，加齢に伴いさまざまな機能変化や生理的予備能力の低下が生じていたり，発症前より何かしらの障害を抱えている可能性が高いためである．

　脳卒中発症後，損傷された神経細胞や軸索から分離された末梢部の軸索や髄鞘が変性するワーラー変性が生じる．これは，接続された構造の劣化を引き起こし，その結果，障害が広がる可能性がある．この神経変化は病態の進行とともにさらに複雑化する．神経炎症，アポトーシス（細胞死），およびシナプスの異常な接続により脳の可塑性が加わり，機能的な障害が生じやすい状態となる．ワーラー変性は一般的に頭部MRIで確認される．慢性期の脳卒中患者において錐体路にワーラー変性を認めた例では，神経学的な予後が不良である可能性があるため，臨床所見と合わせた予後の予測が重要となる．

2. 慢性期における代表的な中枢神経疾患

1）脳卒中

　血管の閉塞や破綻などによって急激な神経症状が発現する状態の総称である．脳血管の狭窄や閉塞などが原因で生じる虚血性脳卒中と，脳血管の破綻によって生じる出血性脳卒中に分けられる．虚血性脳卒中は，アテローム血栓性脳梗塞，心原性脳塞栓症，ラクナ梗塞，その他・原因不明に大別される．出血性脳卒中には，脳内出血とくも膜下出血がある．

　脳卒中後の病期とプロセスを**図 1**[1]に示す．脳卒中の発症により，運動麻痺や高次脳機能障害をはじめとしたさまざまな神経症状を招く．急性期では，症状の変動がみられることがあるが，発症 3〜6 か月の回復期（後期亜急性期）でのリハビリテーションを経て，症状が比較的安定していく．発症 6 か月以降の時期を慢性期（生活期または維持期）とよぶ．慢性期の脳卒中患者は主に自宅や施設などで生活しており，介護保険を利用した訪問リハビリテーションや通所リハビリテーションが提供される．機能や活動の回復が想定される場合は，医療保険で理学療法を実施する場合もある．

　慢性期脳卒中患者において，身体機能が改善するかどうかについては議論が分かれるが，集中的なリハビリテーションの実施により長期的な経過の中で改善を認める

MEMO
脳の可塑性
損傷した脳が回復する過程をさす．脳卒中後に残存した神経細胞は新しい経路を形成し，機能を再編成する．これはリハビリテーションにより促進され，機能回復に寄与する．脳卒中患者のQOLを改善するための重要な要素である．

QOL（quality of life；生活の質）

MRI（magnetic resonance
imaging；磁気共鳴画像）

脳卒中（stroke）
▶ Lecture 12 参照．

LECTURE
13

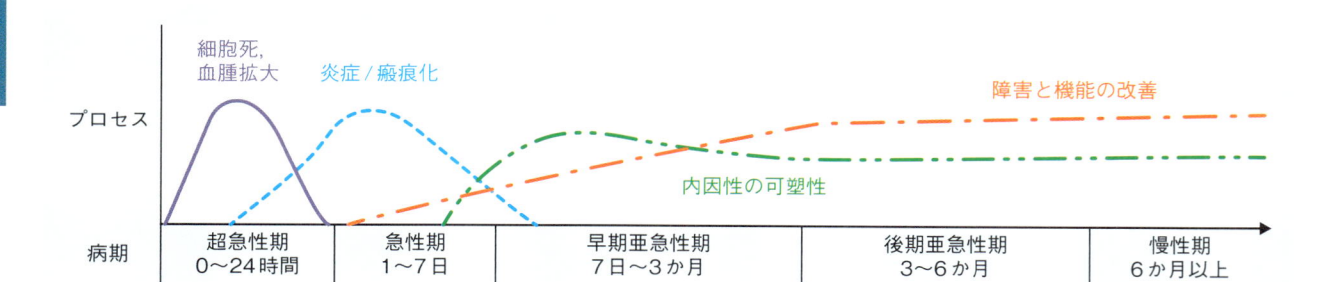

図 1　脳卒中後の病期とプロセス
（Bernhardt J, et al.：Int J Stroke 2017；12〈5〉：444-50[1] をもとに作成）

ケースもある．これらの機能改善の差は，脳卒中の重症度・発症部位・発症時の年齢・発症前の身体機能など，さまざまな要因によって生じる．一方，発症後の経過の中で脳卒中が再発していないにもかかわらず，徐々に身体機能が低下する患者も存在する[2]．そのため，慢性期においても脳卒中患者の身体機能をはじめとした症状は変動しうることを理解する必要がある．

2）パーキンソン病

緩徐進行性の神経変性疾患であり，中枢神経の変性疾患としてはアルツハイマー病に次いで頻度の高い疾患である．パーキンソン病の主な病態は，中脳黒質のドパミン産生が低下し，大脳基底核にある運動の制御が障害され，運動がスムーズに行えなくなることである．大脳基底核に障害を及ぼすことから，多系統の神経系に影響が及ぶ．また，パーキンソン病は特定疾病に指定されており，症状の進行によって介護が必要となった場合は65歳未満においても介護保険が適用される．

主な症状として，後述する運動症状や，認知機能障害，精神障害（抑うつ，アパシー，幻覚），自律神経障害（起立性低血圧，便秘，発汗障害），睡眠障害などの非運動症状があげられる．運動症状として，安静時振戦，筋強剛（筋固縮），無動・寡動，姿勢反射障害があげられ，これらはパーキンソン病の四大徴候といわれている（図2）．病初期には，片側の運動症状を認めることが多く，徐々に両側に症状が起こり，日常生活に支障が出るようになる．また，運動症状と関連して，パーキンソン病患者では，すくみ足，小刻み歩行，突進現象などの歩行障害を認めることが多い．認知機能障害として，記憶障害，遂行機能障害，視空間認知障害，注意障害などがある．

パーキンソン病の進行そのものを止める治療法は現在，開発されていない．主な治療法として薬物療法があるが，抗パーキンソン病薬の内服治療が長期に及ぶと，薬の持続時間が短くなること（ウェアリングオフ現象），症状の変動が急峻になること（オンオフ現象）などの弊害もある．

このように，パーキンソン病はさまざまな症状を呈し，加齢に伴う症状や不活動によって生じる筋力低下，関節可動域制限および運動症状やADLの障害に対しては理学療法が果たす役割が大きい．

3）慢性硬膜下血腫

軽微な頭部外傷により硬膜下に出血が起こり，被膜が形成される状態のことをさす（図3）．アルコール多飲者や高齢者で転倒などによって生じることが多い．出血により生じた血腫は徐々に増大するため，受傷後3週間以降で頭蓋内圧亢進症状，損傷側

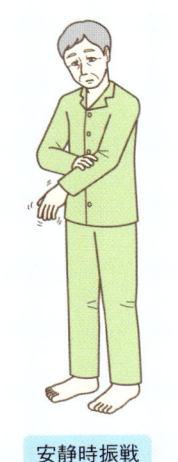
安静時振戦

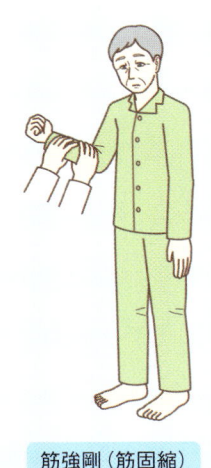
筋強剛（筋固縮）

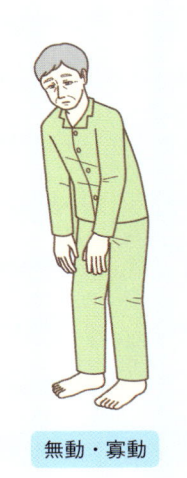
無動・寡動

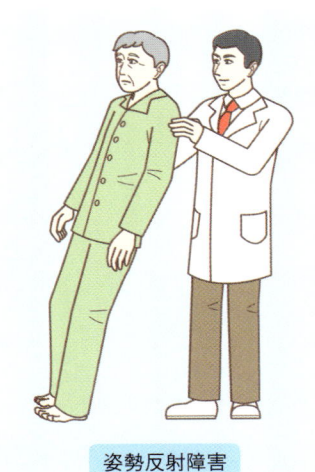
姿勢反射障害

図2　パーキンソン病の四大徴候

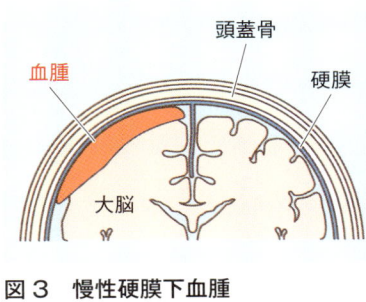
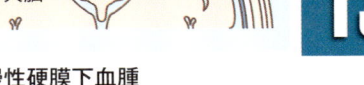

図3　慢性硬膜下血腫

LECTURE
13

CT（computed tomography；
コンピュータ断層撮影）

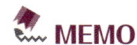 **覚えよう！**

硬膜下血腫は急性・慢性ともに三日月型の形状であることに対し、硬膜外血腫は凸レンズ型となる。

MEMO

NIHSS（National Institutes of Health Stroke Scale）
意識、最良の注視、視野、顔面麻痺、上下肢運動機能、運動失調、感覚、最良の言語、構音障害、消去現象の各項目を0点から2～4点で評価する。

MEMO

ヒューゲルメイヤーアセスメント（Fugle-Meyer Assessment：FMA）
上肢運動機能、下肢運動機能、バランス、感覚、関節可動域、関節痛の6項目で構成され、各項目を0～2点で評価する。

MEMO

SIAS（Stroke Impairment Assessment Set）
麻痺側運動機能、筋緊張、感覚、関節可動域、疼痛、体幹機能、視空間認知、言語機能、非麻痺側機能の各項目を0～3点あるいは5点で評価する。

ブルンストロームステージ（Brunnstrom recovery stage）

と対側の片麻痺、歩行障害、認知機能低下などの症状が生じる。頭部CTの特徴として、血腫の形状が三日月型の低～高吸収域を認める。

治療は、片麻痺などの神経症状がみられる場合は、穿頭ドレナージ術により血腫を除去し、ドレーンチューブを挿入して、術後にたまる出血などを外部へ排出する。神経症状は、血腫の増大により脳を圧迫することで生じることが多いため、穿頭ドレナージ術後には症状が改善する場合が多い。

3. 慢性期における中枢神経疾患の理学療法

1）脳卒中

（1）目的

身体機能の維持・向上を図ること、再発予防に対する指導を行うことがあげられる。脳卒中発症後の身体機能低下モデルを**図4**に示す。加齢に伴い、脳卒中発症前より少しずつ身体機能の低下が生じ、脳卒中を発症すると身体機能は大きく低下する。しかし、発症3～6か月の回復期を経て一定水準まで機能回復が得られることが期待される。その後の慢性期では、身体機能の低下が徐々に進行すると身体活動量の低下が契機となり、脳卒中の再発が起きる可能性がある。そのため、身体機能の低下を緩やかにすること、運動・身体活動の指導により再発予防を図ることが重要となる。加えて、日常生活の中での活動を高めたり、家庭や社会への参加を促したりするなど、自立支援を促進することも必要である。

（2）評価

本項では、理学療法に関連した脳卒中の総合的評価、運動機能評価、歩行能力およびADLの評価について解説する。

脳卒中患者に対する総合的評価の代表例として、NIHSS、ヒューゲルメイヤーアセスメント、SIASなどがある。これらの総合的な評価を定期的に行うことで、慢性期においても微細な症状の変化を把握することが可能になる。

運動機能評価の代表例として、手指を含む上肢と下肢をstage Ⅰ～Ⅵの6段階で評価するブルンストロームステージ（**表1**）[3] が普及している。また、総合的評価であるFMAやSIASの中には運動麻痺の評価が含まれており、これらが活用される場合も多い。FMAは、上肢・手関節・手指の評価で合計0～66点、下肢の評価で0～34点と、対象者の運動機能を詳細に評価することができる。

慢性期の脳卒中患者に対する歩行能力の代表的な評価として、10 m歩行速度、

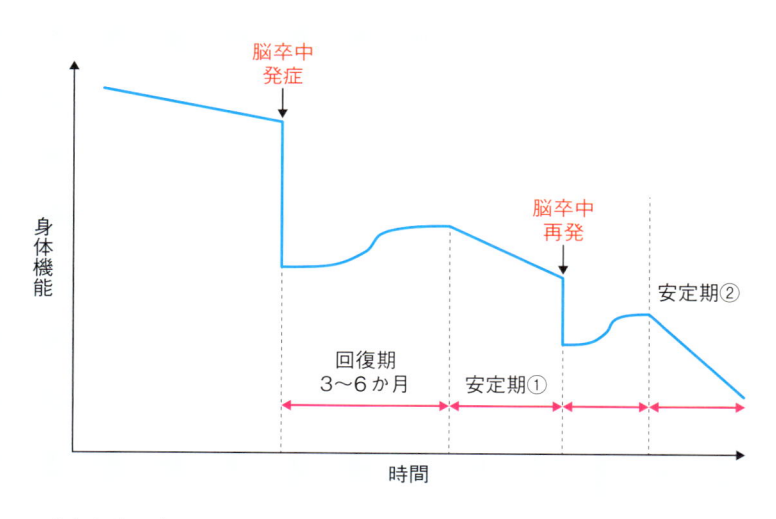

図4 脳卒中後の身体機能低下モデル

表 1 ブルンストロームステージ（Brunnstrom recovery stage）

上肢	stage Ⅰ	弛緩性麻痺
	stage Ⅱ	上肢のわずかな随意運動
	stage Ⅲ	座位で肩・肘の同時屈曲，同時伸展
	stage Ⅳ	腰の後方へ手をつける 肘を伸展させて上肢を前方水平へ挙上 肘 90°屈曲位での前腕回内・回外
	stage Ⅴ	肘を伸展させて上肢を横水平へ挙上 前方頭上へ挙上 肘伸展位での前腕回内・回外
	stage Ⅵ	各関節の分離運動
手指	stage Ⅰ	弛緩性麻痺
	stage Ⅱ	自動的手指屈曲わずかに可能
	stage Ⅲ	全指同時握り，鉤形握り（握りだけ） 伸展は反射だけで，随意的な手指伸展不能
	stage Ⅳ	横つまみが可能であり，母指の動きでそれを離すことも可能 少ない範囲での半随意的手指伸展
	stage Ⅴ	対向つまみ，筒握り，球握り 随意的な手指伸展（範囲は一定せず）
	stage Ⅵ	全種類の握り，全可動域の手指伸展 すべての指の分離運動
下肢	stage Ⅰ	弛緩性麻痺
	stage Ⅱ	下肢のわずかな随意運動
	stage Ⅲ	座位，立位で股・膝・足の同時屈曲
	stage Ⅳ	座位で足を床の後方へすべらせて，膝を 90°屈曲 踵を床から離さず随意的に足関節背屈
	stage Ⅴ	立位で股伸展位，またはそれに近い肢位，免荷した状態で膝の屈曲分離運動 立位，膝伸展位で，足を少し前に踏み出して足関節の背屈分離運動
	stage Ⅵ	立位で，骨盤の挙上による範囲を超えた股外転 座位で，内側・外側ハムストリングスの相反的活動と，結果として足内反と外反を伴う膝を中心とした下腿の内旋・外旋

（Brunnstrom S：Phys Ther 1966；46〈4〉：357-75[3]）

Timed Up and Go（TUG）test などがある．なお，10 m 歩行速度については自宅内や施設内での測定環境が確保できない場合は，5 m での測定に代用可能である．TUG test は，3 m の歩行路と椅子があれば在宅環境でも測定可能である立ち上がり・着座や歩行・回転などの動的なバランス能力評価として位置づけられ，歩行能力の評価としても利用できる．TUG test の転倒リスク予測のカットオフ値は 13.5 秒である[4]．

　ADL 評価の代表例としてバーセルインデックスや FIM がある．前者は「できる」ADL を評価するのに対して，後者は「している」ADL を評価するものである．近年では慢性期の脳卒中患者にかかわる手段的 ADL の評価として FAI が普及している．日常生活における応用的な活動や社会生活における活動の中から 15 項目が評価対象であり，評価値の合計点は 0（非活動的）～45（活動的）の範囲にある．また，FAI は高齢者のライフスタイルの評価としても使用することが可能である．

（3）理学療法プログラム

　「脳卒中治療ガイドライン 2021」の「生活期のリハビリテーション診療」における推奨項目を**表 2**[5]に示す．たとえ慢性期であっても豊富なプログラムを提供する必要があることが理解できる．以下に，具体的な理学療法として筋力強化運動と歩行練習について解説する．

a．筋力強化運動

　「理学療法ガイドライン」では，「脳卒中患者に対して呼吸機能やバランス能力，歩

バーセルインデックス
（Bathel Index：BI）

FIM
（Functional Independence Measure）
▶ Step up・図 2 参照．

FAI
（Frenchay Activities Index）
▶巻末資料・図 3 参照．

LECTURE
13

表2 生活期のリハビリテーション診療における推奨項目

1. 在宅で生活する生活期脳卒中患者に対して，歩行機能改善をするために，もしくは日常生活動作（ADL）を向上させるために，トレッドミル訓練，歩行訓練，下肢筋力増強訓練を行うことが勧められる（推奨度A　エビデンスレベル高）
2. 地域におけるグループ訓練やサーキットトレーニングを行うことが勧められる（推奨度A，エビデンスレベル高）
3. 復職を目指す場合，就労意欲，就労能力，職場環境を適切に評価した上で，産業医との連携のもとに職業リハビリテーションを行うことは妥当である（推奨度B，エビデンスレベル低）
4. インターネットなどを用いた遠隔リハビリテーション診療を導入することを考慮しても良い（推奨度C，エビデンスレベル低）
5. 自動車運転再開の希望がある場合，その可否を慎重に判断することが勧められる（推奨度A，エビデンスレベル中）

（日本脳卒中学会 脳卒中ガイドライン委員会編：脳卒中治療ガイドライン2021［改訂2023］．協和企画：2023. p.255[5]）

行能力向上のために，筋力強化運動の実施を条件付きで推奨する」[6]と示されている．筋力強化運動は，自動運動，抵抗運動，重錘や機器を用いることで負荷量を調整しながら実施する．高齢者では，負荷を個別に調整する必要があり，麻痺側を強化する場合は自動運動から徐々に漸増させることで筋力強化が期待できる．

b. 歩行練習

慢性期の脳卒中患者においても頻回な歩行練習を行うことにより，歩行パフォーマンスが改善する可能性がある．高齢者では，脳卒中発症前の歩行レベルや発症後の重症度に応じた歩行練習を提供する．歩行練習の目的は重症度により異なり，軽症例の場合は再発予防，中等～重症例の場合は歩行パフォーマンスの改善が主となる．

軽症例は少なくとも中強度の有酸素運動を週4回10分以上，または高強度の有酸素運動を週2回20分以上行うことが推奨される[7]．また，理学療法以外で身体活動の増加を図る場合には，歩数計や活動量計などで自己管理する指導も有用である．脳卒中の再発予防の目安となる身体活動量（歩数）について，1日6,025歩の歩行で再発リスクが低下することが報告されている[8]．高齢者では，脳卒中発症前から外出や社会参加の機会が減少するため，身体活動量が低下している可能性がある．また，慢性期にかけて徐々に身体機能が低下することに伴い，身体活動量が低下しやすい状態にあるため，この目標値の達成は難しいかもしれない．しかし，具体的な目標値の提示により，再発予防という目的意識をもつことにつながるため，理学療法以外での歩行機会を促すことが期待できる．

中等～重症例は，歩行周期のどこで異常が生じているかを分析したうえで，歩行周期の一部を切り取ったトレーニングを行うことが望ましい．例えば，立脚中期に反張膝を認める場合，前脛骨筋の機能不全のために踵接地や下腿の前方移動が起こらない可能性が考えられる．これを改善するためには，初期接地（着床初期）～荷重応答期に焦点を当てた練習を繰り返す必要がある．また，訪問リハビリテーションの場面では，患者の活動性の維持を図るために，自宅内の敷居や障害物を乗り越える応用的な歩行や，屋外の傾斜地や勾配のある路面，凹凸のある路面などでの歩行練習も実施する．

(4) リスク管理

a. 転倒対策

転倒による骨折によって要介護状態につながる可能性があるため，いかに転倒予防策を講じるかが課題となる．訪問リハビリテーションの際には，障害物を撤去するなどの環境整備を勧めるだけでなく，転倒リスクが高いことが想定される場所での動作の確認，指導を十分に行う（図5）．屋外で歩行練習を行う際には，不整地や段差など

での転倒リスクに備え理学療法士が近くで介助を行い，必要に応じて介護者に具体的な介助方法について指導する．また，屋外で万が一転倒した場合に備えて，スマートフォンを携帯するなど緊急時の対応体制を整えておくことも必要となる．

　転倒恐怖感が強い患者に対しては，過度な不安によって身体活動が制限される可能性もあるため，問診によってどのような動作・状況で恐怖感が強いかを聴取したうえで対策を行う．

b. 多疾患併存

　複数の主たる慢性疾患を有する状態のことをいう．高齢の脳卒中患者は発症の原因となる生活習慣病を保有しているだけでなく，その他の疾患も重複して保有するケースがある．脳卒中軽症例であっても重度の心不全や慢性呼吸器疾患を併発している場合は，有酸素運動を実施することが困難となる．また，高齢者の死亡率は，多疾患併存で上昇することが報告されている[9]．そのため，さまざまな併存疾患や既往歴を考慮したリスク管理を行う必要がある．

2）パーキンソン病

（1）目的

　パーキンソン病は症状が緩徐に進行するため，早期から理学療法を含むリハビリテーションを行うことにより，運動症状の改善が期待できる．一方，慢性期では運動症状が進行している患者が多いため，運動療法を中心とした理学療法により身体機能や活動性の維持を図る必要がある．また，症状が進行すると寝たきりになる患者も少なくないため，介護者の負担を減らすような社会的・心理的支援も求められる．

（2）評価

　パーキンソン病の重症度分類として，ホーン・ヤールの重症度分類が国際的に使用されている（**表3**）．この重症度分類は5段階の簡便な評価であり，微細な症状の変化をとらえることが難しいため，より詳細に分類した修正版ホーン・ヤール重症度分類も用いられている（**表4**）．また，パーキンソン病統一スケール（UPDRS）は，パーキンソン病患者の病態を把握するための評価尺度であり，認知・情動状態，ADL 能力，運動機能，薬剤の副作用の項目について評価する．国際的評価スケールとして信頼性が高く，全42項目，合計点は0〜251点で，治療効果判定に用いられる．UPDRS は合計点が高いほど重症度が高いことを示す．

　パーキンソン病の四大徴候（**図2**）の評価について解説する．パーキンソン病患者では，指先で丸薬を丸めるような安静時振戦が特徴的である．加えて，手の動作時や姿勢時振戦を認めるかも評価する．筋強剛は，多動的に上肢や体幹を動かした際の抵抗

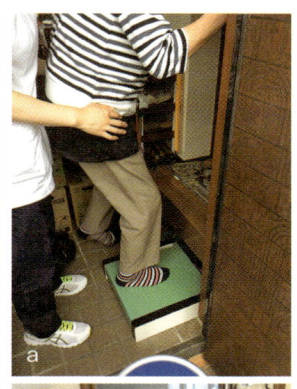
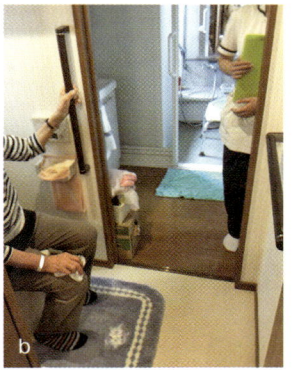

図5　転倒予防のための動作指導（a）と環境調整（b）

ホーン・ヤール（Hoehn-Yahr）の重症度分類

パーキンソン病統一スケール（Unified Parkinson's Disease Rating Scale：UPDRS）

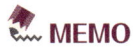　**MEMO**
姿勢時振戦
上肢挙上位で保持した状態で手の振戦が生じる．

表3　ホーン・ヤールの重症度分類

Stage I	症状は一側性で，機能障害はないか，あっても軽微である
Stage II	両側性の障害はあるが，姿勢保持の障害はない．日常生活，職業上では多少の障害はあるが行うことができる
Stage III	姿勢保持障害がみられる．活動はある程度制限されるが，職業によっては仕事が可能である．機能の障害は軽度ないし中等度であるが，一人での生活が可能である
Stage IV	重篤な機能の障害を呈し，自力のみによる生活は困難となるが，支えられずに立つこと，歩くことはまだどうにか可能である
Stage V	立つことも不可能で，介助なしではベッドまたは車椅子での生活を強いられる

表4　修正版ホーン・ヤール重症度分類

stage	判定基準
1.0	一側性の症状のみ
1.5	一側性および体軸（頸部・体幹など）の症状
2.0	両側性の症状があるが，バランス障害なし
2.5	軽度両側性の機能障害があり，pull test で立ち直り可能な軽度のバランス障害
3.0	軽度〜中等度の両側性の機能障害と姿勢不安定性があるが，身体的に自立
4.0	重度の能力障害があるが，歩行や立位ではなんとか介助なしで可能
5.0	介助なしでは車椅子生活または寝たきり

LECTURE 13

感により評価する．パーキンソン病患者の場合は，鉛管様または歯車様の抵抗感を認めることが多い．無動・寡動は，前腕の回内外，指や足部のタッピングを行った際の速度や動きの大きさにより評価する．また，頸部が前方に突き出し体幹前屈が強い姿勢を呈す．立位アライメントを評価するとともに，後方への外乱（肩や腕を引く）を加えた際に後方へ足をステップできるかなどを評価する．姿勢反射障害が強い場合は，後方突進を認めバランスを崩しやすくなる．

パーキンソン病患者の異常歩行として，すくみ足，小刻み歩行，突進現象があげられ，歩行中の不安定性につながり転倒が生じやすい．これらがどのような場面でみられるかを評価することも重要である．すくみ足は方向転換時や歩行開始時，また目標物への接近時や狭い場所の通過時などの状況下で生じやすい．これらの歩行観察と合わせて，脳卒中患者と同様に 10 m 歩行速度，TUG test などの客観的評価を行うことが望ましい．TUG test は，歩行開始時や方向転換などですくみ足を誘発しやすい状況を含むため，パーキンソン病患者に対してすくみ足を反映する評価として使用されることがある．

(3) 理学療法プログラム

パーキンソン病患者は慢性期であっても，短期集中入院リハビリテーションが提供される場合がある．また，外来・訪問・通所リハビリテーションなど，患者の社会的背景や環境に応じた理学療法が実施される．加えて，在宅で生活するパーキンソン病患者に対しては，自主練習（ストレッチング，筋力増強運動など）の指導や，症状の自己管理能力を向上するための指導を行うことも必要である．ホーン・ヤールの重症度分類に合わせた目標と治療介入について**表5**[10]に示す．このように重症度や経過に応じた介入を行うことが望ましい．以下に，関節可動域運動と歩行練習の具体的な方法について説明する．

a. 関節可動域運動

パーキンソン病の進行とともに，首下がりや腰曲がり（後彎症）などの特徴的な姿勢や，股関節・膝関節屈曲などの変形や拘縮が生じやすい．ホーン・ヤールの重症度分類において Stage Ⅰ～Ⅱでは，パーキンソン病体操によるリラクセーション，四肢屈筋群のストレッチ，頸部・体幹の伸展・回旋運動などを指導する．Stage Ⅲに入る

表5 ホーン・ヤールの重症度分類に合わせた目標と治療介入

Stege 1～2.5	Stage 2～4	Stage 5
治療目標	追加治療目標	追加治療目標
●活動性の低下予防 ●動作や転倒への不安予防 ●身体機能の維持・向上	●転倒予防 ●以下の領域の制限の減少 ⇒移乗 ⇒姿勢 ⇒リーチと把持 ⇒バランス ⇒歩行	●生命機能維持 ●褥瘡予防 ●関節拘縮予防
介入	追加介入	追加介入
●活動的なライフスタイルの奨励 ●身体機能の向上と活動性の低下を予防するための情報提供 ●バランス，筋力，関節可動域，心肺機能を改善するための積極的な練習 ●配偶者，介助者への指導	●自宅での動作を含んだ機能課題運動 ●一般的な戦略 ●パーキンソン病特有の戦略 ⇒認知運動戦略 ⇒キューを取り入れた戦略 ●多重課題を避けるように指導	●ベッド，車椅子での姿勢調整 ●介助下での動作練習 ●関節拘縮と褥瘡予防のための情報提供

(Keus SH, et al.：Mov Disord 2007：22〈4〉：451-60[10] をもとに作成)

📖 **調べてみよう**

パーキンソン病患者でみられる頸部前屈が強い姿勢と，体幹前屈が強い姿勢はそれぞれどのようによばれるか．姿勢の名称について調べてみよう．

LECTURE
13

と腹臥位での体幹・股関節の持続伸展や他動運動を行う．より重症化した場合は，大関節の最低限の可動域の維持に努め，介護者にも関節可動域運動の方法について指導する．

b. 歩行練習

聴覚刺激，視覚刺激などのキュー（手がかり）が有用である．歩行練習時にメトロノームや歩行と合わせた「1，2，1，2」などの声かけによりリズムを与える聴覚刺激は，歩行のタイミングを維持することや方向転換の円滑さを保つ効果を与える．床面にある線や模様をまたぐことを意識させる視覚刺激は，歩幅を保つ効果が期待される．

(4) リスク管理

a. 日内変動

慢性期におけるウェアリングオフ現象やオンオフ現象によって症状の変動が強い場合は，日内変動を想定した動作指導を行う．理学療法士は可能であれば実際にオフ状態の際に動作指導を行うこと，またはオン状態であってもオフ状態の症状を想定して動作指導，転倒予防策の検討を行う必要がある．

b. 転倒対策

在宅での転倒予防対策としては，すくみ足を誘発しないように環境調整をすることが重要である．すくみ足が出現しやすい方向転換を要する箇所に，またげるような横線をテープなどで印をつけることなどが有用である．また，転倒を繰り返すような患者に対しては，転倒しても骨折を防ぐためにヒッププロテクターの着用を促すことも考慮する．

パーキンソン病の自律神経症状の代表である起立性低血圧によっても転倒が生じる．起立性低血圧は服薬の調整によって改善を認めることがあるが，理学療法士は，長時間連続して座位であった場合はゆっくり立つこと，座位で過ごす際には下肢を挙上して過ごすことなどを指導したり，弾性ストッキングの着用を促したりすることも有用である．

3) 慢性硬膜下血腫

(1) 目的

理学療法は，主に病院内で実施されることが多い．そのため，不活動による廃用症候群を防ぐこと，術前術後の神経症状を適切に評価すること，そして転倒を繰り返さないように身体機能を向上させることが目的になる．

(2) 評価

頭蓋内圧亢進症状が強い場合は，JCS や GCS により意識レベルを評価する．GCS は国際的に使用されている意識障害の評価であり，E（開眼機能），V（最良言語反応），M（最良運動反応）の3要素に分けて評価する．E は1～4点，V は1～5点，M は1～6点で評価し，合計点は3～15点である．慢性硬膜下血腫を含む頭部外傷患者では，GCS の合計点が14～15点を軽症，9～13点を中等症，8点以下を重症と判断する．

片麻痺などの神経症状や歩行障害を認める場合は，基本的には脳卒中に準じた評価を行う．特に，高齢患者の場合は再転倒を防ぐ必要があるため，バランス評価が重要となる．TUG test 以外にも，機能的上肢到達検査（FRT）は，特殊機器を必要としない簡便な評価として有用である．FRT は両足を肩幅程度に開いて立ち，一側上肢を90°挙上させ，そこからできるだけ遠方に伸ばした距離を測定する．脳卒中患者の歩行について，院内自立のカットオフ値が 25 cm であることが報告されている[11]．

> **調べてみよう**
> 起立性低血圧は起立後3分以内に血圧が低下した場合に診断される．この診断基準となる収縮期血圧と拡張期血圧の値を調べてみよう．

JCS（Japan Coma Scale）

GCS（Glasgow Coma Scale）

LECTURE 13

機能的上肢到達検査(functional reach test；FRT；ファンクショナルリーチテスト)

（3）理学療法プログラム

　再転倒の予防のために，本項ではバランス練習について解説する．バランスとは姿勢の安定性のことで，慢性硬膜下血腫では運動麻痺，筋力低下，感覚障害，関節可動域制限，認知機能障害などの影響で，この安定性が障害される．このようにバランスは，複合的な要因によって規定されるため，バランス練習だけでなく，筋力強化運動やストレッチングなどを合わせて実施することで相乗効果が期待できる．

バランス練習

　比較的難易度が低いものには，立位で姿勢保持を促す練習がある．高齢者の場合，筋力低下や関節可動域制限の影響によって，立位でワイドベースの姿勢制御となりやすい．そのため，バランス練習のなかで少しずつ支持基底面を狭めることから始め，閉脚での保持を促すことで難易度を調整できる．また，片脚立位，タンデム立位など，より支持基底面を狭めた状態での保持を促す練習も有用である．

　重心移動を促す練習としては，前後左右への体重移動，体幹の回旋，ステップ練習などがある．また，歩行練習でも速度のペースを変化させる，障害物をまたぐ，8の字に歩く，などを取り入れることによってバランス能力を高めることができる．

（4）リスク管理

　穿頭ドレナージ術の直後から理学療法を実施する際は，硬膜下にドレーンが留置されている場合がある．通常ドレーン留置中は設定圧が決められているため，体動に伴い頭位が変わると，排液が過剰になり脳出血を起こす可能性がある．そのため，ドレーン留置下でも離床が許可されている場合は，医師や看護師にドレーンのクランプを依頼する．また，意識障害が強い患者がドレーンを自己抜去しないように注意深く見守りながら理学療法を実施する必要がある．

■引用文献

1) Bernhardt J, Hayward KS, et al.：Agreed definitions and a shared vision for new standards in stroke recovery research：The Stroke Recovery and Rehabilitation Roundtable taskforce. Int J Stroke 2017；12（5）：444-50.
2) Hobeanu C, Lavallée PC, et al.：Risk of subsequent disabling or fatal stroke in patients with transient ischaemic attack or minor ischaemic stroke：an international, prospective cohort study. Lancet Neurol 2022；21（10）：889-98.
3) Brunnstrom S：Motor testing procedures in hemiplegia：based on sequential recovery stages. Phys Ther 1966；46（4）：357-75.
4) Shumway-Cook A, Brauer S, Woollacott M：Predicting the probability for falls in community-dwelling older adults using the Timed Up & Go Test. Phys Ther 2000；80（9）：896-903.
5) 日本脳卒中学会 脳卒中ガイドライン委員会編：脳卒中治療ガイドライン 2021［改訂 2023］．協和企画；2023．p.255.
6) 日本理学療法学会連合理学療法標準化検討委員会ガイドライン部会編：理学療法ガイドライン，第2版．第1章 脳卒中理学療法．医学書院；2021．p.41.
   https://cms.jspt.or.jp/upload/jspt/obj/files/guideline/2nd%20edition/p001-106_01.pdf
7) Kleindorfer DO, Towfighi A, et al.：2021 Guideline for the Prevention of Stroke in Patients With Stroke and Transient Ischemic Attack：A Guideline From the American Heart Association/American Stroke Association. Stroke 2021；52（7）：e364-467.
8) Kono Y, Kawajiri H, et al.：Predictive impact of daily physical activity on new vascular events in patients with mild ischemic stroke. Int J Stroke 2015；10（2）：219-23.
9) Kato D, Kawachi I, et al.：Complex multimorbidity and mortality in Japan：a prospective propensity-matched cohort study. BMJ Open 2021；11（8）：e046749.
10) Keus SH, Bloem BR, et al.：Evidence-based analysis of physical therapy in Parkinson's disease with recommendations for practice and research. Mov Disord 2007；22（4）：451-60.
11) 須藤真史，藤田由香ほか：脳卒中片麻痺に対する理学療法効果と判定—理学療法効果判定の指標としての FRT，TUGT の可能性．理学療法ジャーナル 2021；35（12）：879-84.

LECTURE 13

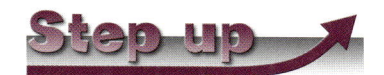

症例紹介：自宅での転倒が続き，内服調整と短期集中リハビリテーションのため入院となった，姿勢反射障害のみられる症例

1）基本情報

● 年齢：70歳代後半

● 性別：男性

● body mass index（BMI）：$20.5\,\mathrm{kg/m^2}$

● 診断名：パーキンソン病

● 現病歴：5年前に片側の運動症状で発症し，内服治療を開始した．2年前から徐々に両側に運動症状を認めた．数か月前から姿勢反射障害を認めるようになり，自宅での転倒が続き，内服調整と短期集中リハビリテーションのため入院となった．

● 合併：特記事項なし

● HOPE：「転ばないように歩き回りたい」

2）理学療法評価（検査所見を含む）

入院時のホーン・ヤールの重症度分類は Stage Ⅲ であった．リハビリテーション処方をした脳神経内科医からは，3週間の入院期間中に，運動機能の向上および自宅内での転倒予防対策の2点について依頼された．初回の理学療法時の評価は**表1**のとおりである．

基本動作は自立しているが，動作が緩徐であり時間を要することが多かった．また，歩行開始時や方向転換時のすくみ足が顕著であり，歩幅は狭く小刻み歩行が出現していた．そのため，入院後の歩行には監視が必要な状態であった（FIM〈**表2**〉[1]：歩行項目5点）．

問診により，入院前の転倒については，主にオフ期に生じていることがわかった．また，転倒しやすい場所としては，ベッド周囲やトイレの前の廊下などであった．これらのことから，理学療法では運動機能のうち，特にバランスや歩行能力の向上を目的に介入を行い，自宅内での環境を想定した転倒予防対策を検討した．

表1　初回の理学療法評価

● 関節可動域（右/左）：股関節屈曲（110°/110°），
　　　　　　　　　　　　膝関節屈曲（110°/110°）
　　　　　　　　　　　　※その他は顕著な制限なし
● 片脚立位保持時間：右5秒，左3秒
● ファンクショナルリーチ：20cm
● 10m歩行速度：0.7m/秒
● Timed Up and Go（TUG）test：16.5秒
● FIM（Functional Independence Measure）（運動項目/認知項目）：
　80点/28点

表2　機能的自立度評価法（FIM）の評価項目

運動項目	セルフケア	食事
		整容
		清拭（入浴）
		更衣（上半身）
		更衣（下半身）
		トイレ動作
	排泄コントロール	排尿コントロール
		排便コントロール
	移乗	ベッド・椅子・車椅子
		トイレ
		浴槽・シャワー
	移動	歩行・車椅子
		階段
認知項目	コミュニケーション	理解
		表出
	社会的認知	社会的交流
		問題解決
		記憶

（千野直一ほか編：脳卒中の機能評価—SIASとFIM．基礎編．金原出版；2012. p.83[1]）

LECTURE 13

3) 理学療法プログラム

1日60分間の理学療法を週5回，3週間にわたって実施した．具体的な内容としては，ウォーミングアップ，体幹や四肢のストレッチ，筋力強化運動，バランス練習，歩行練習（平地歩行，応用歩行，トレッドミル歩行）などを行った．

股関節や膝関節の関節可動域制限が生じているため，全身の柔軟性や可動域の維持を図ると同時に，自主練習の指導を行った．筋力強化運動は，理学療法士による徒手抵抗または重錘負荷にて漸増負荷で行った．具体的には，足踏みでの筋力強化運動を行う際には視覚的なキューを提示し，可動域全般にわたる筋力の発揮を促した．バランス練習は，立位での外乱刺激のほか，外乱に対するステップ反応を促した．パーキンソン病患者は，姿勢保持障害により側方への外乱に対して足が交差した際に転倒する可能性がある．そのため，理学療法士の介助のもと，足が交差した肢位から通常の立位姿勢に戻る練習も反復した．

すくみ足を原因とした転倒も繰り返していたため，歩行の際には，①歩行開始時に歩き始める足を事前に決めておく，②方向転換の際には弧を描くように大きく回る，③目標物や目標地点よりも先を見て歩く，など具体的なすくみ足の対処方法の指導を反復した．また，トレッドミル歩行の実施は，パーキンソン病患者の歩行速度や歩幅の改善に寄与することが報告されている[2]．小刻み歩行も認めていたため，歩幅が低下しない範囲で歩行速度を調整しながらトレッドミル歩行練習を行った．

4) 退院前の理学療法評価

退院前の理学療法評価を表3に示す．

歩行時のすくみ足や小刻み歩行の頻度が減少したことから，歩行速度の向上が得られた．また，バランスに関連した評価項目のいずれも改善を認めた．これらのことから，ADLの改善につながり病棟内歩行は自立した（FIM：歩行項目7点）．

表3 退院前の理学療法評価

- 関節可動域（右/左）：股関節屈曲（115°/110°），膝関節屈曲（115°/120°），その他は顕著な制限なし
- 片脚立位保持時間：右10秒，左8秒
- ファンクショナルリーチ：28 cm
- 10 m歩行速度：1.2 m/秒
- Timed Up and Go（TUG）test：13.0秒
- FIM（Functional Independence Measure）（運動項目/認知項目）：95点/29点

5) 退院時指導と環境調整

退院時指導として，理学療法中に実施していた体幹や四肢のストレッチや，筋力強化運動を自主練習として継続するように指導した．入院前に転倒を繰り返していたベッド周囲やトイレ前の廊下には，方向転換を要する箇所にテープで印をつけることで，すくみ足が出現しないような環境設定を行った．また，ベッド周囲に障害物がないように調整し，万が一転倒した際に負傷箇所が増えないように配慮した．入院中にはオフ期においても転倒が起きなかったことから，ヒッププロテクターの装着は見送った．

3か月後に脳神経内科を受診し，自宅退院後は転倒していないとのことだった．

6) まとめ

内服治療と合わせた集中的なリハビリテーションの実施により，身体機能およびADLが改善することが示唆された．また，退院時に自宅の環境調整を行うことで，転倒予防に寄与することができたと考えられる．

■引用文献

1）千野直一，椿原彰夫ほか編：脳卒中の機能評価-SIASとFIM．基礎編．金原出版；2012．p.83.
2）Mehrholz J, Kugler J, et al.：Treadmill training for patients with Parkinson's disease. Cochrane Database Syst Rev 2015：(8)：CD007830.

悪性腫瘍（1）
急性期〜回復期

到達目標

- 加齢とがんとの関係について理解する.
- 高齢がん患者の特徴とがん治療を行ううえでの問題点を理解する.
- 急性期〜回復期におけるがんのリハビリテーションの役割について理解する.

この講義を理解するために

　がん診療の目的は，単に生存率の改善だけでなく，患者の QOL を維持・向上させることが重要視されるようになりました．特に，高齢者や進行がんの患者ほどその意義は大きく，がん医療におけるリハビリテーションへの関心・需要は大きく高まっています．高齢がん患者にリハビリテーションを実施するにあたっては，がんの病態生理や治療に関する基本的な知識が必要となるだけでなく，高齢者の特性についても理解が必要です．近年，高齢がん診療では，腫瘍学と老年医学双方の知識が必要とされ，老年腫瘍学という新しい学際領域も生まれています．

　この講義では，老年腫瘍学の視点から高齢者における悪性腫瘍の特徴と，がんリハビリテーションの評価・介入のポイントについて学習します.

　この講義を学ぶにあたり，以下の項目を学習しておきましょう.

　　□ 高齢がん患者の疫学を調べておく.
　　□ がん診療の流れを調べておく.
　　□ 高齢者機能評価について調べておく.

講義を終えて確認すること

　　□ 高齢がん患者の増加とリハビリテーションの需要について理解できた.
　　□ 高齢がん患者の特徴とがん治療を行ううえでの問題点を理解できた.
　　□ 高齢がん患者の評価について理解できた.
　　□ 高齢がん患者のリハビリテーションのポイントについて理解できた.

LECTURE
14

MEMO

悪性腫瘍（malignant tumor），がん（cancer）
体を構成する細胞に由来し，進行性に増えたものを「腫瘍」とよぶ．このうち，異常な細胞が周りに広がったり，別の臓器へ移ったりして，臓器や生命に重大な影響を与えるものを「悪性腫瘍」とよぶ．体や臓器の表面などを構成する細胞（上皮細胞）からできる「癌」と，骨や筋肉などを構成する細胞からできる「肉腫」，白血球やリンパ球などの血管や骨髄などの中にある細胞からできる「造血器腫瘍」に分類される．一般的に，「がん」は悪性腫瘍全体をさす．

MEMO

5年相対生存率
がんの治療成績を示す指標の一つであり，がんと診断された人のうち5年後に生存している人の割合が，日本人全体で5年後に生存している人の割合に比べてどのくらい低いかを表す．100%に近いほど治療で生命を救えるがん，0%に近いほど治療で生命を救いがたいがんであることを意味する．

MEMO

がんサバイバー
がんと診断されて生存している人をさす．がん治療を終えた人だけでなく，がんと診断されたばかりの人や治療中の人も含む，すべてのがん体験者を意味する．

QOL（quality of life；生活の質）

ADL（activities of daily living；日常生活活動）

IADL（instrumental activities of daily living；手段的日常生活活動）

LECTURE 14

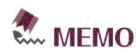
MEMO

AYA世代
adolescent and young adult（思春期・若年成人）のことであり，主に15〜39歳までをさす．

1．悪性腫瘍（がん）の疫学

　高齢化を背景に，日本のがんの罹患数と死亡数は年々増加しており，それらに占める高齢化率も上昇している（**図1**）[1-3]．「最新がん統計」では，2020年に新たに診断されたがんは94万5,055例であり，2023年にがんで死亡した人は38万2,504例である．そのうち65歳以上の高齢者が占める割合は，それぞれ75.8%と88.4%である．現在は，一生のうち2人に1人ががんと診断され，男性の4人に1人，女性の6人に1人ががんで死亡する時代であり，日本社会の高齢化とがんは密接な関係にある．

　がんの生存率は多くの部位で上昇傾向にあり，最新の5年相対生存率は，2009〜2011年にがんと診断された人では64.1%（男性62.0%，女性66.9%）である[4]．医療技術の進歩により，長期生存が可能になった一方で，がんサバイバーは診療の悩み，症状などの身体の苦痛，不安などの心の苦悩，周囲との関係や就労・医療費などの暮らしの負担といったさまざまな問題に長期間にわたって直面するようになった．そのため，がんを治療して何年生きるかだけでなく，どのように生きるかといったQOLがより重要になった．

　がんサバイバーの身体の苦痛に関する悩みや負担（**表1**）[5]の中で，上位に位置する末梢神経障害，治療後の体力低下・体力回復，リンパ浮腫による症状に対しては，運動療法の有効性が報告されている．2016年に成立した改正がん対策基本法では，「がん患者の療養生活の質の維持向上に関して，がん患者の状況に応じた良質なリハビリテーションの提供が確保されるようにすること」が明記されており，がんサバイバーの生活を支える支持療法として，リハビリテーションの需要が増している．がんの罹患歴のある高齢者では，罹患歴のない高齢者に比べて，ADLやIADLの障害，転倒などの老年症候群やフレイルといった脆弱性を多く有することが報告されており（**図2**）[6]，高齢のがん患者では，リハビリテーションがより大きな役割を担う．

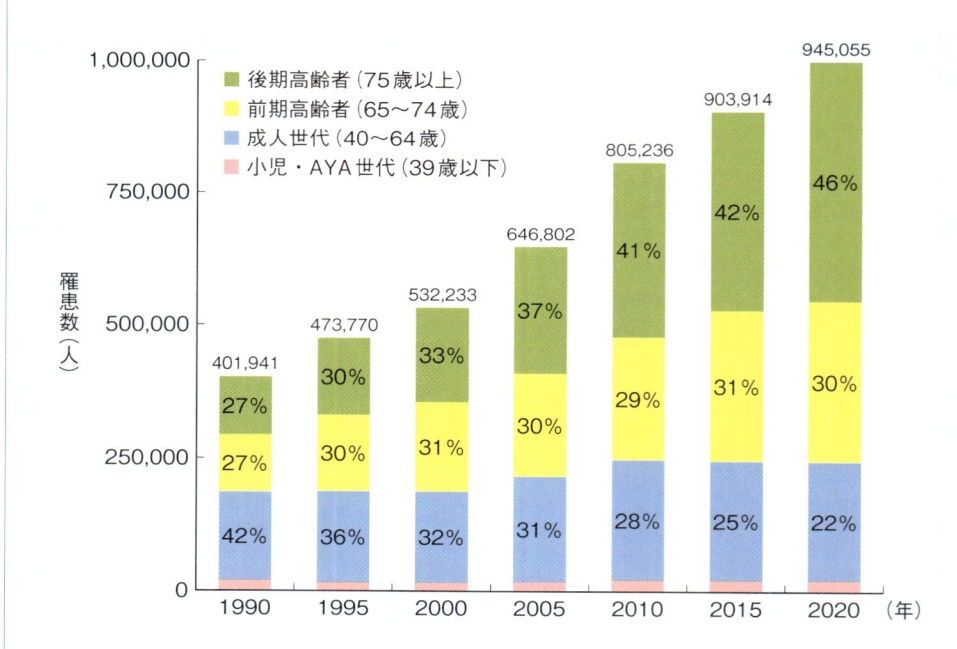

図1　全がん罹患者数と年齢階級別がん罹患割合の年次推移
（国立がん研究センターがん情報サービス：がん統計〈全国がん登録〉[1]，〈全国がん罹患モニタリング集計（MCIJ）〉[2]をもとに作成）

表1　がんサバイバーの症状・副作用・後遺症の悩みや負担

順位	
1	抗がん剤による副作用
2	抗がん剤による脱毛
3	抗がん剤による末梢神経障害（しびれ，違和感など）
4	治療後の体力低下・体力回復
5	リンパ浮腫による症状
6	持続する術後後遺症
7	抗がん剤による副作用の持続
8	抗がん剤による食欲不振や味覚変化
9	持続する傷跡とその周辺の痛み，しびれ，つっぱり感など
10	今後の健康管理

（「がんの社会学」に関する研究グループ：2013 がん体験者の悩みや負担等に関する実態調査報告書—がんと向き合った 4,054 人の声[5] をもとに作成）

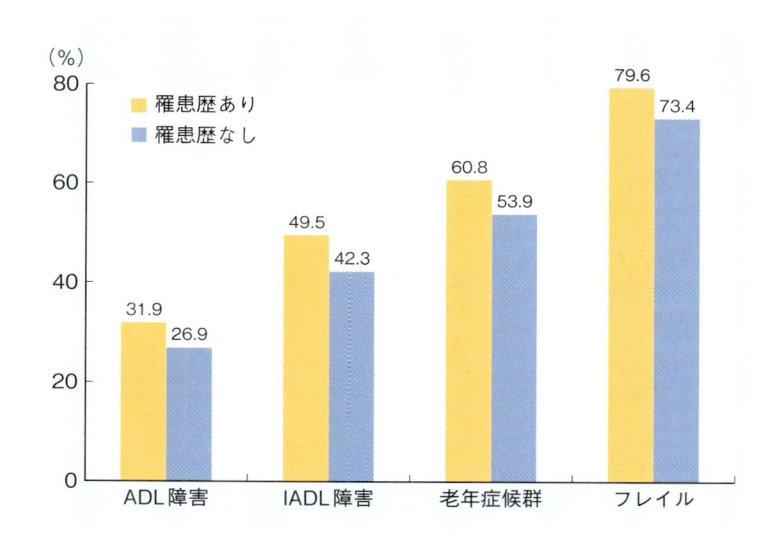

図2　高齢者のがん罹患と脆弱性
（Mohile SG, et al.：J Natl Cancer Inst 2009；101〈17〉：1206-15[6] をもとに作成）

2. 高齢期の悪性腫瘍の特徴

　高齢患者では，余命が短い，複数の併存疾患を有する，多剤併用，生理学的な機能低下，栄養状態の低下，認知機能障害，社会経済的制限などの問題を有しており，これらの個人差がきわめて大きいことが特徴である．この高齢者が有する脆弱性が，がん治療に大きな影響を及ぼす．

　一般的ながん診療の流れを**図3**に示す．はじめに問診や診察，CT や MRI などの画像検査，腫瘍マーカー，病理検査などに基づいてがんの診断が行われる．次に，TNM 分類によるステージの分類が行われ，治療可能な状態にあるか各臓器機能を含めた全身状態の評価を行い，治療可能と判断された場合は，各がん種の診療ガイドラインに沿った標準治療が行われる．がんの診療現場では，古くから全身状態の評価に Performance Status（PS）（**表2**）[7,8] が使用されている．PS は，0〜4の5段階で表され，数字が高いほど全身状態が不良であることを示す．評価の簡便性から日本でも広く用いられており，一般的に PS 0〜2 が積極的ながん治療の適応と判断される．一方，治療適応ありと判断された高齢がん患者のなかにも，ADL や IADL に介助を必要とする者や栄養状態が不良の者が多く存在し，PS による評価では高齢がん患者の潜在的な脆弱性を十分に評価できていない可能性が示唆される（**図4**）[9]．脆弱性を有する高齢がん患者では，化学療法の有害事象や手術後の合併症が増加するだけでなく，生存率が低下することも報告されている．そのため高齢がん患者では，従来の PS による評価だけでなく，多面的な機能評価が必要である．

　高齢がん患者で推奨される診療の流れを**図5**[10] に示す．最初に予後予測を行い，次

CT（computed tomography；コンピュータ断層撮影）

MRI（magnetic resonance imaging；磁気共鳴画像）

📕 MEMO
腫瘍マーカー
がんの種類によって特徴的につくられる蛋白質などの物質のことであり，がん細胞やがん細胞に反応した細胞によってつくられる．がんの診断の補助や，診断後の経過や治療効果をみることを目的に使用される．

📕 MEMO
TNM 分類
がんの進行度を評価する方法であり，T は原発巣の大きさや浸潤の程度，N はリンパ節転移の有無と広がり，M は原発から離れた臓器への遠隔転移の有無を表す．T, N, M の組み合わせで病期（ステージ）が分類される．

📕 MEMO
標準治療
科学的根拠に基づいた観点で，現在利用できる「最良の治療」であることが示され，多くの患者に行われることが推奨される治療のことをいう．標準治療は，臨床試験によって安全性と有効性が確認され，最良であると合意が得られた治療法であるが，多くの臨床試験では高齢者が除外されており，高齢者における安全性と有効性は不透明である．

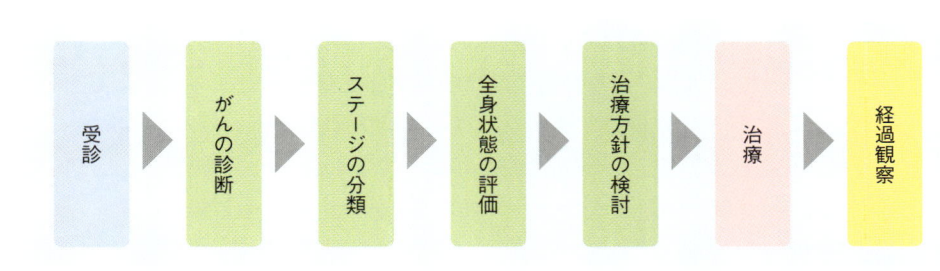

図3　がん診療の流れ

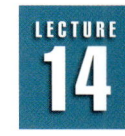

LECTURE
14

表2 ECOG の Performance Status（PS）の日本語訳

Score	定義
0	全く問題なく活動できる 発病前と同じ日常生活が制限なく行える
1	肉体的にも激しい活動は制限されるが，歩行可能で，軽作業や座っての作業は行うことができる 例：軽い家事，事務作業
2	歩行可能で自分の身の回りのことはすべて可能だが作業はできない 日中の 50% 以上はベッド外で過ごす
3	限られた自分の身の回りのことしかできない．日中の 50% 以上をベッドか椅子で過ごす
4	全く動けない 自分の身の回りのことは全くできない 完全にベッドか椅子で過ごす

（National Cancer Institute：Common Toxicity Criteria, Version 2.0 Publish Date April 30, 1999[7]．JCOG：ECOG の Performance Status（PS）の日本語訳[8]）

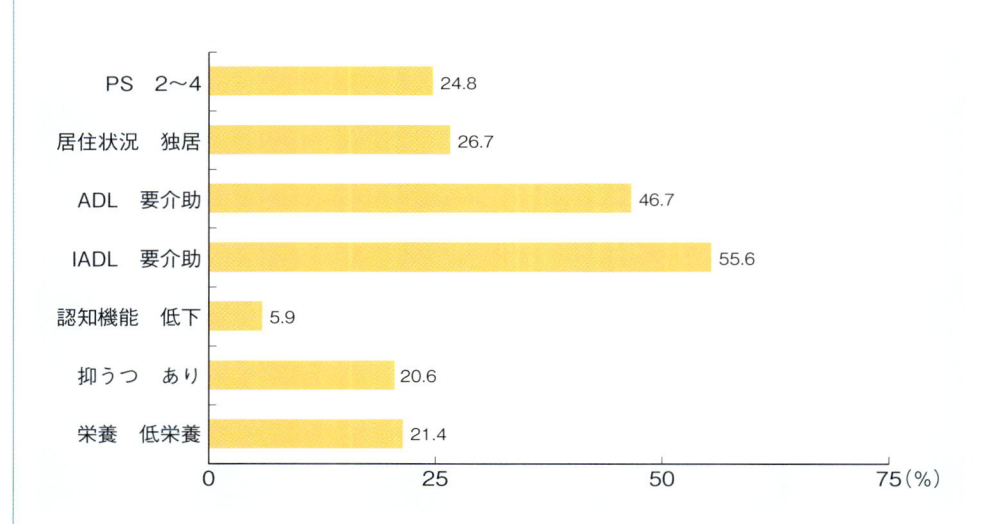

図4 高齢がん患者の治療開始時の脆弱性
（Kenis C, et al.：J Geriatr Oncol 2017；8〈3〉：196-205[9]をもとに作成）

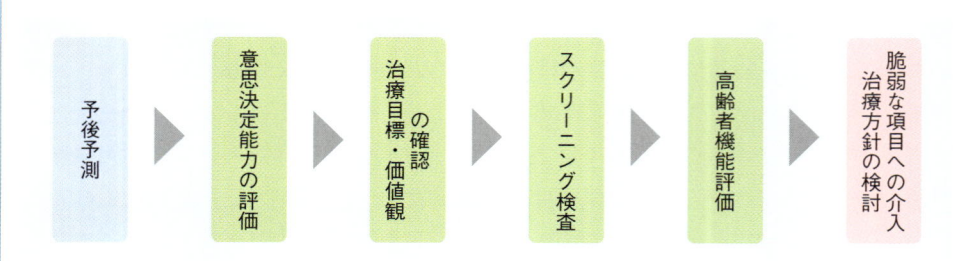

図5 高齢がん患者で推奨される診療の流れ
（NCCN：NCCN Clinical Practice Guidelines in Oncology: Older Adult Oncology[10]をもとに作成）

LECTURE 14

に意思決定能力を評価し，患者自身の治療目標や価値観を確認する．その後にがん治療の忍容性に不安がない場合はスクリーニング検査（**表3**）[11]を，不安がある場合やスクリーニング検査で異常を認めた場合は高齢者機能評価を実施し，高齢者機能評価の結果をもとに治療方針の検討と脆弱な項目への介入（**表4**）[12]を行う．日常的には検出されない脆弱性を特定し，がん治療と並行して脆弱性に介入を行うことで，患者・患者家族と医療者とのコミュニケーションの改善や重症な有害事象の減少につながることが報告されている[13]．このように，すべての高齢がん患者で脆弱性を評価し，改善可能な脆弱性に対しては適切な介入を行うことが推奨されている．

表3 スクリーニング検査 G8

質問項目	回答	点数
1. 過去3か月間で食欲不振，消化器系の問題，咀嚼・嚥下困難などで食事量が減少しましたか	著しい食事量の減少	0
	中等度の食事量の減少	1
	食事量の減少なし	2
2. 過去3か月間で体重の減少はありましたか	3kg以上の減少	0
	わからない	1
	1～3kgの減少	2
	体重減少なし	3
3. 自力で歩けますか	寝たきりまたは車椅子を常時使用	0
	ベッドや車椅子を離れられるが，歩いて外出できない	1
	自由に歩いて外出できる	2
4. 神経・精神的問題の有無	高度の認知症またはうつ状態	0
	中等度の認知障害	1
	精神的問題なし	2
5. BMI値	19kg/m² 未満	0
	19kg/m² 以上21kg/m² 未満	1
	21kg/m² 以上23kg/m² 未満	2
	23kg/m² 以上	3
6. 1日に4種類以上の処方薬を飲んでいますか	はい	0
	いいえ	1
7. 同年代の人と比べて，自分の健康状態をどう思いますか	よくない	0
	わからない	0.5
	同じ	1
	よい	2
8. 年齢	86歳以上	0
	80～85歳	1
	80歳未満	2

(Bellera CA, et al. : Ann Oncol 2012 ; 23〈8〉: 2166-72[11])

世界中で最も広く用いられている高齢者機能評価のスクリーニングツールの一つである．8項目で構成され評価が簡便であり，感度・特異度も高く有用なスクリーニングツールであるが，栄養以外の機能の評価は不十分であることに注意が必要である．合計点数は0～17点であり，14点以下は問題ありと判定する．

表4 脆弱性への介入例

ドメイン	介入
身体機能	●理学療法士や作業療法士への紹介を検討する
ADL/IADL	●化学療法の減量など治療の変更を検討し，より頻回な毒性の評価を行う
栄養状態	●管理栄養士や歯科医，言語療法士への紹介を検討する ●制吐薬など薬物療法を検討する
認知機能	●明確な文書による説明を行う ●意思決定能力を評価する ●認知症の専門家や認知リハビリテーションへの紹介を検討する
精神状態	●臨床心理士や精神科への紹介，薬物療法を検討する
併存疾患	●がんの治療計画についてプライマリケア医とコミュニケーションを図る ●心疾患や糖尿病，肝・腎疾患がある場合は，薬剤の変更や減量を検討する
社会支援	●ソーシャルワーカーや訪問看護，訪問介護への紹介を検討する

(Dale W, et al. : J Clin Oncol 2023 ; 41〈26〉: 4293-312[12]) をもとに作成)

3. 代表的な悪性腫瘍

本項では，男女ともに罹患数の多い肺がん，胃がん，大腸がんについて取り上げる．

1）肺がん

（1）疫学

2020年の罹患者数は12万759例であり，そのうち65歳以上の高齢者が占める割合は85％である．喫煙は肺がんの最も重要な危険因子であり，受動喫煙でも肺がんのリスクが増加する．その他の危険因子として，慢性閉塞性肺疾患（COPD），アスベストの曝露などが考えられている．

（2）症状

気道への刺激による咳嗽や喀痰，気道粘膜の出血による血痰・喀血，気道の狭窄による喘鳴や無気肺，閉塞性肺炎などの症状がみられる．肺がんが進行し周囲の臓器への浸潤や遠隔転移を起こすと，それに伴う症状が出現する．浸潤や遠隔転移とは関係なく出現する症状をまとめて腫瘍随伴症候群とよび，肺がんのなかでも小細胞肺がんは，腫瘍随伴症候群によるさまざまな症状をきたしやすい．

調べてみよう

日本における部位別がん罹患数から，男女それぞれの代表的ながん種を調べてみよう．

MEMO

腫瘍随伴症候群

原発巣や転移巣から離れた部位に生じる宿主の臓器機能障害と定義される．症状は多岐にわたり，がん種によって発症しやすい症状は異なる．小細胞肺がんでは，抗利尿ホルモン不適合分泌症候群（SIADH）やクッシング（Cushing）症候群，ランバート・イートン（Lambert-Eaton）症候群などが有名である．

LECTURE 14

（3）治療

がんの組織型（非小細胞肺がん，小細胞肺がん）と病期に基づいて標準治療が決められており，それらに年齢や併存疾患などの全身状態を加味して治療法が検討される.

早期の肺がんでは手術療法が治療の中心であり，再発予防として術後に化学療法を行うこともある. がんが進行して手術では完全に取りきれない場合には，化学療法と放射線療法を組み合わせた化学放射線療法が行われる. さらに進行すると，化学療法が治療の中心になる.

2）胃がん

（1）疫学

2020年の罹患者数は10万9,679例であり，そのうち65歳以上の高齢者が占める割合は85％である. ヘリコバクターピロリ感染は胃がんの主要な危険因子であり，日本での感染率は高齢であるほど高い. その他の危険因子として，食塩の過剰摂取や喫煙などがあげられる.

（2）症状

早期の胃がんでは無症状のことが多く，進行すると胃の局所症状や転移に伴うさまざまな症状が出現する. 早期では上腹部痛や心窩部痛，腹部不快感が出現し，進行すると食欲不振や黒色便，吐血や下血，悪心・嘔吐や貧血が出現する. 胃の噴門部や幽門部に発生した場合は，食物の通過障害をきたしやすい.

（3）治療

がんの病期によって標準治療が決められており，全身状態などから総合的に治療法が検討される. がんの深達度が粘膜層までの場合は内視鏡治療が検討され，粘膜下層に達している場合は手術療法が検討される. 遠隔臓器に転移がある場合は，化学療法が検討される.

3）大腸がん

（1）疫学

2020年の罹患者数は14万7,725例であり，そのうち65歳以上の高齢者が占める割合は77％である. 大腸がんの危険因子として，遺伝因子，食生活などの環境因子，慢性炎症が重要とされている. 環境因子では，高脂質や高カロリー，低食物繊維の食事が発がんに関与すると考えられており，肥満や多量飲酒，長期の喫煙習慣，運動不足も危険因子と考えられている.

（2）症状

病変の部位によって異なる特徴を示し，早期のものでは無症状であることが多い. 右側のがんでは，腸管内容物が液状のため通過障害をきたしにくいのに対して，左側のがんでは，腸管内容物が固形のため通過障害をきたしやすく，便の性状変化に気づきやすい. そのため右側のがんではがんが増大するまで症状が出にくく，左側のがんでは比較的早い時期から腹痛や血便，便秘，下痢，腹部膨満感などの症状が出やすい. 通過障害が重度の場合，腸閉塞の原因となる. 遠隔転移をきたした場合は，転移巣に応じてさまざまな症状が出現する.

（3）治療

胃がんと同様に，がんの病期によって標準治療が決められている. がんが切除可能な場合は内視鏡治療または手術療法が検討され，切除困難な場合は化学療法が検討される.

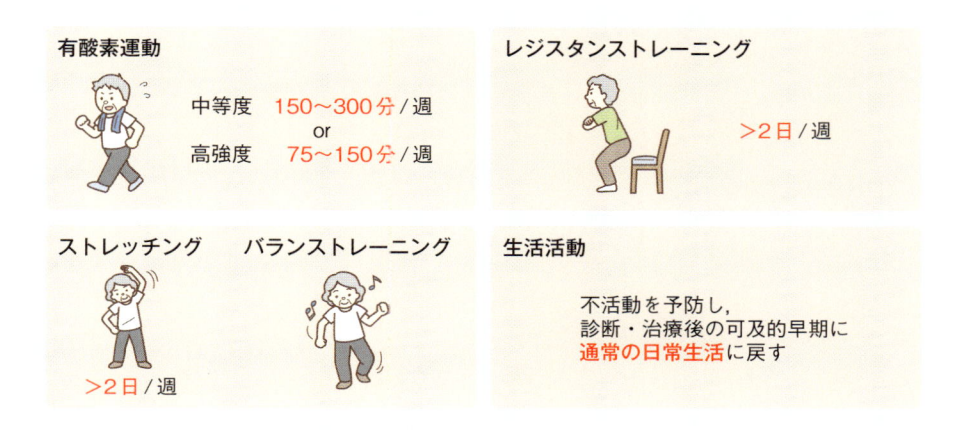

■がん発見	■治療開始	■再発／転移	■終末期がん
①予防期	②回復期	③維持期	④緩和期
がんの診断後，早期（手術，放射線療法，化学療法の前から）に開始．機能障害はまだないが，その予防を目的とする	機能障害，能力低下の存在する患者に対して，最大限の機能回復を図る	腫瘍が増大し，機能障害が進行しつつある患者のセルフケア，運動能力を維持・改善させる．自助具の使用，ADL指導，廃用症候群予防なども含まれる	終末期のがん患者に対して，その要望を尊重しながら，身体的，精神的，社会的にもQOLの高い生活が送れるように援助する

図6　がんのリハビリテーションの病期別分類と目的
（辻 哲也：日本医師会雑誌 2011；140〈1〉：55-9[14) をもとに作成）

有酸素運動

中等度　150〜300分／週
or
高強度　75〜150分／週

レジスタンストレーニング

＞2日／週

ストレッチング　バランストレーニング

＞2日／週

生活活動

不活動を予防し，
診断・治療後の可及的早期に
通常の日常生活に戻す

図7　がんサバイバーに推奨される身体活動
（Rock CL, et al.：CA Cancer J Clin 2022；72〈3〉：230-62[15) をもとに作成）

4.　急性期～回復期における悪性腫瘍のリハビリテーション

　本項では，がんリハビリテーションの概要と高齢がん患者のリハビリテーションのポイントを述べる．

　がんのリハビリテーションは，病期別に予防的・回復的・維持的・緩和的リハビリテーションの4段階に分類される（**図6**）[14)．急性期～回復期は，予防的リハビリテーションと回復的リハビリテーションに該当する．予防的リハビリテーションとは，機能障害の発生の予防を目的として治療開始前に行うリハビリテーションであり，術前に行う呼吸リハビリテーションや運動療法が含まれる．回復的リハビリテーションは，術後の合併症を予防し，後遺症を最小限にして速やかな回復を図ることを目的に実施される．高齢者では，周術期の機能低下をできるだけ予防するために，術前に機能を高める予防的リハビリテーションが重要である．

　がんサバイバーに推奨される身体活動を**図7**[15) に示す．がん治療中の患者では，不活動から廃用症候群をきたしやすいため，運動だけではなく，日常生活における労働や家事，通勤・通学といった生活活動を維持して不活動を予防することも重要である．がんと診断後の身体活動は予後と関連することが報告されており，この関連は身体活動が推奨量に満たない場合でも認められる[16)．そのため，高齢がん患者においても推奨量にかかわらず，現在より少しでも運動と生活活動を増やす介入や指導が重要である．

　高齢がん患者では，がん以外の併存疾患を抱えている場合も多く，併存疾患を配慮

各がん種の具体的なリハビリテーション
▶ 15レクチャーシリーズ「がんのリハビリテーション」を参照．

MEMO
高齢者では，ポリファーマシーに服薬管理能力の低下が加わり，服薬アドヒアランスの低下につながる．処方された薬剤を正しく服用できないと薬物有害事象にもつながるため服薬管理能力は重要である．理学療法士としてポリファーマシーに関わる機会は多くないかもしれないが，服薬管理能力の把握や服薬管理の自立支援に理学療法士の視点を活かせる場面は少なくない．
▶ Lecture 2・Step up 参照．

LECTURE
14

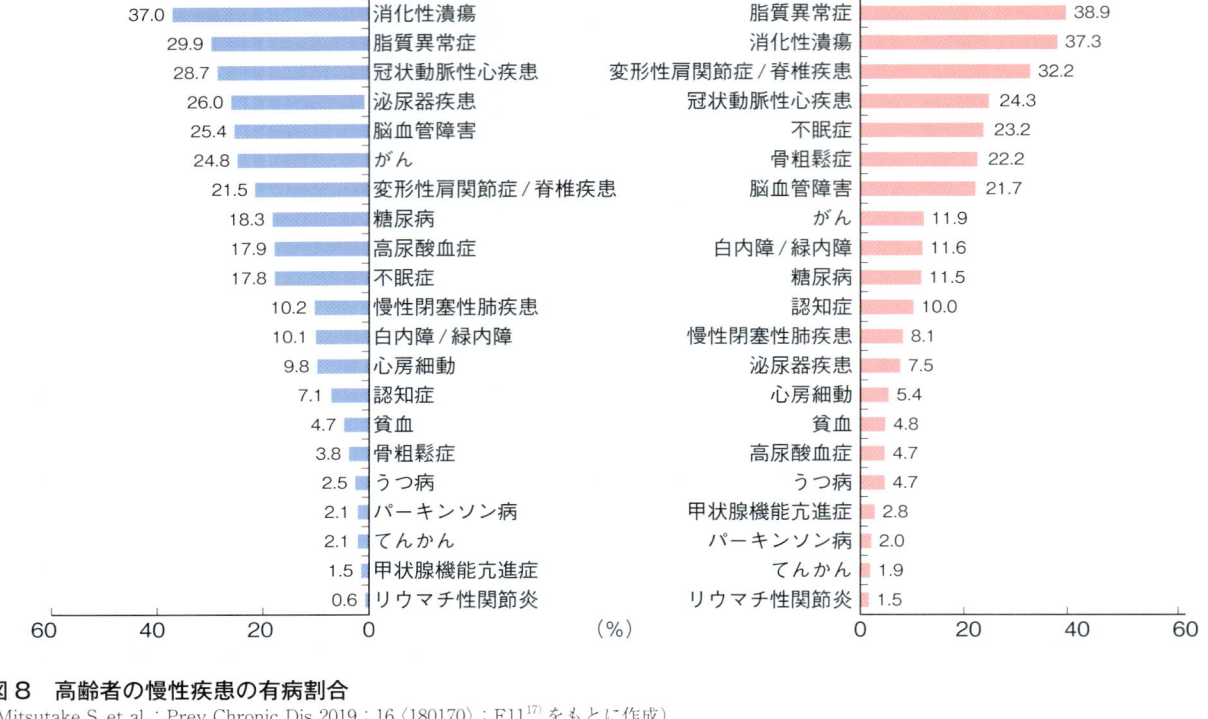

図 8　高齢者の慢性疾患の有病割合
（Mitsutake S, et al.：Prev Chronic Dis 2019；16〈180170〉：E11[17] をもとに作成）

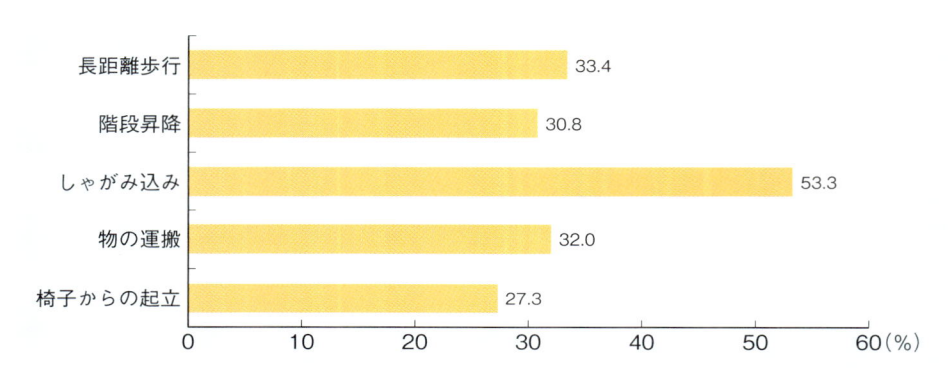

図 9　高齢がん患者の生活動作障害
（Brown JC, et al.：J Geriatr Oncol 2016；7〈2〉：108-15[18] をもとに作成）

したリスク管理や運動療法が必要である．75歳以上の後期高齢者の約8割が2疾患以上の慢性疾患を併存し，約6割が3疾患以上の慢性疾患を併存していることが示されている（**図8**）[17]．男女ともに高血圧症や脂質異常症，冠状動脈性心疾患の頻度が高く，男性では脳血管障害，女性では変形性関節症や骨粗鬆症にも注意が必要である．

　高齢がん患者の生活動作障害の割合を**図9**[18]に示す．これらの動作は日常生活の自立を制限するだけでなく，動作障害の数が多い患者では予後が不良であることも報告されている[18]．地域で生活する高齢者は自身の健康について，介護負担の軽減や身体機能の改善，高い活動レベルといった生活の自立に関する項目を病気の治療と併せて重要と考えており，これは状況の異なる高齢者においても共通している（**表5**）[19]．

　高齢がん患者のリハビリテーションでは，日常生活における障害とニーズをとらえ，生活の自立に寄与する運動療法がより求められる．

LECTURE 14

表5　高齢者の健康アウトカムの優先度

順位	地域在住高齢者	外来通院患者	デイケア利用者
1	効果的な病気の治療	効果的な病気の治療	身体機能の改善
2	介護負担の軽減	身体機能の改善	効果的な病気の治療
3	身体機能の改善	QOL の改善	介護負担の軽減
4	高い活動レベルを維持	介護負担の軽減	QOL の改善
5	評価された問題の解決	メンタルヘルスの改善	高い活動レベルを維持
6	メンタルヘルスの改善	高い活動レベルを維持	メンタルヘルスの改善
7	QOL の改善	評価された問題の解決	ケアへの満足度
8	ケアへの満足度	ケアへの満足度	評価された問題の解決
9	資源の効率的利用	資源の効率的利用	資源の効率的利用
10	社会的機能の改善	社会的機能の改善	社会的機能の改善
11	施設入所の回避	施設入所の回避	施設入所の回避
12	死亡率の減少	死亡率の減少	死亡率の減少

（Akishita M, et al.：J Am Med Dir Assoc 2013；14〈7〉：479-84[19)] をもとに作成）

■引用文献

1) 国立がん研究センターがん情報サービス：がん統計（全国がん登録）.
https://ganjoho.jp/reg_stat/statistics/data/dl/excel/cancer_incidenceNCR（2016-2020）.xls
2) 国立がん研究センターがん情報センター：がん統計（全国がん罹患モニタリング集計〈MCIJ〉）.
https://ganjoho.jp/reg_stat/statistics/data/dl/excel/cancer_incidence（1975-2015）.xls
3) 国立がん研究センターがん情報サービス：がん統計（厚生労働省人口動態統計）.
https://ganjoho.jp/reg_stat/statistics/data/dl/excel/cancer_mortality（1958-2023）.xls
4) 国立がん研究センターがん対策情報センター：全国がん罹患モニタリング集計 2009-2011 年生存率報告. 2020.
https://ganjoho.jp/public/qa_links/report/ncr/pdf/mcij2009-2011_report.pdf
5) 「がんの社会学」に関する研究グループ：2013 がん体験者の悩みや負担等に関する実態調査報告書―がんと向き合った4,054人の声. https://www.mhlw.go.jp/file/05-Shingikai-10904750-Kenkoukyoku-Gantaisakukenkouzoushinka/0000129860.pdf
6) Mohile SG, Xian Y, et al.：Association of a cancer diagnosis with vulnerability and frailty in older medicare beneficiaries. J Natl Cancer Inst 2009；101（17）：1206-15.
7) National Cancer Institute：Common Toxicity Criteria, Version 2.0 Publish Date April 30, 1999.
http://ctep.cancer.gov/protocoldevelopment/electronic_applications/docs/ctcv20_4-30-992.pdf
8) JCOG：ECOG の Performance Status（PS）の日本語訳.
https://jcog.jp/doctor/tool/ps/
9) Kenis C, Decoster L, et al.：Functional decline in older patients with cancer receiving chemotherapy：A multicenter prospective study. J Geriatr Oncol 2017；8（3）：196-205.
10) NCCN：NCCN Clinical Practice Guidelines in Oncology：Older Adult Oncology.
https://www.nccn.org/guidelines/category_4
11) Bellera CA, Rainfray M, et al.：Screening older cancer patients：first evaluation of the G-8 geriatric screening tool. Ann Oncol 2012；23（8）：2166-72.
12) Dale W, Klepin HD, et al.：Practical assessment and management of vulnerabilities in older patients receiving systemic cancer therapy：ASCO guideline update. J Clin Oncol 2023；41（26）：4293-312.
13) Williams GR, Hopkins JO, et al.：Practical assessment and management of vulnerabilities in older patients receiving systemic cancer therapy：ASCO guideline questions and answers. JCO Oncol Pract 2023；19（9）：718-23.
14) 辻 哲也：がんのリハビリテーション. 日本医師会雑誌 2011；140（1）：55-9.
15) Rock CL, Thomson CA, et al.：American Cancer Society nutrition and physical activity guideline for cancer survivors. CA Cancer J Clin 2022；72（3）：230-62.
16) Lavery JA, Boutros PC, et al.：Pan-cancer analysis of postdiagnosis exercise and mortality. J Clin Oncol 2023；41（32）：4982-92.
17) Mitsutake S, Ishizaki T, et al.：Patterns of co-occurrence of chronic disease among older adults in Tokyo, Japan. Prev Chronic Dis 2019；16（180170）：E11.
18) Brown JC, Harhay MO, Harhay MN：Patient-reported versus objectively-measured physical function and mortality risk among cancer survivors. J Geriatr Oncol 2016；7（2）：108-15.
19) Akishita M, Ishii S, et al.：Priorities of health care outcomes for the elderly. J Am Med Dir Assoc 2013；14（7）：479-84.

LECTURE
14

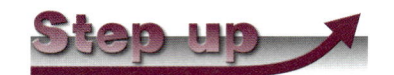

プレハビリテーション

　患者の術後回復能力は，手術侵襲や周術期管理，患者の手術前の脆弱性などによって左右される．手術侵襲によって身体機能が低下すると機能的依存や術後合併症のリスクが高まり，高齢患者や脆弱な患者ではそれらの回復に時間を要する．

　プレハビリテーション（prehabilitation）は，患者の術前の身体機能を向上させることで手術侵襲に対する適応能力を高め，機能的依存や術後合併症のリスクを低減させることを目的としている（図1）[1]．プレハビリテーションには，運動療法だけでなく，栄養サポートや心理的サポート，呼吸練習，禁煙プログラムなどが含まれ，腹部手術を受ける高齢がん患者において，プレハビリテーションの実践は術後合併症の減少に有効であることが示されている[2]．

　手術侵襲を最小限に抑えることを目的とした周術期管理（ERASプログラム）と併用することで，術後合併症や入院期間などの短期的アウトカムのさらなる改善と身体機能の迅速な回復の促進が期待できる．

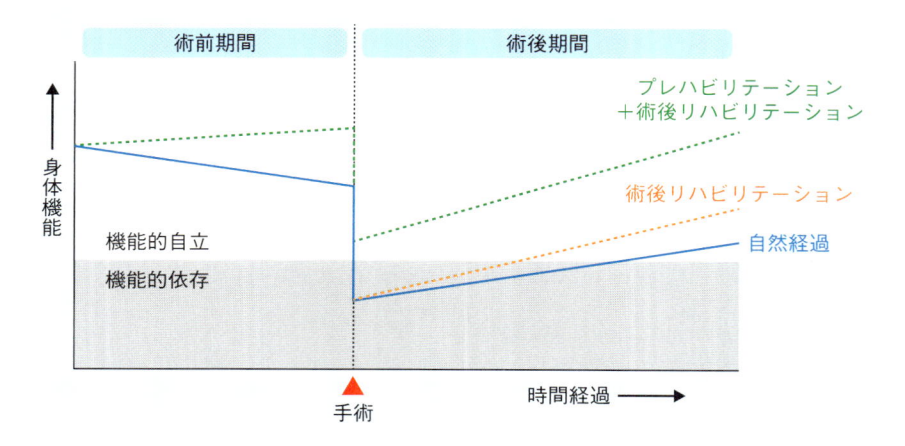

図1　プレハビリテーションの概念図
（Bongers BC, et al.：Eur J Surg Oncol 2021；47〈3 Pt A〉：551-9[1] をもとに作成）
手術侵襲により身体機能は一時的に低下し，機能的依存状態に陥るが，時間経過とともに徐々に回復する（青実線）．術後リハビリテーションの実施は，手術後の身体機能の回復を促進し，より早期に機能的自立が得られる（橙破線）．プレハビリテーションの実施は，手術前の身体機能を向上させることで，手術後の機能的依存状態への移行を予防し，手術後の身体機能の回復をさらに促進する（緑破線）．

■ ERAS（enhanced recovery after surgery）プログラム

　手術前から手術後までの周術期における，患者の術後回復を強化するエビデンスに基づいたプログラムである．ERASプログラムには，入院前における患者教育，退院条件提示，術前における絶飲食期間短縮，炭水化物負荷，術中における最小侵襲の術式選択，過剰輸液回避，保温，無ドレーン，術後における疼痛管理，早期離床，過剰輸液回避，消化管蠕動促進薬投与，早期経口摂取など多くの要素が含まれる[3]．

　ERASプログラムの実践は，術後合併症の減少や入院期間の短縮に有効であり，当初は大腸手術を対象に始まったが，現在ではさまざまな手術分野に適用が広がっている．

LECTURE 14

■引用文献

1) Bongers BC, Dejong CHC, et al.：Enhanced recovery after surgery programmes in older patients undergoing hepatopancreatobiliary surgery：what benefits might prehabilitation have? Eur J Surg Oncol 2021；47（3 Pt A）：551-9.
2) Daniels SL, Lee MJ, et al.：Prehabilitation in elective abdominal cancer surgery in older patients：systematic review and meta-analysis. BJS Open 2020；4（6）：1022-41.
3) Ljungqvist O, Scott M, et al.：Enhanced Recovery After Surgery：A review. JAMA Surg 2017；152（3）：292-8.

悪性腫瘍（2）
慢性期

到達目標

- 慢性期における加齢とがん（悪性腫瘍）との関係について理解する.
- 慢性期における代表的ながんについて理解する.
- 高齢期のがんにおける慢性期の理学療法の意義と役割について理解する.
- 終末期がんに対する施設・在宅でのリハビリテーションを理解する.

この講義を理解するために

　がん患者の長期生存が期待できるようになった現在，がんを慢性疾患の一つとして対応できる体制が必要となりつつあります．そのため，慢性期の高齢がん患者のADL維持・改善を目的とした理学療法が重要視されています．加えて，がんの進行とともに症状や機能障害が増悪していく可能性が高いため，理学療法の目的やリスク管理もそれらに対応して変更していくことが重要です．

　この講義では，慢性期における代表的な高齢がん患者の病態や症状について理解し，適切なリスク管理下での，具体的な評価および理学療法について学習します．加えて，終末期がんにおけるがんの進行に応じた評価や理学療法についても学習します．

　この講義を学ぶにあたり，以下の項目を学習しておきましょう．

□ 近年のがん医療，生存率，罹患者数などの推移について学習しておく（Lecture 14 参照）.

□ がんの病態と治療内容について学習しておく（Lecture 14 参照）.

□ がんの理学療法の概要や制度について調べておく.

講義を終えて確認すること

□ 慢性期における高齢がん患者の病態と症状を理解できた.

□ 慢性期における肺がん，消化器がんの特徴を理解できた.

□ 慢性期における肺がん，消化器がんの評価，理学療法，リスク管理を理解できた.

□ 終末期がんの評価，理学療法，リスク管理を理解できた.

悪性腫瘍とがん
▶ Lecture 14 参照.

1. 慢性期における悪性腫瘍（がん）の病態と症状

近年のがん医療の発展はめざましく，長期生存も期待できるようになっている．その影響を受け，がん罹患者の75.5%が65歳以上であり[1]，がん患者の高齢化が進んでいる．がんを慢性疾患の一つと考え，がんとの共生を考えなければならない時代である．

一方，がんの治療中や治療後において，痛みやしびれ，倦怠感といった症状は長期にわたり出現することもあり，日常生活上の問題となることも多い．放射線療法の晩期反応（**表1**）のように，治療後数か月～数年経過した後に副作用が出現することもある．特に，高齢がん患者は，余命が短い，複数の併存疾患を有する，多剤服用，生理学的な機能低下，低栄養状態，認知機能障害，社会経済的制限などの問題を抱えているため，身体機能やADLに制限をきたしやすい．

がん患者が抱える苦痛には，4つの側面があり，全人的苦痛（トータルペイン）と表現される（**図1**）[2]．がんは進行性の疾患であるため，慢性期であっても再発への恐怖や不安は持続することに注意が必要である．

がんが進行すると，「通常の栄養サポートでは完全に回復することができず，進行性の機能障害に至る，骨格筋量の持続的な減少（脂肪量減少の有無を問わない）を特徴とする多因子性の症候群」と定義される悪液質の状態に陥りやすくなる（**表2**）[3]．悪液質が進展した不応性悪液質では，栄養投与を行っても代謝上の負荷となるため有害になりうる．

2. 慢性期における代表的な悪性腫瘍

1）肺がん

罹患者数は年々増加しており，2020年には12万759人（男性：8万1,080人，女性：3万9,679人）が肺がんと診断されている[1]．加齢とともに罹患率も高くなり，60歳以降になると急激に増加する．肺がんの種類と病期によって，生存率は異なるが，非小細胞がんのI期（TMN分類）の5年生存率は82.2%と高く[4]，長期に存命する肺がん患者も増加してきている．

📖 調べてみよう
がんの治療である手術療法，化学療法，放射線療法にはさまざまな副作用が存在し，治療の種類によって出現する症状や時期，頻度が異なる．理学療法のリスク管理に直結するため，理解しておく必要がある．

ADL（activities of daily living；日常生活活動）

💡 ここがポイント！
身体的苦痛ばかりに着目せずに，4つの側面からなる全人的苦痛を評価し，QOLの向上を図ることが重要である．

QOL（quality of life；生活の質）

全人的苦痛（total pain；トータルペイン）

TMN分類
▶ Lecture 14 参照.

表1 放射線療法の副作用

	症状・部位	特徴
急性反応 （照射期間中または照射直後に出現する）	放射線宿酔	照射後早期にみられる嘔気，嘔吐，食欲不振，めまい，倦怠感などの二日酔いのような症状をいう．2～3日で治ることが多い
	皮膚炎	発赤，色素沈着，乾燥，皮膚剝離などが生じる．多くは治療開始後2週間後くらいから出現し，治療終了後2～4週で改善する
	口腔粘膜障害	照射初期から口腔粘膜の急性炎症が生じる．さらに唾液分泌の低下により，口腔内が乾燥することが口内炎の原因となる．治療終了後1～2週で改善することが多い
晩期反応 （照射終了後数か月～数年で出現する）	神経障害	脳や脊髄へ大量に照射した場合には，脳壊死や脊髄症が出現することがある．脳壊死は照射後1年以降，脊髄症は照射後半年以降に発症する．末梢神経への影響としては，乳がんの照射後に腕神経叢麻痺が出現することがある
	口腔・唾液腺障害	唾液腺機能が低下し，口腔内の乾燥や味覚の変化が生じることがある
	骨障害	骨への照射により骨壊死や易骨折性が生じることがある
	皮下硬結	頭頸部がんや乳がんの術後照射の後には，結合組織の増生による皮下の硬結により，頸部や肩関節の運動制限をきたすことがある

LECTURE 15

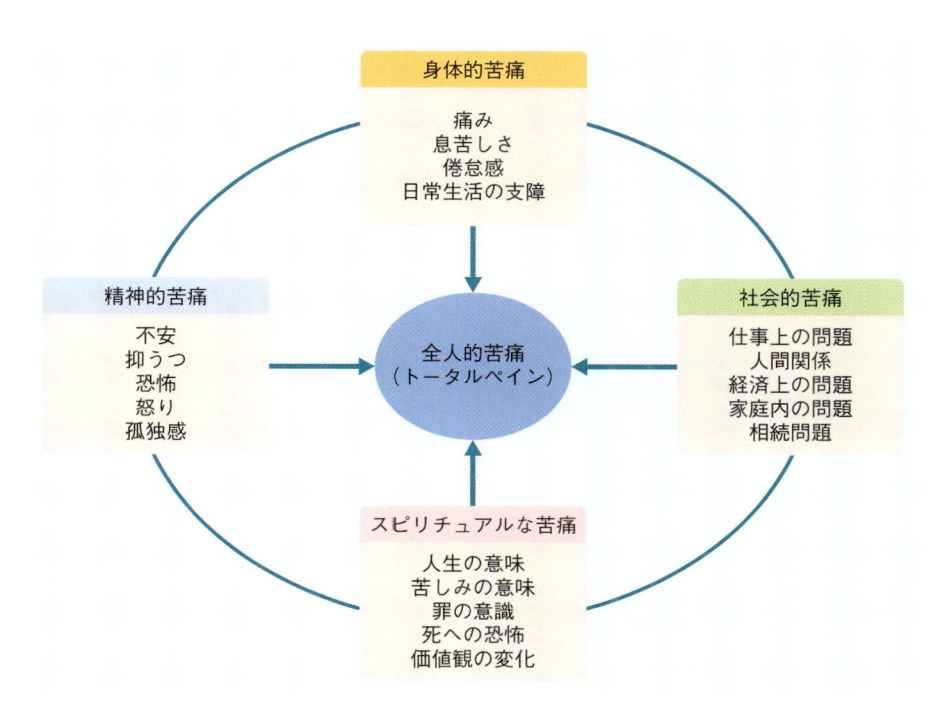

図1　全人的苦痛（トータルペイン）
（立松典篤：緩和ケアにおける理学療法．井上順一朗ほか責編：がんの理学療法．三輪書店：2017．p.207-16[2]）
をもとに作成）

表2　がん悪液質のステージ分類

	前悪液質 (pre-cachexia)	悪液質 (cachexia)	不応性悪液質 (refractory cachexia)
臨床的特徴	●過去6か月間の体重減少≦5% ●食欲不振・代謝異常	●経口摂取不良/全身性炎症を伴う	●悪液質の症状に加え，異化亢進し，抗がん剤治療に抵抗性を示す ●PS不良（WHOの基準でPS3または4） ●予測生存期間<3か月
診断基準		①過去6か月間の体重減少>5% ②EMI<20，体重減少>2% ③サルコペニア，体重減少>2% 上記①，②，③のいずれか	

（Fearon K, et al.：Lancet Oncol 2011：12〈5〉：489-95[3]をもとに作成）
PS：Performance Status，BMI：body mass index（体格指数）．

　慢性期においては，基本的なADLは自立していることが多いが，呼吸困難や倦怠感といった症状が持続しており，身体活動量が低下している患者も多い．

　肺は多くの血管やリンパ管が存在するため，反対側の肺，脳，骨，肝臓，副腎，リンパ節などに転移しやすいため，肺がんの再発率は他のがんに比べて高い．一方，進行肺がん患者の生存期間は，分子標的治療薬や免疫チェックポイント阻害薬の開発により着実に延長されている．そのため，慢性期の場面においても，高齢の進行肺がん患者に対応することも少なくない．

2）消化器がん

　65歳以上の高齢者において，大腸がんと胃がんは罹患者数が多いがん種となっている（**表3**）[1]．病期によって生存率は異なるが，大腸がんのI期の5年生存率は92.3%，胃がんのI期の5年生存率は92.8%と非常に高く[4]，長期に存命する高齢患者も増加している．

　大腸がん患者は化学療法誘発性末梢神経障害，倦怠感，下痢といった薬物療法の副

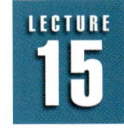
LECTURE
15

調べてみよう

前立腺がんは，高齢男性の罹患
者数1位のがんである．運動機
能低下予防の理学療法はもちろ
んのこと，骨転移や排尿障害へ
の対応も必要になることも多い．
▶ Lecture 5 参照.

表3　65歳以上のがん罹患者数（2019年）

	第1位		第2位		第3位	
	がん種	罹患患者数（人）	がん種	罹患患者数（人）	がん種	罹患患者数（人）
男性	前立腺	83,648	胃	72,319	肺	72,114
女性	大腸	53,575	乳房	48,038	胃	35,545

（国立がん研究センターがん情報サービス：がん統計〈全国がん登録〉[1]をもとに作成）

作用が持続・長期化しやすい．胃がん患者は，胃切除後の食事量低下や体重減少に伴
い，栄養障害や骨格筋量減少が出現しやすい．

3. 慢性期における悪性腫瘍の理学療法

がんのリハビリテーションの病期
別分類と目的
▶ Lecture 14・図6 参照.

　がん患者に対する理学療法は，患者の病期に応じて，4つの段階（予防期，回復期，
維持期，緩和期）に分けられる[5]．慢性期の高齢がん患者では，「回復期」，「維持期」，
「緩和期」が対象となる．「回復期」や「維持期」では，積極的な運動療法を主体とした
外来理学療法が中心となり，がんの進行に伴い身体機能やADLが低下してくると，
通所リハビリテーションや訪問リハビリテーションといった介護保険領域での理学療
法の役割が大きくなる．

　慢性期の高齢がん患者に対する理学療法では，リスク管理は重要である．表4[6]に
示す基準に該当する場合は，理学療法の中止を検討する必要がある．特に，進行期・
終末期がん患者においては，全身状態の観察を注意深く行い，問題のあるときは理学
療法を中止する決断も必要である．

　本項では，慢性期の臨床場面において対応することが多い，肺がん，消化器がん，
終末期がん患者に対する具体的な理学療法について説明する．

1）肺がん

（1）目的

　慢性期の高齢肺がん患者の理学療法の最大の目的は，ADLの改善または維持とな
る．がん治療中・治療後の全身の運動機能の低下だけでなく，がんの進行に伴う機能
障害や身体症状の増悪などに対応して理学療法の目的を変えていくことも重要であ
る．また，息切れや呼吸困難とった自覚症状の改善や，骨転移に伴う病的骨折の予防
も目的の一つとなる．

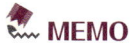 **MEMO**

IADL（instrumental activities
of daily living；手段的日常生
活活動）
ADLよりも複雑な動作．料理や
服薬管理，公共交通機関の使
用などが含まれる．

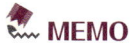 **MEMO**

EORTC QLQ-C30
がん患者を対象としたQOL評価
尺度の一つ．機能スケールとし
て身体，役割，認知，情緒，社
会，全般，症状スケールとして嘔
気，嘔吐，倦怠感，呼吸困難，
痛み，睡眠障害，食欲不振，下
痢，経済がある．

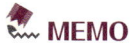 **MEMO**

CTCAE（Common Terminolo-
gy Criteria for Adverse
Events）
がんの治療中に発生する副作用
の評価基準．Grade 1〜5に分
類し，Gradeが高くなるほど，副
作用の重症度が高くなる．

（2）評価

a. 身体機能，心肺機能

　身体機能および心肺機能の評価項目と代表的な評価ツールを表5にまとめる．慢性
期ではADLが自立している患者も多いため，掃除や買い物といったIADLや身体活
動量の評価を検討する．身体機能だけでなく，労作時や運動耐容能の評価時の呼吸状
態や経皮的動脈血酸素飽和度（SpO_2）の変化，呼吸困難感なども評価する．

b. 身体症状，精神症状，QOL

　身体症状，精神症状，QOLの評価項目と代表的な評価ツールを表5にまとめる．

表4　がん患者におけるリハビリテーション中止基準

1. 血液所見：ヘモグロビン7.5g/dL以下，血小板50,000/μL以下，白血球3,000/μL以下
2. 骨皮質の50%以上の浸潤，骨中心部に向かう骨びらん，大腿骨の3cm以上の病変などを有する長管骨の転移所見
3. 有腔内臓，血管，脊髄の圧迫
4. 疼痛，呼吸困難，運動制限を伴う胸膜，心嚢，腹膜，後腹膜への滲出液貯留
5. 中枢神経系の機能低下，意識障害，頭蓋内圧亢進
6. 低・高カリウム血症，低ナトリウム血症，低・高カルシウム血症
7. 起立性低血圧，160/100mmHg以上の高血圧
8. 100回/分以上の頻脈，心室性不整脈

（Gerber LH, et al.：Rehabilitation Medicine：Principles and Practice, 3rd ed. Lippincott-Raven Publishers：1998. p.1293-317[6]）

LECTURE 15

表5　代表的な評価ツール一覧

評価項目	評価ツール
身体機能 心肺機能	● 筋力：握力計，ハンドヘルドダイナモメータ，5回立ち上がりテスト ● 筋量：体組成計，周径，CT，MRI ● 歩行能力：10 m歩行テスト ● バランス：Timed Up and Go（TUG）test，片脚立位テスト ● 運動耐容能：6分間歩行テスト，30秒立ち上がりテスト ● ADL，IADL：バーセルインデックス（Barthel Index：BI），functional independence measure（FIM），Lawtonの評価尺度 ● 身体活動量：万歩計，加速度センサー活動量計，International Physical Activity Questionnaire（IPAQ） ● 心肺機能：胸部単純X線画像，呼吸機能検査（%肺活量，1秒率，1秒量），経皮的動脈血酸素飽和度（SpO$_2$）
身体症状 精神症状 QOL	● 倦怠感：Cancer Fatigue Scale（CFS），Brief Fatigue Inventory（BFI） ● 呼吸困難：ボルグスケール（Borg Scale），CDS（Cancer Dyspnea Scale） ● 痛み：視覚的アナログ目盛り法（visual analog scale：VAS），数値的評価スケール（numerical rating scale：NRS），Brief Pain Inventory（BFI） ● 有害事象全般：Common Terminology Criteria for Adverse Events（CTCAE） ● 触覚・痛覚閾値（von Freyテスト） ● 不安・抑うつ：Hospital Anxiety and Depression Scale（HADS） ● QOL：EORTC QLQ-C3C，Functional Assessment of Cancer Therapy-General（FACT-G）

EORTC QLQ-C30（European Organization for Research and Treatment of Cancer Quality of Life Questionnaire Core 30）.

表6　骨転移の好発部位，分類，症状

好発部位	頭蓋骨，頸椎，胸椎，腰椎，肩甲骨，上腕骨，臼蓋骨，大腿骨
分類	溶骨型：破骨細胞が増殖し，骨吸収が亢進した状態となる．骨折に注意が必要 造骨型：骨芽細胞の活性化，増殖をきたし，骨化が進む．脊髄圧迫に注意が必要 骨梁間型：骨新生や破壊・吸収をみず，海綿質の間質に腫瘍細胞が増殖する．脊髄圧迫に注意が必要 混合型：溶骨型や造骨型の反応が種々の割合で同一個体・同一骨に混在する
症状	骨痛，病的骨折，脊髄圧迫，高カルシウム血症

肺がん高齢者に特徴的な倦怠感や呼吸困難などの身体症状は，十分に評価しておく必要がある．ただし，このような多項目の評価を行うことは，対象者の負担が強く困難な場合も多い．そのような場合には，EORTC QLQ-C30やCTCAEといった身体症状全般を評価できるツールを使用することを検討する．

c．骨転移

骨転移の評価は単純X線，CT，MRIといった画像所見を確認する．単純X線が最も簡便で基本となる．脊椎では椎弓根の消失や椎体の圧潰，変形が認められ，四肢長管骨では骨皮質の破壊，消失などがみられる．CTでは骨外や脊柱管内へ滲出した脊髄圧迫の診断に有用である．画像所見だけでなく，骨転移の分類や好発部位，症状を理解しておき（**表6**），骨転移が疑わしいかを判断することが重要である．

d．フレイル，サルコペニア

がん治療後も長期生存できるようになりつつある現在では，慢性期の高齢がん患者に対して，日本語版CHS（J-CHS）基準などを用いたフレイルの評価や，Asian Working Group for Sarcopenia（AWGS）で定義されたサルコペニアの評価を行うことが推奨される．

（3）理学療法プログラム

世界保健機構（WHO）の身体活動および座位行動に関するガイドライン[7]によると，がんサバイバーを含む慢性疾患を有する高齢者には，定期的な身体活動を行うことが推奨されている．具体的には，中強度の有酸素性の身体活動を少なくとも週に150〜

CT（computed tomography；コンピュータ断層撮影）

MRI（magnetic resonance imaging；磁気共鳴画像）

気をつけよう！
骨転移による病的骨折は，理学療法の際に最も注意すべきリスクの一つである．
CTは多くのがんで，内臓やリンパ節の評価目的で定期的に撮影されることが多い．そのため，CTを用いて骨病変の評価を実施することがリスク管理となる．

MEMO
フレイル（frailty）
体の予備力が低下し，身体機能障害に陥りやすい状態を意味する．J-CHS基準では，①体重減少，②筋力低下，③疲労感，④歩行速度の低下，⑤身体活動の低下の5つのうち，3つ以上に該当した場合にフレイルと判定する．
▶ Lecture 2・表2参照.

MEMO
サルコペニア（sarcopenia）
骨格筋量の加齢に伴う低下に加えて，筋力および/または身体機能の低下をきたした状態を意味する．AWGS 2019のコミュニティーセッティングでは，女性に対して，下腿周径が33 cm未満かつ，握力が18 kg未満または5回立ち上がりテストが12秒以上の場合，サルコペニア疑いと判定される．
▶ Lecture 3・図1参照.

LECTURE
15

300分，または高強度の有酸素性の身体活動を少なくとも週に75〜150分行うことが推奨されている．さらに，主要筋肉群すべてが関係する中強度以上の筋力向上活動も週に2日以上行うこと，バランス機能を高めるようにマルチコンポーネントの身体活動と筋力トレーニングを中強度以上の強度で週に3日以上行うことが推奨されている．このような身体活動を継続することによって，死亡率の減少，がん再発のリスク改善，二次発がんのリスク改善が期待できる．基本的には，一般高齢者と同様に変わりなく中強度〜高強度の運動を行い，治療の副作用やがんの進行に伴う身体症状などに応じて，運動負荷を調整する．

(4) リスク管理

a. 慢性閉塞性肺疾患

進行肺がん患者に合併しやすい疾患の一つである．呼吸困難が強い症例に対しては，低負荷で継続しやすいコンディショニングから導入する．具体的には，呼吸練習，リラクセーション，胸郭可動域運動，柔軟運動，ストレッチ運動などがあげられる．口すぼめ呼吸や腹式呼吸といった呼吸練習とともに，労作時の呼吸方法を指導し，呼吸困難が生じにくいADLの習得を目指す．

b. 骨転移

骨転移の合併時に，最も優先されることは病的骨折の予防である．長管骨の骨転移に対しては，動作指導や歩行補助具の使用により荷重制限を行い，脊椎の骨転移に対しては，装具の装着や脊椎に負担がかかりにくい動作指導を行う．

2）消化器がん

(1) 目的

慢性期の高齢消化器がん患者においても，理学療法の最大の目的は，ADLの改善または維持となる．ただし，大腸がん患者に対しては，化学療法誘発性末梢神経障害に伴う転倒予防，胃がん患者に対しては，栄養状態の改善なども目的の一つとなる．

(2) 評価

身体機能，心肺機能，身体症状，精神症状，QOL，フレイル，サルコペニアに関しては，肺がん患者の評価と同様である．ただし，大腸がん患者の身体機能に関しては，化学療法誘発性末梢神経障害に伴う歩行能力低下やバランス障害が生じていないか注意し，身体症状に関しては，しびれや消化器症状に着目して評価を行う．胃がん患者の身体機能に関しては，骨格筋量低下や筋力低下，サルコペニアに注意し，身体症状に関しては，食思不振や消化器症状に着目して評価を行う．

栄養状態は，生化学検査データがあれば，血清アルブミン値の低下，総リンパ球数やCRPの上昇を確認し，GNRI，CONUT scoreなどの評価を行う．生化学検査データがない場合には，簡易栄養状態評価表などの質問紙を用いた評価を検討する．その他，栄養摂取量や体重，BMIが減少/低下していないか，定期的に確認を行う．

(3) 理学療法プログラム

肺がん患者と同様に，WHOの身体活動および座位行動に関するガイドライン[7]に準じた身体活動や運動を行うことが基本である．これが死亡率の減少，がん再発のリスク改善にかかわる．大腸がん患者は化学療法誘発性末梢神経障害に伴うバランス障害を呈しやすいため，バランス練習の時間や回数は徐々に増やしていき，転倒予防に努める．また，胃がん患者に関しても中〜高強度の運動が推奨されるが，栄養状態に応じて負荷を調整する．

(4) リスク管理

a. 低栄養

栄養状態の評価で低栄養と判断された場合や，意図しない体重減少，BMI低下が

出現している場合には，供給と消費のエネルギーバランスが負の状態である可能性が考えられる．体脂肪と骨格筋を分解してエネルギー産生を行っている状態であるため，レジスタンストレーニングや持久力トレーニングは禁忌であり，低強度の運動やストレッチ運動にとどめておく必要がある．また，低栄養状態では，蛋白質の吸収低下による骨格筋減少のみでなく，鉄や葉酸，ビタミン B_{12} 欠乏による術後貧血の進行，カルシウムやビタミン D 吸収障害による骨障害などにも注意する．

b. ダンピング症候群

胃切除後，摂取した食物が急速に小腸に流入するために起こる症状である．食後30分以内に起こる早期ダンピング症候群は，食物が腸に急速に流れ込み，浸透圧で体の水分が腸の中に逃げることが原因で，一時的に血液が減少したのと同じ状態になる．これにより，冷汗，動悸，めまいなどの症状が出現する．食後 2～3 時間で起こる後期ダンピング症候群は，一過性の高血糖でインスリンが過剰に分泌されるため，低血糖を引き起こす．理学療法前には，これらの症状の有無を確認する．

c. 化学療法誘発性末梢神経障害

大腸がんの化学療法に使用されるオキサリプラチンで引き起こされやすいため，治療内容および症状を確認する．この症状がある場合には，手すりなどの環境を調整して，安全に配慮したうえで理学療法を行う．化学療法誘発性末梢神経障害によって活動性が低下しやすいが，運動療法自体が改善につながるため，症状に応じた運動を継続することを推奨する．

4. 終末期における悪性腫瘍の理学療法

1）目的

終末期がん患者においても理学療法の目的は，ADL の改善または維持である．しかし，がんの進行とともに機能障害や身体症状が増悪し，わずかな動作でも苦痛になる場合も多い．そのような場合には，たとえ ADL が改善できなくとも，本人の希望に配慮しながら，苦痛の緩和や精神的な援助が理学療法の目的となる場合もある．

2）評価

全人的苦痛（図1）や QOL の評価を行い，患者が最も苦痛に感じていることを明らかにし，苦痛を緩和できる方法を検討する．本項では，終末期がん患者が高頻度で苦痛に感じる，痛み，呼吸困難，がん関連倦怠感について説明する．

a. 痛み

終末期がん患者の多くが経験している苦痛症状の一つである．痛みの原因別分類，痛みの病態別分類を表7，8 に示す．患者の主観的な訴えを傾聴し，①痛みの部位，②痛みの強さ，性質，③痛みの増悪・軽減因子，④痛みによる日常生活への影響を評価し，痛みの原因や病態を推察したうえで，適切な薬物療法や理学療法を実施する．

b. 呼吸困難

多くの終末期がん患者において生命の危機を意識させ，生きる意欲や QOL を低下させる大きな要因となる．終末期がん患者の呼吸困難の原因はさまざまで，修正ボルグスケールなどを用いた呼吸困難の程度や呼吸困難の誘発動作，呼吸困難による ADL の制限など主観的な評価を行う（表9）．同時に，呼吸数や SpO_2，聴診，血液検査所見や，胸部単純 X 線写真などの客観的評価も行い，呼吸困難の原因（表10）を推察する．

c. がん関連倦怠感

がん患者特有の症状の一つである．日常的な疲労とは異なり，休息しても改善しにくいことが特徴であり，患者の QOL を低下させる要因の一つである．がん関連倦怠

表7　がん患者の痛みの原因別分類

①がんによる痛み
- がんの増大による痛み
- がんの神経浸潤による痛み
- がんの転移による痛み

②がん治療による痛み
- 術後の創部痛や手術瘢痕による慢性痛
- 化学療法誘発性末梢神経障害による痛み
- 放射線照射後の皮膚炎などによる痛み

③がん・がん治療と直接関連のない痛み
- もともと患者が有していた疾患による痛み（脊柱管狭窄症など）
- 新しく合併した疾患による痛み（帯状疱疹など）
- がんにより二次的に生じた痛み（廃用症候群による筋肉痛など）

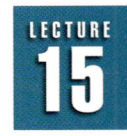

LECTURE
15

MEMO

修正ボルグスケール
（Borg Scale）
呼吸困難の主観的な程度を測定する評価尺度. 0〜12段階（0.5を含む）で分類する（表9）.

表9　修正ボルグスケール

0	感じない
0.5	非常に弱い
1	やや弱い
2	弱い
3	
4	多少強い
5	強い
6	
7	とても強い
8	
9	
10	非常に強い

表8　がん患者の痛みの病態別分類

分類	侵害受容性疼痛		神経障害性疼痛
	体性痛	内臓痛	
障害部位	皮膚，骨，筋肉，結合組織などの体性組織	食道，小腸，大腸などの管腔臓器 肝臓，腎臓などの被膜をもつ固形臓器	末梢神経，脊髄神経，視床，大脳（痛みの伝導路）
痛みの特徴	うずくような，鋭い，拍動するような痛み 局在が明瞭な持続痛が体動に伴って悪化する	深く絞られるような，押されるような痛み 局在が不明瞭	障害神経支配領域のしびれ感を伴う痛み 電気が走るような痛みなど
痛みの表現	ズキズキ，ヒリヒリ，ズキンズキンなど	ズーン，ギュー，重たい痛みなど	灼けるような，ビーンと走るような，ビリビリ，ジンジン，チクチクなど
治療戦略	非オピオイド鎮痛薬，レスキュー薬を上手に使用する	オピオイドが効きやすい	難治性で鎮痛補助薬の併用が効果的な場合がある

表10　終末期がん患者の呼吸困難の原因

	局所における要因	全身状態による原因
がんに関連した原因	●肺実質，胸壁への浸潤（肺がん，肺転移，悪性胸水） ●心囊（悪性心囊水） ●主要気道閉塞（気管の圧迫，上気道での圧迫） ●血管性（上大静脈症候群，腫瘍塞栓） ●リンパ管性（がん性リンパ管症） ●気胸　　　●肺炎	●全身衰弱に伴う呼吸筋疲労 ●貧血 ●横隔膜の挙上（横隔膜麻痺，大量腹水，肝腫大） ●発熱
がん治療に関連した原因	●外科治療（肺切除，肺葉切除） ●化学療法（薬剤性肺障害，心毒性） ●放射線療法（放射線性肺臓炎，放射線性心膜炎）	●貧血 ●ステロイドミオパチー
がんとは関連しない原因	●慢性閉塞性肺疾患（COPD） ●気管支喘息　　　●不整脈 ●間質性肺炎　　　●肺塞栓 ●うっ血性心不全	●不安，抑うつ，精神的ストレス ●パニック発作 ●神経筋疾患

感はさまざまな要因が絡み合った主観的な症状である（**表11**）. 評価尺度などを用いて, 倦怠感の有無や程度, 倦怠感による生活への支障を定期的に評価する.

3) 理学療法プログラム

　終末期がん患者は ADL が低下し臥床傾向となっていくため, 理学療法の場面は, 緩和ケア病棟や在宅, 介護保険施設が主体となることが多い. 苦痛の緩和を図りながら, 苦痛が増強しないように注意して, ADL や QOL の維持・向上を図る.

a. 痛み

　がん由来の内臓痛に医療用麻薬やオピオイド, 体性痛には非ステロイド性抗炎症薬, 神経障害性疼痛には鎮痛補助薬といった, 痛みの原因に応じた薬物を調整してもらう. 理学療法では, ポジショニングなどで安楽な姿勢を指導し, 疼痛が増強しにくい動作の指導や歩行補助具の使用などにより, 安静時・動作時の疼痛軽減を図る. 痛みのコントロールを行ったうえで, ADL の維持・向上に努めることが重要である.

b. 呼吸困難

　安静時の呼吸困難に対しては, ポジショニングや呼吸筋のリラクセーションを行い, 室温や換気などの環境調整にも配慮する. また, 動作時の呼吸法や生活活動パターンの工夫を行うことで, 動作時の呼吸困難を軽減させ, ADL の維持・向上を図

ここがポイント！

終末期がん患者では40歳から介護保険の申請が可能となるため, 家屋改修や訪問サービスの検討が重要である.

調べてみよう

がん患者の疼痛緩和の第一選択肢は薬物療法である. 疼痛を評価したうえで, モルヒネなどの医療用麻薬や抗炎症薬, 鎮痛補助薬などが使用されるので, 鎮痛薬の種類や効果, 副作用などは理解しておく.

る．呼吸困難が増強した際に，安楽なポジショニングや口すぼめ呼吸など，呼吸困難が軽減できる方法についても指導する．

c. がん関連倦怠感

患者自身が倦怠感を自己管理していけるような支援や指導が重要である．具体的には，日常生活における優先順位の設定，重要性の低い活動の他者への委託，患者自身のペースの調整などを盛り込んで計画を立案し指導する．また，エネルギー消費を抑えた動作の指導や自助具，補助具の使用も有効である．そのうえで，運動が実施可能な全身状態であれば，歩行などの有酸素運動や筋力トレーニング，ストレッチングなどを組み合わせた20〜30分のプログラムを，週に3〜5回程度実施することを計画する．運動強度は低強度から始め，可能であれば個々の患者の状態に合わせて運動負荷を上げていく．運動療法を実施することが全身倦怠感の軽減につながる可能性がある．一方，負荷をかけすぎると倦怠感が増強するリスクにも注意が必要である．

4）リスク管理

a. 悪液質

悪液質の状態（**表2**）では，蛋白質分解亢進によって筋肉量が減少し，栄養補給を行っても回復が認められないため，負荷の高い運動を避ける必要がある．

b. リンパ浮腫

進行期・終末期がん患者の多くが浮腫を経験する．浮腫の治療の基本は，①スキンケア，②用手的リンパドレナージ，③圧迫療法，④圧迫下での運動療法で構成される複合的理学療法である．しかし，全身状態の悪化に伴い，積極的な浮腫治療が禁忌になり，浮腫軽減が望めない時期になる場合があるため，がんの進行や浮腫の要因に留意し対応する．そのような場合には，苦痛軽減のための用手的リンパドレナージや弱圧での圧迫，関節可動域運動を行い，ADL・QOLの改善を図る．

c. 予後予測

終末期がん患者の全身状態は日々変化するため，その変化に合わせて柔軟に対応する．生命予後の予測は非常に困難ではあるが，PPIなどの予後予測ツールを用いて評価することは，理学療法計画を立てる際に有用である．

医師や看護師など多職種で情報を提供し合い，現在の状態に合わせた患者の目標を共有することで，チームとして目標に向かった対応を行うことが最も重要である．

■引用文献

1）国立がん研究センターがん情報サービス：がん統計（全国がん登録）．
　　https://ganjoho.jp/reg_stat/statistics/data/dl/index.html#a14
2）立松典篤：緩和ケアにおける理学療法．井上順一朗ほか責任編集：がんの理学療法．三輪書店；2017．p.207-16，238-46．
3）Fearon K, Strasser F, et al.：Definition and classification of cancer cachexia：an international consensus. Lancet Oncol 2011；12（5）：489-95.
4）国立がん研究センター がん対策研究所 がん登録センター：院内がん登録 2014-2015年5年生存率集計．
　　https://ganjoho.jp/public/qa_links/report/hosp_c/hosp_c_reg_surv/pdf/hosp_c_reg_surv_2014-2015.pdf
5）辻 哲也：がんのリハビリテーション．日本医師会雑誌 2011；140（1）：55-9.
6）Gerber LH, Valgo M：Rehabilitation for patients with cancer diagnoses. In：DeLisa JA, Gance BM（eds.）：Rehabilitation Medicine：Principles and Practice, 3rd ed. Lippincott-Raven Publishers；1998. p.1293-317.
7）WHO：WHO guidelines on physical activity and sedentary behaviour. 2020.
　　https://www.who.int/publications/i/item/9789240015128
8）宮地元彦翻訳：WHO 身体活動および座位行動に関するガイドライン．
　　https://www.nibiohn.go.jp/eiken/info/pdf/WHO_undo_guideline2020.pdf

---

表11　がん関連倦怠感を引き起こす要因

①がん関連症状
疼痛，嘔気，嘔吐，呼吸困難など
②がん治療
化学療法，放射線療法，手術療法など
③貧血
④栄養障害
⑤代謝内分泌異常
● 高カルシウム血症，低ナトリウム血症，低カリウム血症
● 脱水
● 甲状腺機能低下症，副腎機能低下症，性腺機能低下症
⑥精神症状
不安，抑うつなど
⑦睡眠障害
⑧活動レベルの低下
⑨併存疾患
感染症，心不全，肝不全，腎不全，呼吸不全など

📖 調べてみよう

悪液質の状態の進行期・終末期がん患者でも，低強度での運動の効果は期待できる．加えて，栄養療法やアナモレリンといった薬物療法の効果が期待できる場合もある．アナモレリンの対象患者について調べてみよう．

🔖 MEMO

リンパ浮腫（lymphedema）
がんの進行やがん治療が原因で，リンパ管の輸送障害により生じる浮腫．乳がんでは腋窩リンパ節郭清を行った場合に上肢のリンパ浮腫が，婦人科がんや前立腺がんでは骨盤リンパ節郭清を行った場合に下肢のリンパ浮腫が生じやすい．

用手的リンパドレナージ（manual lymph drainage：MLD）

関節可動域（range of motion：ROM）

🔖 MEMO

PPI（Palliative Prognostic Index）
短期的な予後（週単位）を予測する指標の一つ．経口摂取，浮腫，安静時呼吸困難，せん妄などから点数化して予後を算出する．

LECTURE
15

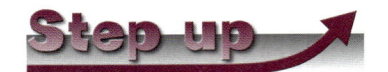

症例紹介：ロコモティブシンドローム，骨粗鬆症，サルコペニア，フレイルを合併した高齢肺がん患者に対する外来理学療法

　高齢がん患者に対する理学療法の最大の目的は，ADL の改善である．しかし，高齢者は変形性関節症などの運動器疾患の合併頻度が高いため[1]，高齢がん患者の ADL 低下は運動器疾患が原因で引き起こされている可能性があることも考慮しなければならない．そのような背景のもと，日本整形外科学会は，2018 年に「がんとロコモティブシンドローム（がんロコモ）」の概念を提唱し[2]，退院後も在宅の場面で，がん患者の ADL 維持・向上と運動器管理の必要性を啓発している．また，高齢がん患者は骨粗鬆症，サルコペニア，フレイルを合併することも多いため，それらを評価したうえで適切な理学療法を実施する必要がある．以下に，ロコモティブシンドローム，骨粗鬆症，サルコペニア，フレイルを合併した高齢肺がん患者に対する外来理学療法について紹介する．

1）基本情報

- 年齢：70 歳代後半
- 性別：女性
- 身長：156 cm，体重：42.0 kg，BMI：17.3 kg/m^2
- 診断名：肺がん，腰椎椎間板ヘルニア（L4/5），骨粗鬆症
- 現病歴：1 年前に左肺がんに対して肺葉切除術を施行され，術後補助化学療法（テガフール/フルオロウラシル）を実施している．誘引なく腰痛と下肢のしびれが出現してきたため，整形外科を受診した．検査の結果，骨転移や脊椎圧迫骨折は否定され，腰椎椎間板ヘルニア（L4/5），骨粗鬆症（YAM〈young adult mean；若年成人平均〉値：腰椎 80%，大腿 61%）と診断され，外来理学療法開始となった．

2）理学療法評価（検査所見を含む）

　初期評価の結果を表 1 に示す．痛みや感覚障害に関しては，中等度の腰痛と L4/5 の腰椎椎間板ヘルニア由来と思われる右母趾のしびれが生じていた．身体機能に関しては，下腿筋萎縮，筋力低下，起立歩行能力低下を認めた．

　ロコモティブシンドロームに関しては，立ち上がりテストでは両脚で 20 cm の台から立ち上がることができずに，2 ステップ値が 0.8 であったため，ロコモ度 3 と判定された．サルコペニアの基準の一つである AWGS（Asian Working Group for Sarcopenia）2019 では，地域で広くスクリーニングすることを重視するために，質問紙，下腿周径，筋力，身体機能の評価によってサルコペニア疑いを判定するコミュニティーセッティングが準備されてい

表 1　初期評価および最終評価の結果

	初期評価	最終評価（6 か月後）
体重（kg）	41.8	47.0
BMI（kg/m^2）	17.2	19.3
腰痛 NRS（点）	7	2
握力（kg）右	11.8	14.5
左	14.8	16.7
膝伸展筋力（kgf）右	11.0	14.7
左	8.0	8.7
下腿周径（cm）右	29.5	31.0
左	29.0	31.5
歩行速度（m/秒）	0.84	1.18
5 回立ち上がり時間（秒）	12.7	7.9
片脚立位時間（秒）右	1.5	10.6
左	27.6	60.0

NRS：numerical rating scale（数値的評価スケール）

	初期評価	最終評価（6 か月後）
● ロコモティブシンドローム		
立ち上がりテスト	ロコモ度 2	ロコモ度 1
2 ステップテスト	ロコモ度 3	ロコモ度 2
● サルコペニア		
サルコペニア疑いの有無	該当	非該当
下腿周径	該当	該当
握力	該当	非該当
5 回立ち上がり時間	該当	非該当
● フレイル		
フレイルの有無	フレイル	プレフレイル
体重減少	該当	非該当
握力低下	該当	該当
疲労感	該当	非該当
歩行速度低下	該当	非該当
身体活動低下	該当	非該当

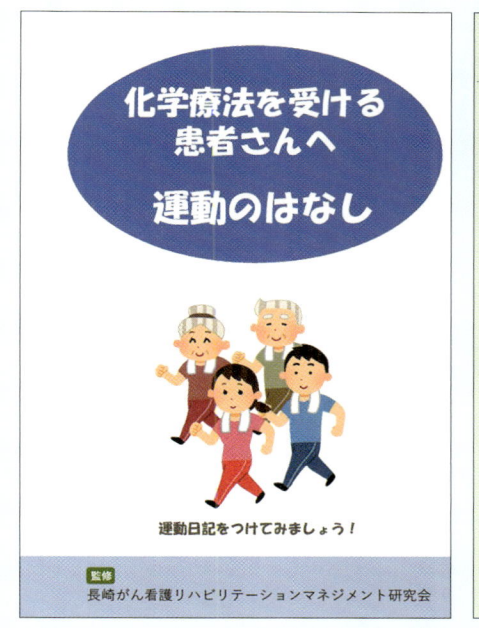
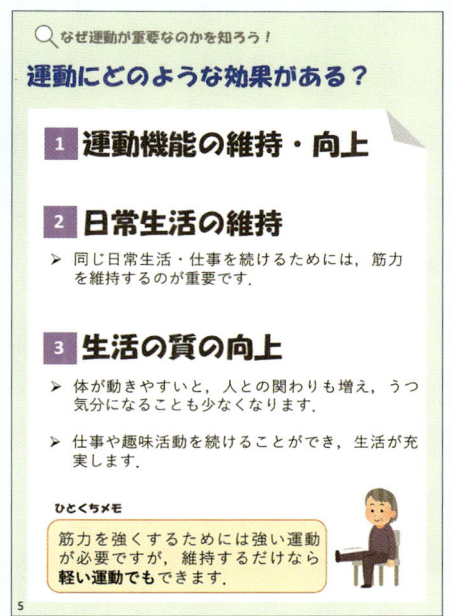
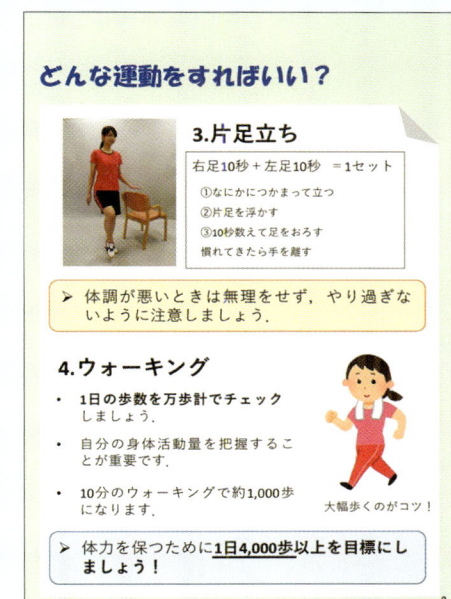
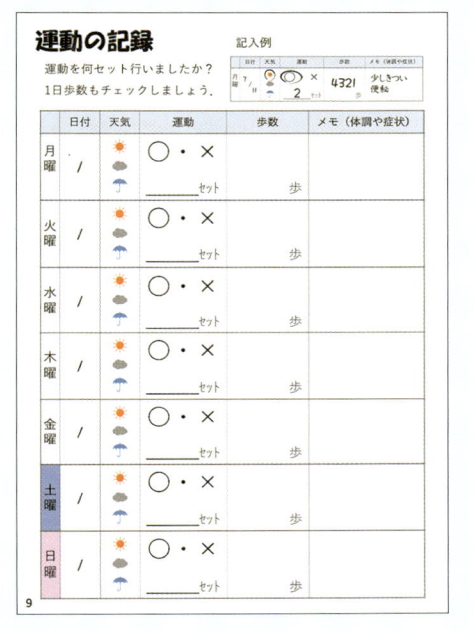

図1　運動指導で用いたパンフレット
（長崎がん看護・リハビリテーションマネジメント研究会：がん患者向け運動ノート[3] より抜粋）

る．本症例は，下腿周径，握力，5回立ち上がり時間の結果から「サルコペニア疑い」と判定された．また，日本語版 CHS（J-CHS）基準では「フレイル」と判定された．

3) 理学療法プログラム

　ロコモティブシンドローム，サルコペニア，フレイルの改善を目標として，外来理学療法を2週間に1回のペースで実施した．1回の実施時間は20分間で，理学療法実施期間は6か月間であった．理学療法では，初回はパンフレットを用いて運動の必要性やその効果，日常で行うべき運動や活動について指導し，毎日の運動の実施状況を記録してもらった（図1）[3]．2回目以降は，運動記録表を確認し，症状や疲労感に応じて運動内容や負荷を調整した．

　ロコモティブシンドロームに対しては，スクワットや片脚立ちといった運動療法が推奨されている．本症例においても，筋力トレーニングとして，①立ち座り10回×3セット，②片脚立ち30秒×5セット，③ヒールレイズ20回×3セットを毎日実施するよう指導した（図2）．ヒールレイズに関しては，骨粗鬆症改善を目的とした骨への刺

LECTURE 15

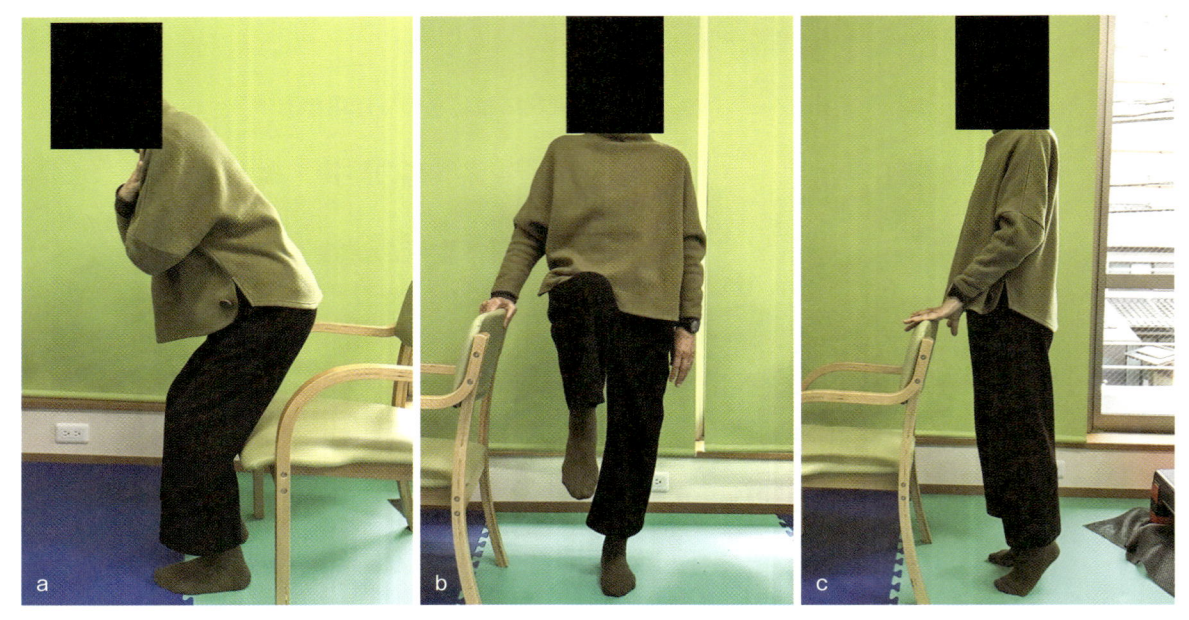

図2　運動療法の一例
a．立ち座り，b．片脚立ち，c．ヒールレイズ．

激も期待して，踵接地時に少し衝撃を加えるように実施した．また，股関節の柔軟性を改善し腰椎の負担を軽減する目的として，大殿筋，ハムストリングス，腸腰筋のストレッチングを30秒×3セット，骨盤前傾運動を10回×3セットを毎日実施するよう指導した．そして，外出やウォーキングなどによって1日4,000〜6,000歩程度の歩数を目標とするように説明した．さらに，蛋白質を中心に食事量を増やし，1日の摂取カロリーを増加することも促した．

4）最終評価

最終評価の結果を表1に示す．体重および下腿周径の増加が認められ，骨格筋量の増加が推察された．また，握力，膝伸展筋力，歩行速度，5回立ち上がり時間，片脚立位時間といった身体機能の改善が認められ，腰痛の軽減も認められた．

ロコモティブシンドロームに関しては，ロコモ度2に改善し，サルコペニア疑いは非該当となった．フレイルに関しては，握力低下のみが該当し，フレイルからプレフレイルに改善した．

5）まとめ

高齢がん患者のADL低下は，治療方針の決定や生命予後に関連するため，その予防が重要視されている．がんロコモは，①がんによる運動器の問題，②がんの治療による運動器の問題，③がんと併存する運動器疾患の進行によって移動機能が低下している状態であり，比較的低い年齢から出現しやすい．そして，サルコペニアやフレイルは，運動器の障害を含めて高齢者に現れる問題をより広い範囲で抽出できる．このような多面的な評価で問題を抽出し，がん治療医や整形外科医と連携を図りながら運動・生活指導を行い，ADLを維持・改善していくことが重要である．

■引用文献

1）Yoshimura N, Akune T, et al.：Incidence of disability and its associated factors in Japanese men and women：the Longitudinal Cohorts of Motor System Organ（LOCOMO）study. J Bone Miner Metab 2015：33（2）：186-91.
2）大江隆史：がんとロコモティブシンドローム．森岡秀夫，河野博隆編著：がん患者の運動器疾患の診かた—新たなアプローチ「がんロコモ」．中外医学社；2019．p.2-5.
3）長崎がん看護・リハビリテーションマネジメント研究会：がん患者向け運動ノート．
https://www.nagasaki-cancer-reha.ne.jp/nakano_lab/index.html

巻末資料

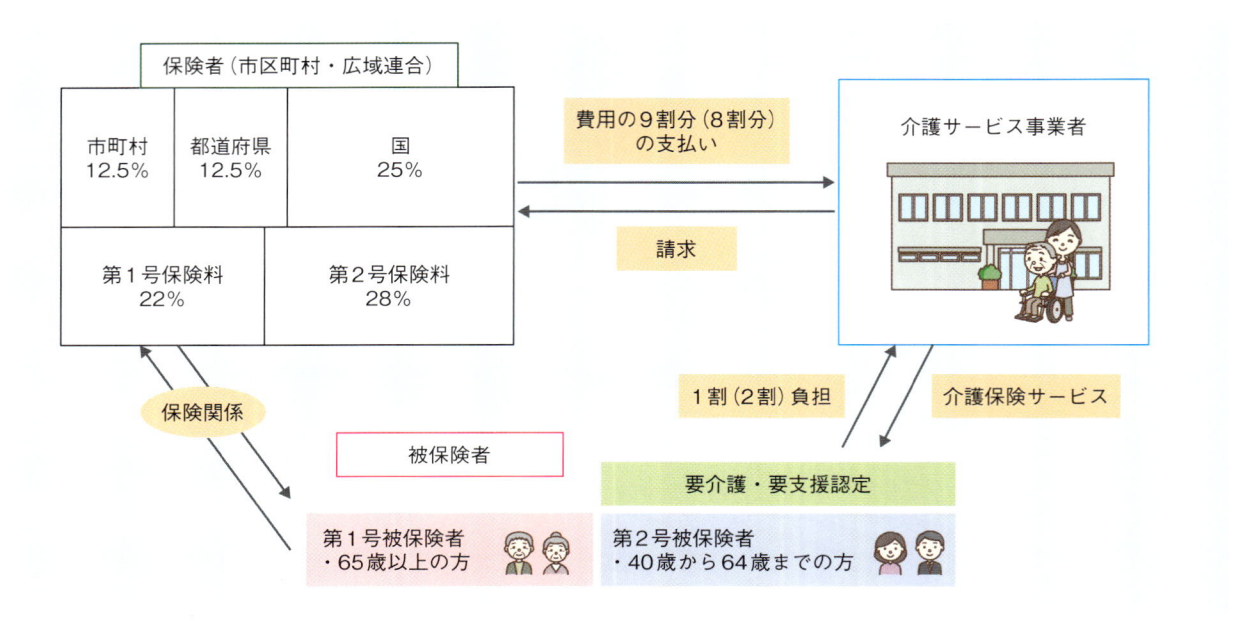

図1　介護保険制度の仕組み
（厚生労働省：介護保険制度について．https://www.mhlw.go.jp/file/06-Seisakujouhou-12300000-Roukenkyoku/2gou_leaflet.pdf）

表 1　サルコペニアの診断におけるカットオフ値の比較

研究グループ（発表年）	症例の抽出	筋　力	身体機能	骨格筋量　評価基準	骨格筋量　測定機器・カットオフ値
AWGS2019（2019 年）	下腿周囲長 男性＜34 cm 女性＜33 cm or SARC-F ≧4 点 or SARC-CalF ≧11 点 ↓ 臨床的疑い	握力 男性＜28 kg 女性＜18 kg	通常歩行速度 （6 m コース） ＜1.0 m/秒 or 5 回椅子立ち上がり テスト ≧12 秒 or SPPB ≦9 点	四肢骨格筋量の 身長補正値（ASMI）	（DXA）男性＜7.0 kg/m² 女性＜5.4 kg/m² （BIA）男性＜7.0 kg/m² 女性＜5.7 kg/m² （DXA）男性＜0.789 kg/BMI 女性＜0.512 kg/BMI
EWGSOP2（2018 年）	SARC-F カットオフ値 の明記なし ↓ 臨床的疑い	握力 男性＜27 kg 女性＜16 kg or 5 回椅子立ち上がり テスト ＞15 秒	通常歩行速度 ≦0.8 m/秒 or SPPB ≦8 点 or TUG ≧20 秒 or 400 m 歩行時間 ≧6 分間 ↓ 重症度判定のみに活用	四肢骨格筋量（kg）/ 四肢骨格筋量の身長 補正値（ASMI）	（DXA）四肢骨格筋量 男性＜20 kg 女性＜15 kg （DXA）四肢骨格筋量の身長補正 値 男性＜7.0 kg/m² 女性＜5.5 kg/m²
AWGS（2014 年）	―	握力 男性＜26 kg 女性＜18 kg	通常歩行速度 （6 m コース） ≦0.8 m/秒	四肢骨格筋量の 身長補正値（ASMI）	（DXA）男性＜7.0 kg/m² 女性＜5.4 kg/m² （BIA）男性＜7.0 kg/m² 女性＜5.7 kg/m²
EWGSOP（2010 年）	―	握力 カットオフ値の明記 なし	通常歩行速度 （4 m コース） ≦0.8 m/秒	四肢骨格筋量の 身長補正値（ASMI）	（DXA/BIA） ＜若年層の平均値－2 標準偏差値
IWGS（2011 年）	―		通常歩行速度 ＜1.0 m/秒	四肢骨格筋量の 身長補正値（ASMI）	（DXA）男性＜7.23 kg/m² 女性＜5.67 kg/m²
FNIH（2014 年）	―	握力 男性＜26 kg 女性＜16 kg	―	四肢骨格筋量の BMI 補正値	（DXA）男性＜0.789 kg/BMI 女性＜0.512 kg/BMI
FNIH slowness（2014 年）	―	握力 男性＜26 kg 女性＜16 kg	通常歩行速度 ≦0.8 m/秒	四肢骨格筋量の BMI 補正値	（DXA）男性＜0.789 kg/BMI 女性＜0.512 kg/BMI
SSCWD（2011 年）	―	―	通常歩行速度 ＜1.0 m/秒 or 400 m 歩行時間 ＞6 分間	四肢除脂肪量（kg）	（DXA） ＜若年層の平均値－2 標準偏差値
JSH（2016 年）	―	握力 男性＜26 kg 女性＜18 kg	―	第3腰椎（L3）レベル 筋量の身長補正値/ 四肢骨格筋量の身長 補正値（ASMI）	（CT）L3 レベル筋量の身長補正 値 男性＜42 cm²/m² 女性＜38 m²/m² （BIA）四肢骨格筋量の身長補正値 男性＜7.0 kg/m² 女性＜5.7 kg/m²

（サルコペニア診療ガイドライン作成委員会編：サルコペニア診療ガイドライン 2017 年版一部改訂．ライフサイエンス出版；2020．p.8）
SARC-F：strength, assistance in walking, rise from a chair, climb stairs, falls，SARC-Calf：▶ Lecture 3 講義・図 1 参照，
SPPB：Short Physical Performance Battery（▶巻末資料・図 2 参照），TUG：Timed Up and Go Test.
※ GLIS のカットオフ値は現時点ではまだ定まっていない．

Short Physical Performance Battery

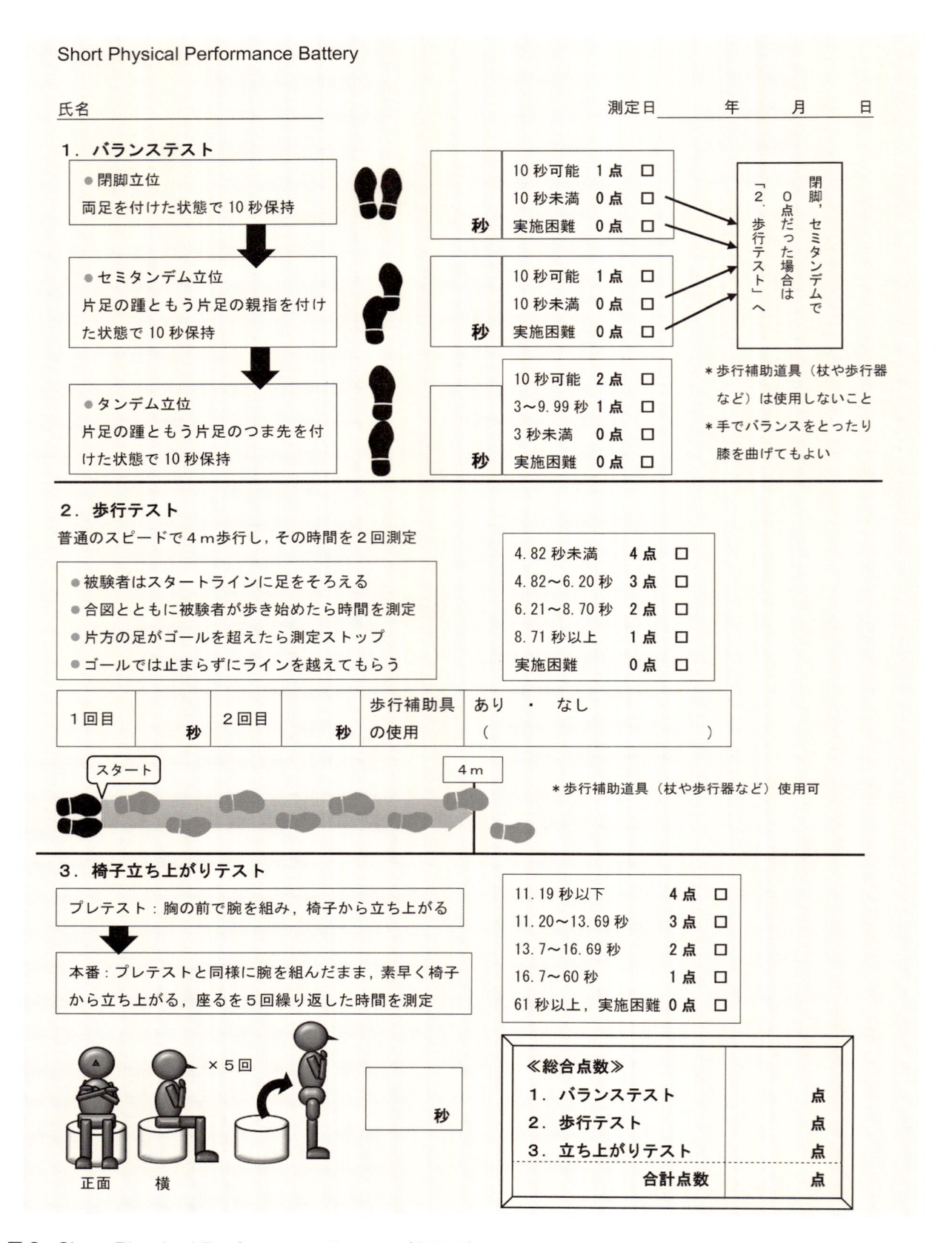

図2　Short Physical Performance Battery（SPPB）

〔Guralnik JM, Simonsick EM, et al.：A short physical performance battery assessing lower extremity function：association with self-reported disability and prediction of mortality and nursing home admission. J Gerontol 1994；49〈2〉：M85-94〕

※普段の生活の様子に関する15の質問に対して，最も近い回答を選びその番号（0，1，2，3）を
〔 〕内に記入してください．

◎最近の3か月間の状態（問1〜問10）　　　　　　　　　　　　合計得点〔　　　　　　　〕

0：していない　1：週1回未満であるがしている　2：週1〜2回程度している 3：ほとんど毎日している

　　1. 〔　〕食事の用意：実際に献立，準備，調理をすること
　　2. 〔　〕食事の片づけ：食器類を運び，洗い，拭き，しまう

0：していない　1：月1回未満であるがしている　2：月1〜3回程度している 3：週1回以上している

　　3. 〔　〕洗濯：手洗い，コインランドリーなど洗濯方法は問わないが，洗い乾かすこと
　　4. 〔　〕掃除や整頓：モップや掃除器を使った清掃，衣類や身の回りの整理・整頓など
　　5. 〔　〕力仕事：布団の上げ下ろし，雑巾で床を拭く，家具の移動や荷物の運搬など
　　6. 〔　〕買い物：品物の数や金額を問わないが，自分で選んだり購入したりすること
　　7. 〔　〕外出：映画，観劇，食事，酒飲み，会合などで出かけること
　　8. 〔　〕屋外歩行：散歩，買い物，外出などのために，少なくとも15分以上歩くこと
　　9. 〔　〕趣味：園芸，編物，スポーツなどを行う．テレビで見るだけでは趣味に含めない．自分
　　　　　　　で何かをすることが必要である
　10. 〔　〕交通手段の利用：自転車，車，バス，電車，飛行機などを利用する

0：していない　1：週1回未満であるがしている　2：月1〜3回程度している 3：少なくとも毎週している

　11. 〔　〕旅行：車，バス，電車，飛行機などに乗って楽しみのために旅行をすること．出張など
　　　　　　　仕事のための旅行は含まない

0：していない　1：ときどき，草抜き，芝刈り，水まき，庭掃除などをしている　2：定期的に している　3：定期的にしている．必要があれば，掘り起こし，植え替えなどもしている

　12. 〔　〕庭仕事：

0：していない　1：電球その他の部品の取り換え，ネジ止めなどをしている　2：ペンキ塗り， 室内の模様替え，車の点検・洗車などをしている　3：家の修理や車の整備をしている

　13. 〔　〕家や車の手入れ：

0：していない　1：半年に1回程度読んでいる　2：月1回程度読んでいる 3：月2回以上読んでいる

　14. 〔　〕読書：通常の本を対象とし，新聞，週刊誌，パンフレット類はこれに含まない

0：していない　1：週に10時間未満働いている　2：週に10〜30時間働いている 3：週に30時間以上働いている

　15. 〔　〕勤労：常勤，非常勤，パートを問わないが，収入を得るもの．ボランティア活動は仕事
　　　　　　　に含めない

※備考欄

図3　FAI（Frenchay Activities Index）

到達目標

● 各 Lecture で学んだ知識について，自分自身の理解度や到達度を知る．
● 各 Lecture で学んだ要点について，試験を通じて理解する．
● 試験の結果を再検証するなかで，各 Lecture の内容や解説について再度復習する．

この試験の目的とするもの

これまでの講義では，高齢者が抱える課題や特有の疾患と病態，疾患にかかわる多くの医学的知識を学習し，理学療法士に何を求められているのかを学習してきました．

この章は試験問題と解答から成ります．学んだ内容のなかでポイントとなることがらについて問い，末尾に簡単な解説を付記しました．

問題は，Ⅰ：5択の選択式問題．Ⅱ：かっこ内に適切な用語を書き込む穴埋め式問題，Ⅲ：記述式問題の3つの形式から成ります．

これまで学んだ内容をどこまで理解しているのか「力試し」として，挑戦してみてください．試験問題で問われていることはどれも，教える側が「ここはポイント，是非とも理解してほしい」と認識している内容です．しかし，試験内容はあくまで膨大な講義内容からの抜粋であり，キーワードを示してはいても，「高齢者理学療法」についてすべてを網羅しているわけではありません．試験後，解答と照らし合わせ，該当する本文を読み返し，関連する内容を復習することで，系統的な理解を深めて下さい．

試験の結果はどうでしたか？

☐ 自分自身の理解度や到達度を知ることができた．
☐ 復習すべき内容がわかった．
☐ 高齢者が抱える課題や特有の疾患に対する理学療法の概要がわかった．
☐ 高齢期の理学療法を行ううえでどのような情報が重要であるのかがわかった．

---

comment

高齢者に対する理学療法では，目の前の事象にのみ目を向けるのではなく，全身状態を把握する必要がある．例えば，転倒により大腿骨頸部を骨折した術後患者において，股関節の可動域や筋力トレーニングだけでなく，リスク管理をしたうえで全身運動や転倒に対する恐怖感を取り除くといった全体をみた対応が必要になる．さらに，目の前の個人の状態を点でのみとらえるのではなく，背景や地域・社会を含めた線としてとらえることで，生活場面での予防や治療が可能となる．本書を含め15レクチャーシリーズの他巻も参考にしながら学習を深め，得られた知識を再確認してみましょう．

問題

Ⅰ　選択式問題

以下の問いについて，該当するものをそれぞれ2つ選びなさい．

問題1

次の文章のうち，正しいものはどれか．

1. フレイルとは一度なると健常な状態に戻るのが難しい．
2. フレイルは身体的，精神・心理的，社会的など多面性をもつ．
3. ロコモティブシンドロームとは運動器の障害で手術を受けた状態をいう．
4. サルコペニアは筋力低下を中心とした状態である．
5. サルコペニアは骨格筋量減少を中心とした状態である．

問題2

次の文章のうち，正しいものはどれか．

1. 排尿障害は主に蓄尿障害と排出障害に分けられる．
2. 排尿障害は性別により異なる．
3. 過活動膀胱は，意思と関係なく膀胱が弛緩して尿を排出する症状である．
4. 骨盤底筋群は疾病に影響を受けるため，加齢に関係なく脆弱化する．
5. 骨盤底筋群は予防ができないため，薬剤での治療が優先される．

問題3

次の文章のうち，正しいものはどれか．

1. 急性期の大腿骨頸部骨折に対する術後の理学療法として術直後からの生活指導は必須である．
2. 急性期の大腿骨頸部骨折に対する術後のリスク管理として，全身状態，脱臼，再骨折，ゆるみがある．
3. 慢性期の大腿骨頸部骨折に対する術後のリスク管理として，過度に動きすぎず外出を控えることがある．
4. 急性期・慢性期に関係なく大腿骨頸部骨折に対する術後の理学療法として，関節可動域運動，筋力トレーニングは重要である．
5. 慢性期の大腿骨頸部骨折に対する術後の理学療法として，術側に荷重をかけないように指導する．

問題4

次の文章のうち，正しいものはどれか．

1. 加齢に伴う認知機能低下として，小脳と前頭葉の萎縮があげられる．
2. 認知機能低下の関連要因に，遺伝的因子が存在する．
3. 認知症の前駆段階である軽度認知障害では，認知機能低下を認めるが，生活機能は自立している．
4. 認知症は予防ができない．
5. 認知機能低下の測定方法として，骨格筋量や筋力の測定があげられる．

問題5

老年症候群について正しいものはどれか．

1. 高齢者にありふれてみられる非常に多岐にわたる心身の諸症状・徴候の総称である．
2. 個人差はなく，65歳以上の人に出現する．
3. 一つ一つの症候の影響が大きく，それらが重なることで死に至る．
4. 主要症候として，骨粗鬆症，尿失禁，手足のしびれ，下痢・便秘などが含まれる．
5. 主要症候として，悪性腫瘍，心筋梗塞，脳梗塞が含まれる．

問題6

急性期の心臓リハビリテーションについて正しいものはどれか.

1. 安全な心臓リハビリテーションの提供を目的とする.
2. 外来での心臓リハビリテーションへの動機づけや患者指導を目的とする.
3. 心臓リハビリテーションの提供における異常所見として,呼吸困難は含まれない.
4. 心臓リハビリテーションの提供における異常所見として,心拍数が100/分以上にならない,20/分以上増加しないことがあげられる.
5. 心臓リハビリテーションの提供における異常所見として,背部痛が含まれる.

問題7

誤嚥性肺炎について正しいものはどれか.

1. 主な症状として,咽頭痛,胸部痛がある.
2. 誤嚥物を気管から出すための喀出力,体力に対して,理学療法の役割は少ない.
3. 呼吸補助筋の過剰な使用により筋緊張が亢進している場合が多く,頸部・胸部の可動域制限が生じていることがある.
4. ベッド上でのポジショニングは重要な理学療法介入である.
5. 誤嚥が原因で肺炎が起こるため,症状にかかわらず,離床や運動療法は勧められない.

問題8

脳血管疾患について誤っているものはどれか.

1. アテローム血栓性脳梗塞は,脳動脈の主幹動脈の動脈硬化病変を原因とした脳梗塞である.
2. ラクナ梗塞は,脳動脈の穿通枝動脈領域に生じる脳梗塞である.
3. 急性期では脳卒中発症に伴うリスク管理として安静が中心である.
4. 回復期では,障害された機能の回復促進やADLの獲得,社会復帰の支援が目的となる.
5. 脳卒中後の機能回復は主に1か月以内である.

問題9

パーキンソン病について誤っているものはどれか.

1. パーキンソン病は指定難病に指定されている.
2. 四大徴候として,運動時振戦,筋固縮,無動,ADL障害があげられる.
3. 重症度分類として,NYHA分類がある.
4. 慢性期には運動症状が進行しており,運動療法による身体機能の活動性の維持を図る必要がある.
5. 転倒が多く,(在宅で生活している場合は)すくみ足を誘発しないような環境調整が重要である.

問題10

悪性腫瘍について誤っているものはどれか.

1. 高齢がん患者は複数の併存疾患,多剤併用,生理機能の低下,栄養状態の低下など,個人差が極めて大きい.
2. がんのリハビリテーションは,予防期・回復期・維持期・緩和期の4段階の病期に分けられる.
3. プレハビリテーションは手術前に身体機能を向上させることで手術侵襲に対する適応能力を高め,術後合併症のリスクを低下させる.
4. 終末期において,理学療法が果たせる役割としては,褥瘡の予防である.
5. 終末期のリスク管理として,血圧低下,リンパ浮腫があげられる.

Ⅱ　穴埋め式問題

かっこに入る適切な用語は何か答えなさい.

1. 高齢化率に応じて，7％を超えると（1.　　　　　），14％を超えると（2.　　　　　），21％を超えると（3.　　　　　）とよばれる.

2. 高齢者において，健康上の問題で日常生活に制限のない期間である（4.　　　　　）の延伸は重要な課題であり，令和元年において要支援・要介護認定の主な要因は（5.　　　　　）となっている.

3. 高齢者は，蛋白質の合成と分解を反映する（6.　　　　　）が負のバランスに傾き，（7.　　　　　）が亢進する.

4. 記憶には短期記憶と長期記憶があり，長期記憶は，意識して思い出せる（8.　　　　　）と，意識せずに思い出せる（9.　　　　　），短期記憶は一時的に記憶する（10.　　　　　）に細分される.

5. サルコペニアにおける骨格筋量の測定にはDXA法と生体電気インピーダンス法（BIA）があり，BIAは（11.　　　　　），（12.　　　　　），（13.　　　　　），姿勢変化で誤差が生じやすい.

6. 摂食嚥下機能のスクリーニングとして，EAT-10，（14.　　　　　），（15.　　　　　）が臨床で用いられている.

Ⅲ　記述式問題

問いに従って答えなさい.

問題 1
フレイルの定義，評価方法について説明せよ.

問題 2
介護保険制度について説明せよ.

解答

I　選択式問題　　　　配点：1問（完答）4点　計40点

問題1　**2, 5**

　フレイルは高齢期に生理的予備能力が低下することでストレスに対する脆弱性が亢進し，生活機能が低下する状態であり，可逆性を有している．また，フレイルは身体的，精神・心理的，社会的など多面性を有している．ロコモティブシンドロームとは，定義の変遷はあるものの，運動機能の低下，運動器疾患により，バランス能力および移動歩行能力の低下が生じ，転倒リスクが高まった状態である．サルコペニアは，骨格筋量の低下を主とし，筋力低下または移動能力低下が起こった状態である．

問題2　**1, 2**

　過活動膀胱は，尿が十分にたまっていなくても意思と関係なく膀胱が収縮する状態である．骨盤底筋群は男女とも加齢とともに脆弱化するが，トレーニングや生活面の改善で予防することが可能である．

問題3　**2, 4**

　慢性期における大腿骨頸部骨折に対する術後の理学療法として生活指導は必須であり，術側・非術側にかかわらず，廃用性の機能低下のため過度な安静は避けなければならない．

問題4　**2, 3**

　加齢に伴う認知機能低下として，大脳と前頭葉の萎縮があげられる．認知症の約45％は生活習慣などの改善で予防が可能である．認知機能低下の測定方法として，改訂長谷川式認知症スケール，MMSE，日本語版 MoCA が臨床で利用されている．

問題5　**1, 4**

　老年症候群とは，高齢者にありふれてみられる非常に多岐にわたる心身の諸症状・徴候の総称であり，65歳以上から増えてくるが，個人差が大きい．一つ一つの症候としては大きくないが，それらが重なることで，ささいなストレス負荷に対する脆弱性を有することとなる．主要症状としては，骨粗鬆症，尿失禁，手足のしびれ，下痢・便秘，ADL 低下，めまい，不眠などが含まれる．

問題6　**1, 2**

　急性期は合併症を防止しながら安全に心臓リハビリテーションを提供するとともに，外来心臓リハビリテーションへの動機づけや患者指導を行い，将来的な心筋梗塞の再発や，心血管イベントを予防することを目的とする．3〜5の心臓リハビリテーションのステージアップの判定基準については，Lecture 10 で確認してほしい．

問題7　**3, 4**

　誤嚥性肺炎の主な症状として，咳嗽，発熱，呼吸困難，胸部不快感がある．誤嚥物を気管から出すための喀出力，体力に対して，理学療法の役割は大きい．誤嚥が原因で肺炎が起こるため，症状が安定していれば，離床や運動療法は勧められる．

問題8　**3, 5**

　急性期では脳卒中発症に伴う臥床により生じる合併症や廃用症候群の予防，早期の ADL 獲得が目的となる．脳卒中後の機能回復は主に3か月以内といわれている．

問題9 **2, 3**

パーキンソン病の四大徴候として，安静時振戦，筋固縮，無動，姿勢反射障害があげられる．重症度分類として，（修正版）ホーン・ヤール重症度分類がある．

問題10 **4, 5**

がん終末期において，理学療法が果たせる役割としては，ADL の改善・維持である．リスク管理の対象として，悪液質，リンパ浮腫があげられる．

Ⅱ　穴埋め式問題　　　配点：1問（完答）2点　計30点

1. 高齢化社会　　　　　　　　　　　Lecture 1 参照
2. 高齢社会　　　　　　　　　　　　Lecture 1 参照
3. 超高齢社会　　　　　　　　　　　Lecture 1 参照
4. 健康寿命　　　　　　　　　　　　Lecture 1 参照
5. 認知症　　　　　　　　　　　　　Lecture 1 参照
6. 窒素出納　　　　　　　　　　　　Lecture 4 参照
7. 異化　　　　　　　　　　　　　　Lecture 4 参照
8. 陳述記憶　　　　　　　　　　　　Lecture 6 参照
9. 非陳述記憶　　　　　　　　　　　Lecture 6 参照
10. ワーキングメモリー　　　　　　　Lecture 6 参照
11. 浮腫の有無　　　　　　　　　　　Lecture 3 参照
12. 運動前後　　　　　　　　　　　　Lecture 3 参照
13. 朝晩　　　　　　　　　　　　　　Lecture 3 参照
14. 反復唾液嚥下テスト　　　　　　　Lecture 4 参照
15. 改訂水飲みテスト　　　　　　　　Lecture 4 参照

Ⅲ 記述式問題　　　配点：各15点　計30点

問題1

以下の内容をおおむね記載できれば正答とする．

フレイルは高齢期に生理的予備能力が低下することで，ストレスに対する脆弱性が亢進し，要支援・要介護に至る．また，身体的，精神・心理的，社会的など多面性をもつ．フレイルには，障害に至る前に表出される徴候としてとらえる表現型モデルと，障害・疾病が積み重なったものとしてとらえる障害累積モデルに大別される．表現型モデルの評価にはCHS基準が用いられ，障害蓄積モデルの評価にはFrailty Indexが用いられる．

問題2

以下の内容をおおむね記載できれば正答とする．

1997年に介護保険法が成立し，2000年に施行された．高齢者の介護を社会全体で支え合う仕組みであり，基本的な考え方として，①自立支援，②利用者本位，③社会保険方式，の3点があげられる．

介護保険の保険者は市区町村と特別区であり，被保険者は，65歳以上（第1号被保険者）と，40〜64歳の医療保険加入者（第2号被保険者）に分けられる．第1号被保険者は，原因を問わずに要介護認定または要支援認定を受けたときに介護サービスを受けることができ，第2号被保険者は，加齢に伴う疾病（特定疾病）が原因で要介護（要支援）認定を受けたときに介護サービスを受けることができる．介護サービスの利用に際し，最初に市町村の窓口で「要介護（要支援）認定」の申請をする．続いて，認定調査員が自宅を訪問して行った認定調査の結果と，医学的見地から心身の状況について主治医により作成された意見書（主治医意見書）をもとに，保健・福祉・医療の学識経験者による「介護認定審査会」で審査し，介護の必要度を判定し，非該当，要支援1，2または要介護1〜5に判定される．判定に応じて，利用金額の最大が異なり，その範囲内で介護サービスを利用できる．

索引

中山書店の出版物に関する情報は，小社サポートページを御覧ください．
https://www.nakayamashoten.jp/support.html

 本書へのご意見をお聞かせください．
https://www.nakayamashoten.jp/questionnaire.html

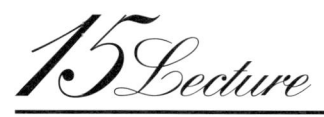 **15レクチャーシリーズ**

りがくりょうほう
理学療法テキスト
こうれいしゃ り がくりょうほうがく
高齢者理学療法学

2025 年 4 月 10 日　初版第 1 刷発行

総編集 ┈┈┈┈┈┈ 石川　朗
いしかわ　あきら

責任編集 ┈┈┈┈┈ 小野　玲
おの　れい

発行者 ┈┈┈┈┈┈ 平田　直

発行所 ┈┈┈┈┈┈ 株式会社 中山書店
　　　　　　　　〒 112-0006　東京都文京区小日向 4-2-6
　　　　　　　　TEL 03-3813-1100 （代表）
　　　　　　　　https://www.nakayamashoten.jp/

装丁 ┈┈┈┈┈┈┈ 藤岡雅史

印刷・製本 ┈┈┈┈ 株式会社　真興社

ISBN978-4-521-75129-0
Published by Nakayama Shoten Co., Ltd.　　　　　　　　　　　Printed in Japan
落丁・乱丁の場合はお取り替えいたします

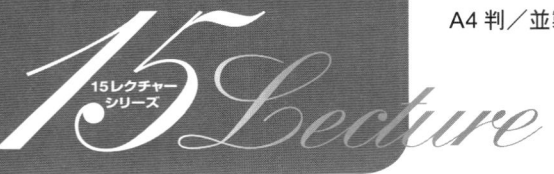